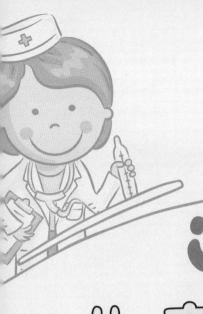

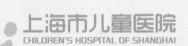

上海交通大学医学院附属儿童医院

儿童医生说 2

于广军　黄　敏 ◎ 主编

复旦大学出版社

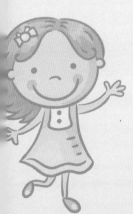
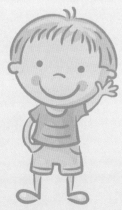
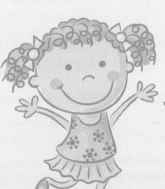
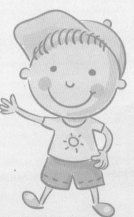

编 委 会

主　编：于广军　黄　敏
副主编：李　嫔　田　园
编　者（按姓氏笔画排序）

丁　颖	于巾涵	于广军	卫　超	马　俐	王艺蓉	王文婷
王　平	王四美	王　林	王贵清	王莎莎	王晓曚	王雪莉
王　敏	王婧铭	王　超	王　瑜	王　颖	车大钿	仇晓艳
叶玲玲	叶海昀	叶智祺	田　园	匡新宇	吕志宝	吕拥芬
吕逸清	朱　彦	朱莹莹	乔　彤	华圣元	刘江斌	刘红霞
刘晴雨	许丽雅	许　凯	孙　汀	孙　莹	杜　桦	杨秀军
李小兵	李小露	李廷俊	李　华	李　红	李　芮	李　战
李　洁	李悠然	李　颉	李　雯	李　嫔	肖芳菲	肖　波
肖婷婷	吴蓓蓉	吴　滢	汪秀莲	沈云琳	沈　立	沈　阳
张欢欢	张国琴	张　泓	张媛媛	张　婷	张儒舫	陆群峰
陆燕萍	陈小龙	陈　凯	陈佳瑞	陈育才	陈津津	陈　艳
陈　倩	邵静波	范　琴	罗　义	罗晓娜	金　蕾	周莎莎
郑　璐	屈文倩	赵利华	赵艳君	赵锦秀	郝　胜	钟海琴
段阿竹	姜逊渭	姜　莲	洪　霞	骆文婷	袁　浪	袁晨灵
原工杰	顾志清	钱秋芳	倪　坤	徐伟珏	徐宏鸣	徐　挺
徐　萌	徐淑桦	高　沛	高　洁	高晶晶	郭爱华	唐　亮
浦诗磊	黄文彦	黄　迎	黄　敏	龚　梅	崔庆科	崔祥祥
康郁林	章春草	葛　婷	董良超	董　娜	董晓艳	董菲菲
蒋莎义	蒋　慧	蒋　鲲	谢业伟	谢　华	谢雨晨	詹琪佳
窦寅函	廖雪莲	薛晓燕	霍言言	戴燕琼	魏　嵘	

秘　书：章春草　龚紫兰

前 言

儿童的健康是每个家庭的幸福所系,也是全民健康的基础和社会可持续发展的重要资源。但是,儿童的健康和发展水平,很大程度上倚赖于家庭的养育和照护质量。家长需要掌握必要的知识,来更好地养育孩子。

在儿童健康知识的传播中,儿童专科医疗保健机构具有开展儿童健康科普的专业基础和实践经验,能帮助家长学习育儿知识,早期识别疾病并合理就医,做好疾病管理,也能引导家长树立正确的儿童疾病和健康观,从而提升家长的科学育儿素养。

上海市儿童医院是我国第一家专科儿童医院,一直以促进与维护儿童的健康为己任。自2016年以来,医院各科室的医护专家,持续在上海市儿童医院健康科普内刊《上海儿童健康》、科普讲坛"儿童健康大讲堂"(原"家长学校")、各级各类媒体上,围绕家长关心的儿童季节性疾病防治、常见病的预防与管理、科学育儿、合理就医等常见问题,撰写科普文章或开展讲座,传播知识的同时,也积累了丰富的科普材料。

2020年,我们把历年积累的科普文章和讲座文字稿,编辑成科普书籍《儿童医生说1》,并由复旦大学出版社出版后,获得了家长的广泛欢迎,书籍也获评上海市科学技术委员会"2021年上海市优秀科普图书"称号。现在,我们继续这件有意义的工作,整理2020—2022年积累的科普精华内容,集结成《儿童医生说2》,以期能够继续帮助家庭学会预防儿童常见疾病,促进儿童的健康,发挥"父母是儿童健康第一责任"的作用。

本书的出版，得到了上海市儿童健康基金会、上海科普教育发展基金会的支持，在此表示感谢。限于水平，书中疏漏之处实属难免，请读者指正，并给我们提出宝贵意见和建议。

2024 年 02 月

目 录

一、生长发育和科学养育 ·· 1

  （一）宝宝有消化系统疾病时，母乳喂养怎么办 ················ 1

  （二）母乳妈妈堵奶了怎么办 ···································· 2

  （三）哺乳期膳食营养知多少 ···································· 3

  （四）孩子吃得"素一点"更好吗？听听营养师怎么说 ············ 5

  （五）学龄期儿童如何才算吃好 ·································· 8

  （六）儿童膳食的常见问答 ······································ 9

  （七）顺应性喂养是什么，怎么做 ······························· 10

  （八）怎样做到合理喂养 ·· 12

  （九）辅食添加必备知识点 ····································· 13

  （十）零食怎么吃才健康 ·· 14

  （十一）居家如何保障孩子健康地吃、睡、玩 ·················· 16

  （十二）冬季来临如何做好儿童的日常保健 ···················· 17

  （十三）关注儿童睡眠健康 ····································· 19

  （十四）培养宝宝自主入睡的本领 ······························ 20

  （十五）0～6月龄宝宝的睡眠特征和常见问题应对 ············· 22

  （十六）7～12月龄宝宝的睡眠特征和常见问题应对 ············ 23

  （十七）1～2岁宝宝的睡眠特征和常见问题应对 ··············· 24

  （十八）儿童睡眠的3个误区 ··································· 25

  （十九）儿童睡眠问题的原因和应对 ···························· 27

  （二十）早产儿出院后将面临哪些挑战 ························· 28

  （二十一）早产等高危宝宝的生长发育要注意什么 ············· 30

（二十二）早产儿和足月儿母乳成分有什么差别 ………… 31
（二十三）早产儿的喂养与家庭护理小贴士 …………… 32
（二十四）特医奶粉是什么 …………………………… 34
（二十五）特医奶粉使用常见问答 …………………… 37

二、儿童早期发展与回应性照护 ……………………… 39
（一）父母是儿童健康的第一责任人，也是儿童发展的起跑线 … 39
（二）生命早期的亲子互动和经验对婴幼儿发展影响深远 …… 41
（三）多种多样的身体活动是重要的早期发展活动 ……… 42
（四）重视早期阅读 …………………………………… 43
（五）回应性照护是什么，怎么做 …………………… 44
（六）如何做到优质的亲子互动与回应性照护 ………… 46
（七）对孩子的好行为积极反馈，对孩子的不当行为正面引导 … 47
（八）观察与倾听是亲子双向互动的核心内容 ………… 48
（九）帮助婴幼儿学习并管理情绪 …………………… 50
（十）照护者的情绪状态对育儿的影响 ……………… 51
（十一）关注对孩子教养的一致性 …………………… 54
（十二）给幼儿自主做事和自由探索的机会 ………… 55
（十三）鼓励宝宝与同伴玩耍，学会分享 …………… 56
（十四）正确处理分离焦虑 …………………………… 57
（十五）0~6月龄宝宝的回应性照护和早期学习 ……… 58
（十六）7~12月龄宝宝的回应性照护和早期学习 ……… 59
（十七）1~2岁幼儿的回应性照护和早期学习 ………… 60
（十八）2岁以上幼儿的回应性照护和早期学习 ……… 62

三、心理和发育行为 ……………………………………… 64
（一）0~1岁宝宝语言发育特征和促进语言发展的关键点 …… 64
（二）1~2岁宝宝语言发育特征和促进语言发展的关键点 …… 65

（三）2～3 岁宝宝语言发育特征和促进语言发展的关键点 ·········· 67
（四）避免语言发展迟缓，要注意这些不利因素 ·················· 68
（五）生理性口吃不用着急，用自然的方法来应对 ················ 70
（六）关于孩子语言发育的那些误区 ···························· 71
（七）科学认识孤独症，尽早开展康复干预 ······················ 72
（八）什么情况下要考虑孩子可能罹患孤独症 ···················· 74
（九）孤独症患儿家庭干预的策略 ······························ 75
（十）我的孩子有多动症吗 ···································· 78
（十一）爱不越界，父母要牢记 ································ 80
（十二）电子产品：孩子们如何拿得起，又能放得下 ·············· 83

四、中医保健 ·· 87
（一）浅谈儿童中医食疗 ······································ 87
（二）儿童慢性咳嗽的中医调护 ································ 88
（三）春季易过敏，试试给孩子调理体质 ························ 91
（四）暑期调养，冬病夏治 ···································· 94
（五）冬令儿童中医养护 ······································ 98
（六）教你鉴别冬令进补药材 ·································· 101

五、皮肤保健和常见问题 ······································ 104
（一）冬季儿童皮肤护理 ······································ 104
（二）带你揭开皮肤过敏的面纱 ································ 105
（三）一起了解荨麻疹 ·· 107
（四）宝宝也会得银屑病 ······································ 109
（五）带你了解宝宝的"红胎记" ······························ 111
（六）宝宝口角炎怎么办 ······································ 114
（七）儿童斑秃，该怎么办 ···································· 116
（八）用抑菌霜后成大头娃娃，激素药膏还能用吗 ················ 118

六、眼保健和常见问题 ··· 121
（一）检查视力的门门道道 ··· 121
（二）一文说清儿童近视防控那点事 ··· 124
（三）蓝光会导致近视吗 ··· 128
（四）OK 镜真的有用吗，与框架眼镜的区别在哪里 ··· 129
（五）斜视的问与答 ··· 131
（六）儿童斜视手术的问答 ··· 133
（七）孩子总爱揉眼睛，警惕过敏性结膜炎 ··· 135

七、口腔保健和常见问题 ··· 137
（一）宝宝的刷牙方法正确吗 ··· 137
（二）什么是涂氟，宝宝有必要涂氟吗 ··· 138
（三）窝沟封闭知多少 ··· 139
（四）牙齿不齐知多少 ··· 139
（五）宝宝"地包天"怎么办 ··· 143
（六）错𬌗畸形的早期矫治有必要吗 ··· 145
（七）牙齿矫治器种类知多少 ··· 147
（八）学龄前儿童常见口腔疾病的防治 ··· 150
（九）口呼吸会影响儿童面貌吗 ··· 152

八、耳鼻喉健康与常见问题 ··· 153
（一）突发性耳聋是怎么回事 ··· 153
（二）说话晚，警惕儿童听力问题 ··· 154
（三）警惕中耳炎，你的孩子可能也中招了 ··· 155
（四）远离噪声，保护听力，耳聪一生 ··· 157
（五）春暖花开，孩子总鼻塞流涕，是感冒了吗 ··· 158
（六）家有"呼噜娃"怎么办 ··· 161
（七）腺样体肥大，不同情况不同治疗 ··· 162

（八）哪些腺样体肥大必须手术 ································· 163
（九）腺样体肥大的药物治疗通常是怎样的 ················ 164

九、内分泌系统与泌尿系统常见问题 ···························· 167
（一）妈妈患甲状腺疾病，如何养育健康宝宝 ············· 167
（二）别让甲亢"黏"着孩子 ······································ 168
（三）儿童性早熟知多少 ··· 170
（四）如何早期发现孩子身材矮小，并改善身高 ········· 173
（五）谈谈儿童性发育异常 ·· 175
（六）孩子尿道下裂，一定是泌尿系统的问题吗 ········· 179
（七）浅谈小儿包茎 ·· 181

十、呼吸系统常见问题 ··· 185
（一）入秋怎样呵护儿童呼吸道健康 ··························· 185
（二）孩子反复呼吸道感染怎么办 ······························ 187
（三）哮喘患儿的居家健康管理要点 ··························· 188
（四）哮喘患儿如何安然过冬 ····································· 191
（五）如何应对无处不在的过敏原 ······························ 193
（六）聊聊螨虫过敏的危害 ·· 194
（七）儿童螨脱敏治疗知多少 ····································· 196
（八）宝宝总是咳咳咳，可能是咳嗽变异性哮喘 ········· 198
（九）小儿腺病毒肺炎，不一样的肺炎 ······················· 199

十一、消化系统常见问题 ·· 201
（一）夏季到来，谨防常见消化道疾病 ······················· 201
（二）腹泻大作战 ··· 202
（三）宝宝腹泻，用药留意 ·· 205
（四）儿童脂肪肝不容忽视 ·· 207

（五）如何正确对待牛奶蛋白过敏的宝宝 …………………… 207
（六）孩子长期肚子痛或拉肚子，真的是肠胃不好吗 ………… 209
（七）儿童炎症性肠病与机会性感染 …………………………… 211
（八）炎症性肠病的饮食管理 …………………………………… 213

十二、血液系统常见问题 ………………………………………… 215
（一）揭开儿童白血病的神秘面纱 ……………………………… 215
（二）白血病患儿居家需注意些什么 …………………………… 220
（三）环境致癌物知多少 ………………………………………… 221

十三、心血管系统常见问题 ……………………………………… 223
（一）揭开先天性心脏病的神秘面纱 …………………………… 223
（二）先天性心脏病患儿的居家护理 …………………………… 225
（三）漏斗胸患儿也可以自信地昂首挺胸 ……………………… 227
（四）小儿也会发生心律失常 …………………………………… 228
（五）孩子有先天性肺囊性疾病，父母莫惊慌 ………………… 230

十四、肾脏系统常见问题 ………………………………………… 232
（一）呵护肾脏，从小做起 ……………………………………… 232
（二）你没听说过的儿童肾小管疾病 …………………………… 235
（三）你了解儿童肾病综合征吗 ………………………………… 237
（四）风湿免疫性疾病儿童的健康管理 ………………………… 239
（五）正确认识儿童肾穿刺 ……………………………………… 240
（六）浅谈 Alport 综合征 ………………………………………… 242
（七）聊聊儿童关节痛 …………………………………………… 244
（八）你了解儿童过敏性紫癜吗 ………………………………… 246
（九）聊聊儿童肾病综合征 ……………………………………… 248

十五、神经系统和康复科常见问题 ······ 251
（一）儿童癫痫知多少 ······ 251
（二）走近儿童脑性瘫痪 ······ 254
（三）多学科联合诊治痉挛性脑性瘫痪儿童，共圆患儿行走梦 ······ 255
（四）脑性瘫痪儿童的术后家庭管理 ······ 256
（五）痉挛性脑性瘫痪康复治疗策略 ······ 258
（六）撞到头该怎么正确处理 ······ 259

十六、骨科系统常见问题 ······ 262
（一）宝宝臀纹不对称就是髋关节发育不良吗 ······ 262
（二）发育性髋关节发育不良的护理要点 ······ 264
（三）孩子书包太重，会不会造成脊柱侧弯 ······ 266
（四）练舞蹈下腰怎样才能避免意外发生 ······ 268
（五）该如何判断及快速处理足部外伤 ······ 270
（六）什么是遗传性运动感觉神经病 ······ 271

十七、外科常见问题 ······ 273
（一）孩子肚子痛，究竟是什么原因 ······ 273
（二）儿童恶性实体肿瘤一定是不治之症吗 ······ 274
（三）儿童恶性实体肿瘤的早发现、早诊断、早治疗 ······ 276
（四）儿童实体肿瘤的检查诊断 ······ 278
（五）恶性实体肿瘤患儿的健康管理小贴士 ······ 280
（六）带你认识肿瘤的"法官"——病理科 ······ 283

十八、传染病与疫苗接种 ······ 285
（一）水痘预防知识问答 ······ 285
（二）孩子为何会得手足口病 ······ 287
（三）冬季流感预防早知道 ······ 288

（四）儿童流感有哪些临床特征 ·· 292

　　（五）警惕！儿童是重症流感的高危人群 ································ 293

　　（六）流感高发季，疫苗护安全 ·· 295

　　（七）过敏、免疫缺陷孩子的疫苗接种 ···································· 296

十九、带你了解罕见病 ·· 301

　　（一）关注儿童罕见病 ·· 301

　　（二）聊聊儿童出生缺陷 ·· 302

　　（三）外星娃娃的大眼睛——浅谈颅缝早闭这一眼科罕见病 ······· 304

　　（四）不可忽视的儿童罕见及遗传性肾脏疾病 ·························· 305

　　（五）警惕儿童尿素循环障碍 ·· 306

　　（六）认识血液科罕见病——Wiskott-Aldrich 综合征 ··············· 308

二十、合理就医与意外伤害防护 ··· 310

　　（一）带娃输液前，家长必知的那些"功课" ····························· 310

　　（二）家有萌宝，过冬必防 ··· 311

　　（三）烫伤＝留疤？关键在于家长急救处理对了吗 ···················· 313

　　（四）警惕身边的危险——儿童气管支气管异物 ······················· 315

　　（五）谈谈气道异物取出术的麻醉 ··· 316

一、生长发育和科学养育

（一）宝宝有消化系统疾病时,母乳喂养怎么办

李悠然　张　婷

母乳是婴儿最理想的食物,其中的很多成分及功能是配方奶无法替代的。母乳喂养应在婴儿出生后 1 小时内开始。因此,宝宝在出生后即应提倡母婴同室,尽早开奶。但是当宝宝出现消化道疾病时,很多宝妈担心还能否给宝宝继续母乳喂养? 对此,不同的情况,采取不同的应对方案。

1. 腹泻宝宝的母乳喂养

宝宝出现腹泻是常有的事情,引起腹泻的原因也有很多。宝宝肠道感染、乳糖不耐受,妈妈的饮食多油、高脂肪、刺激性食物摄入过多,宝宝吸入乳汁后就可能引发腹泻。一般,较轻且持续时间短的生理性腹泻,妈妈不用过分担心,不必为了让大便成形而改喂配方奶。随着宝宝的发育,这种腹泻会自然缓解。

如果宝宝持续腹泻 1 周以上并伴有腹胀,需警惕腹泻后继发性乳糖酶缺乏,此时仍可继续母乳喂养,但需要每次哺乳前添加外源性乳糖酶,或者暂时性地改为低乳糖配方奶,待腹泻好转后逐渐转回母乳喂养。

2. 牛奶蛋白过敏宝宝的母乳喂养

牛奶蛋白过敏是指一种或多种牛奶蛋白引起的全身过敏反应,是宝宝最常见的食物过敏症。除了消化道症状外,还可有湿疹、咳嗽、气喘等皮肤和呼吸道过敏症状。牛奶中的 β-乳球蛋白是导致过敏的主要抗原,当乳母摄入牛奶或奶制品后,纯母乳喂养的宝宝也可能出现过敏。

对于母乳喂养但存在牛奶蛋白过敏的宝宝,妈妈可回避牛奶或奶制品。通常,宝宝的过敏症状可在3～4天内明显改善。如果症状仍未改善,可考虑更换为氨基酸配方奶粉,症状严重者应及时就医。

3. 黄疸宝宝的母乳喂养

生理性黄疸一般在足月宝宝出生后2～3天出现,2周内消退。大多数的新生儿黄疸是生理现象,并不影响母乳喂养。在宝宝的血清胆红素水平未达到需要干预的阈值前,不要轻易停止母乳喂养。

病理性黄疸分为溶血性、感染性及母乳性等。母乳喂养相关的黄疸是指宝宝出生后由于母乳摄入不足,导致血清胆红素升高。这样的话,增加母乳喂养量和频率即可得到缓解。母乳性黄疸是由于母乳中β-葡萄糖醛酸酐酶水平高进而增加肝肠循环所致。通常,大部分母乳性黄疸的宝宝吃奶、睡眠都很好,一般在停喂母乳24小时后,宝宝的黄疸可减轻。

(二) 母乳妈妈堵奶了怎么办

龚 梅

母乳妈妈们常说的堵奶,就是医学上常说的乳汁淤积,它是哺乳期妈妈常见的症状,表现为:乳房局部出现肿块、疼痛,有时伴有发热。如果采用不恰当的按摩等方式来处理,不仅很难解决妈妈的困扰,还可能导致乳房受伤,增加罹患乳腺炎、乳腺脓肿的风险。

学习一些堵奶的自我处理小技巧,能帮助妈妈和宝宝顺利母乳喂养。第一,宝宝是最好、最有效的"通奶师"。只要让宝宝勤吸吮,吸通后,乳汁流动起来就好了,然后回归到正常的吃奶频率,夜间和白天一样按需喂养即可。第二,宝宝吸吮的方向要正确,就是让宝宝的鼻尖或下巴对准堵奶的部位吃奶。第三,乳房局部肿胀处,可用冰敷或冷敷法,冰敷效果优于冷敷,妈妈可根据自己的接受程度选择。第四,可借助一些就地取材的物品,例如切片的生土豆、碾压过的卷心菜叶（去除根茎），在宝宝吃奶后敷上，直至下次宝宝吃奶前更换，或者待敷贴物温度上升到常温后更换。

总的来说，堵奶的自我处理并不复杂。牢记：乳汁流动、吃对方向、冰敷肿胀、冷静应对。

（三）哺乳期膳食营养知多少

谢雨晨

哺乳期不仅是新生儿通过乳汁获得最佳生长发育的时期，也是奠定一生健康基础的特殊阶段。哺乳期的重要性还在于，能潜移默化地影响婴幼儿今后的膳食结构及辅食添加。这主要是因为乳汁受到哺乳妈妈们日常膳食结构的影响。因此，乳母的膳食指南其实与普通成人的膳食指南并无差别，只是额外强调了以下5条。

（1）增加富含优质蛋白质及维生素A的动物性食物和海产品，选用碘盐。

（2）产褥期食物多样不过量，重视整个哺乳期营养。

（3）愉悦心情，充足睡眠，促进乳汁分泌。

（4）坚持哺乳，适度运动，逐步恢复至适宜体重。

（5）忌烟酒，避免浓茶和咖啡。

乳母的营养是泌乳的基础，乳母的营养状况可能影响泌乳期的长短并影响乳汁分泌。如：脂肪酸、磷脂及水溶性维生素等，均会受乳母饮食摄入量的影响。另外要注意的是，乳糖并不受乳母饮食的影响，如果宝宝出现乳糖不耐受的情况，并不能通过调整饮食来减少乳汁中乳糖的含量。那么，如何在哺乳期做到既控制体重，又保证泌乳量呢？要关注以下几个因素。

（1）首先是大家最为关心的能量问题。哺乳期妈妈们所需要的能量是增加的，这是因为每产生1 000毫升的乳汁，妈妈需要消耗能量3.76兆焦耳

（900 千卡），这些能量，1/3 来自孕前储蓄的脂肪，2/3 则来自膳食。因此，在这一阶段，只要合理饮食，不仅可以开开心心地吃东西，体重还能恢复到孕前状态。

（2）蛋白质在所有营养素中对乳汁分泌的影响是最大的。因为每 750 毫升乳汁含有蛋白质 9 克，而产生这 9 克蛋白质，则需要消耗摄入膳食中的 13 克蛋白质，也就是大约 2 个鸡蛋的蛋白质。因此，乳母的蛋白质摄入应较一般成年人大，且主要来源以鱼、禽、蛋、肉、豆等优质蛋白为主。

（3）谈起脂肪，很多人会将其与发胖或是心血管疾病相联系。但脂肪对健康也是十分重要的，比如，妈妈们经常给孩子补充的二十二碳六烯酸（docosahexenoic acid，DHA）和二十碳五烯酸（eicosapentenoic acid，EPA），就是我们常说的一类脂肪酸。同时脂溶性维生素（如维生素 A），也需要脂肪帮助消化吸收。因此，妈妈们在哺乳期也应当适量摄入脂肪，且应做到动物性与植物性脂肪相搭配。

（4）膳食纤维是碳水化合物的一种，但随着生活水平的提高，人们日常膳食纤维的摄入反而是不足的。哺乳期妈妈因产后消化功能减弱，运动减少，更容易出现消化不良。适当摄入膳食纤维能帮助肠道内益生菌增殖，还能缓解便秘促进消化。因此，膳食纤维每日推荐量应在 25～30 克。

（5）一般来说，脂溶性维生素在乳汁中含量相对稳定。但我们仍需强调维生素 A 的摄入。维生素 A 对于婴儿体格生长、视觉发育、免疫系统成熟及造血功能均有一定关系。但婴幼儿体内维生素 A 储备量低，而我们膳食中维生素 A 的转化率又只有 70%，乳母应当注意每周摄入动物内脏 1～2 次；维生素 E 对乳汁分泌也有一定作用，而且其主要来源是日常摄入的植物油和豆类。因此，乳母也要保证每日适量油脂的摄入。

（6）乳汁中的矿物质例如钙，基本恒定。比如，每 100 毫升乳汁中含有 34 毫克钙，且含量相对恒定。但乳母所需的钙不仅要供给宝宝，还需供给乳母自身。因此，乳母应适当补钙，避免日后出现骨质疏松等疾病。

（7）乳汁其实是一种贫铁食物，其中铁的含量为 0.05 毫克/100 毫升；且乳汁中铁的含量不能通过妈妈饮食摄入的增加而增加。婴幼儿在6月龄前所消耗的铁，主要依赖于在胎儿期所储存的铁。因此，在添加辅食初期，应选择强化铁米粉，避免婴幼儿出现缺铁性贫血。即便如此，乳母仍应注意每日铁元素的摄入量。根据人群营养调查发现，仍有9.3%的乳母发生营养性贫血。因此，妈妈在哺乳期的每日饮食中，应适当增加动物内脏、红肉及血等食物的摄入，这些食物富含二价铁，易被人体吸收利用；而很多蔬菜、水果、干果虽富含铁元素，但均为三价铁，不可直接被人体利用，转化为二价铁的效率也较低。

除了上述营养素外，水分对于乳汁也是十分重要的。补充水分不仅要保证量，还应科学有效地补充。说了这么多，关于乳母的营养摄入，总结如下。

（1）谷物和豆类：全谷物和豆类不少于1/4，保证一定膳食纤维的摄入。

（2）蔬菜：新鲜多样，绿叶菜和有色菜占2/3以上。

（3）水产品及动物内脏：每日吃水产品，每周吃1~2次动物肝脏。

（4）奶类及坚果：每日饮奶，适量坚果。

（5）调味品：清淡饮食，少盐少油（每日摄入量不超过：盐5克，油25克）。

最后一点也是老生常谈的，哺乳期的妈妈要规律生活，保证睡眠！

（四）孩子吃得"素一点"更好吗？听听营养师怎么说

高晶晶　李　洁

近年来，有新闻报道称：一些偏好"国学教育"的幼儿园或家长，会选择给孩子们采取全素食的饮食方式，这也引起大众的关注和思考：儿童吃素食到底好不好，是否会影响他们的身体健康呢？

素食种类有很多，按照种类不同，主要有以下几种。

纯（全）素食：完全以植物性食物为基础，拒食所有动物制品，包括肉类、鱼类、乳制品、蛋类和蜂蜜。蛋奶素食是在植物性食物的基础上，拒食所有动物衍生肉，但可以吃蛋类和乳制品（根据对蛋类和乳制品的限制，还可以细分为蛋素食和奶素食）。弹性（半）素食一般是指在一周的几天只吃素，在其他时间可以吃肉，算是一种半素食。营养学研究把至少1周3天不吃肉作为弹性素食的分界。

3～6岁的学龄前儿童可以说是对饮食要求最高的一个群体。这个年龄阶段的孩子生长发育旺盛、抵抗力较弱，如果膳食组成不合理，将会增加营养素缺乏的风险。

1. 可能导致儿童的优质蛋白摄入不足

蛋白质分为动物蛋白和植物蛋白两大类，而优质蛋白主要来源于动物性食物和大豆及其制品，摄入量应该占膳食蛋白质总量的30%～50%。一般而言，蛋、奶、肉中的蛋白质的氨基酸组成与人体的需求更为接近，且更容易消化。而素食模式下的食物品种有限，主要是植物性食品，除豆制品外，其他植物蛋白的氨基酸组成与人体需求的比例都相差较大，且利用率也较低。而全素食更是仅有豆制品这一项蛋白质来源，过于单一。长此以往，会使得儿童青少年优质蛋白质摄入不足，严重者甚至会导致生长发育迟缓、消瘦、体重过轻，甚至影响智力发育。

2. 可能导致儿童钙、铁及锌等矿物质缺乏

尽管素食中矿物质的含量并不低，但植物性食物中也含有大量的植酸、膳食纤维和草酸等。这些物质的存在，会抑制肠道对矿物质的吸收，从而导致这类元素的缺乏（表1-1）。

表1-1 矿物质缺乏所致症状及食物来源

矿物质	症状	食物来源
钙	生长迟缓、骨骼变形、"X"形腿、"O"形腿、佝偻病	奶及奶制品、小虾皮、豆类、芝麻酱、海带及绿色蔬菜
铁	贫血、智力发育受损	畜、禽、鱼、蛋类，动物全血、肝脏
锌	生长发育迟缓、厌食、异食癖及皮肤受损	贝壳类海产品、动物肝脏、红肉及坚果

3. 可能导致多种维生素缺乏

儿童成长所必需的维生素,有一些几乎只存在于动物性食物中,如维生素 B_{12}、维生素 A 及维生素 D 等。长期全素食饮食会影响儿童的生长发育,眼部、皮肤、骨骼等多系统均有不同程度受累(表 1-2)。

表 1-2 维生素缺乏所致症状及食物来源

维生素	症状	食物来源
维生素 B_{12}	恶性贫血、不可逆转的神经损伤	动物肝脏、鱼肝油、蛋黄、牛奶、胡萝卜及西兰花
维生素 A	视力下降、夜盲症及皮肤角化	动物肝脏、鸡蛋、胡萝卜、芒果及柑橘
维生素 D	影响钙吸收,骨骼生长发育迟缓及佝偻病	海鱼、鱼肝油、动物肝脏及蛋黄

理论上,人类可以通过素食获得所需营养。但在实现过程中需要食品营养专业人士、营养师的指导,且定期服用营养补充剂,才可能达到营养均衡。这些操作方式极其复杂繁琐,更不用说实施对象是儿童了。不合理的素食很难给孩子提供足够的营养以满足孩子健康成长。因此,素食并不适合所有人,特别是处于生长发育期的婴幼儿、儿童、青少年及营养需求增加的孕妇、乳母等。只有荤素搭配、平衡膳食,才能促进孩子健康成长。

《中国学龄前儿童膳食指南(2022)》中对 2~5 岁的孩子每天应该摄入的食物及数量做出了明确规定。其中,奶类的每日摄入量为 350~500 克,鸡蛋为 50 克,畜、禽肉及鱼类为 50~75 克。除此之外,蔬菜、水果、谷薯类、坚果及大豆等,也都应按需保证。另外,膳食宝塔还建议我们每天要吃 12 种食物,每个星期最好能吃 25 种食物,就包括了畜禽鱼蛋奶、蔬菜水果等。

（五）学龄期儿童如何才算吃好

高晶晶　李　洁

1. 不偏食、挑食、厌食

3～6岁学龄前孩子的生长发育速度与婴幼儿期相比虽然略有下降，但仍处于较高的水平。这个阶段的营养和饮食行为，对今后的健康至关重要。一方面，这个阶段孩子的生长发育状况直接关系到青少年和成人期发生肥胖的风险；另一方面，此时摄入的食物种类和膳食结构已开始接近成人，是饮食行为和生活方式形成的关键时期。培养良好的饮食习惯，将让孩子受益终身。然而这一时期的孩子，虽然生活自理能力有所提高，自主性、好奇心、学习能力和模仿能力增强，但注意力易分散，进食不够专注，很容易形成挑食、偏食等不良习惯。这就需要家长合理制订孩子的食谱。零食作为孩子膳食的一部分，也一定要安排适当，讲究营养和搭配。

2. 不暴饮暴食

节假日聚会频繁，切勿胡吃海喝，放纵食欲，贪吃零食，轻则造成热量摄入过剩，导致肥胖；重则会加重消化系统负担，从而引起消化不良，诱发胃炎、胰腺炎等。

3. 注意给眼睛补充营养

如今线上网课越来越多，对于上网课导致眼睛酸痛、疲劳、干涩的青少年儿童，给眼睛补充营养是非常有必要的。首先，要注意日常饮食清淡、均衡且不挑食。DHA是一种脑和视网膜的重要构成成分，深海鱼和藻类等食物都富含DHA。另外，还需要补充一些有利于眼睛健康的三大核心营养素：花青素、叶黄素和β-胡萝卜素。

（1）叶黄素，常被称为"隐形的太阳镜"，它是构成视网膜黄斑区的主要色素，对蓝光有滤过作用，能避免蓝光对眼睛的损害。西兰花、菠菜及韭菜等食物就富含叶黄素。

（2）花青素也称为花色苷，它能改善眼底血管微循环，加速物质代谢交换，增强对毛细血管的保护作用，可缓解眼睛疲劳。火龙果、葡萄、红甜菜、蓝莓及桑葚等富含花青素，可多食用。

（3）β-胡萝卜素能在人体内转化为维生素A，与视蛋白结合而成视紫红质，它是构成视觉细胞内的感光物质，可改善眼睛的暗适应能力，提高夜间视力，预防夜盲症发生，同时还能防止眼睛干涩，预防干眼症的发生。香蕉、柿子、枸杞、胡萝卜及番茄等富含β-胡萝卜素。

除了以上这些营养素可以增强眼部健康，在日常饮食中还要注意少吃甜食。贪食甜食不仅会损害牙齿，还会诱发近视。同时建议使用一些膳食营养补充剂以更全面地满足眼部营养需求，从而更好地保护我们的眼睛哟！

（六）儿童膳食的常见问答

上海市儿童医院营养科

1. 牛奶过敏的孩子可以喝羊奶吗

牛奶、羊奶、驼奶及马奶等哺乳动物的奶存在发生交叉过敏的风险，对牛奶过敏的孩子有70%的可能性对其他动物的奶同样过敏，故应选择水解配方奶粉。

2. 哪些食物可以空腹吃，哪些不建议空腹吃

可以空腹吃的食物：香蕉、豆浆、鸡蛋、酸奶及红薯等。

不建议空腹吃的食物：柿子、山楂、黑枣等可导致"胃石症"；荔枝具有"荔枝病"风险。

3. 儿童需要通过吃钙片补钙吗

学龄儿童每天钙的需求量为800～1 000毫克。通过合理的膳食搭配，饮食均衡，保证日常生活中牛奶、大豆、海带、虾皮及深绿色蔬菜等食物摄入，

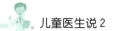

足以满足儿童生理所需，基本不需要额外补钙，但是可以适当补充维生素 D，以促进钙的吸收。

4. 进口产品一定优于国内产品吗

进口产品营养成分更符合当地国情，而不一定符合我国国情。部分产品的检疫标准，国内较国外更为严格，国外也同样存在食品安全问题。所以不要过分相信国外进口产品，如确实需要使用进口药物、食物或营养补充剂，应在专业的医生或营养师的指导下选择。

5. 喝汤真的有营养吗

一般认为鱼汤、鸡汤等"有营养的汤"的主要成分是盐、嘌呤、脂肪，它们会增加孩子成年后发生肥胖、痛风、心脏病的风险，并不利于健康，真正有营养价值的是其中的汤料（鸡肉、鱼肉及其他辅料）。另外，长时间的加热会让蔬菜汤中的维生素分解，故蔬菜等汤的辅料建议在临出锅前再加入，以减少营养素的丢失。夏季出汗较多，用绿豆汤等代替碳酸饮料，可有效地起到补充水分、清热解暑的作用。

6. 可以用鲜榨果汁代替水果吗

不可以。水果的主要营养成分包含各类维生素和膳食纤维，榨汁的过程中会导致维生素分解，滤渣则会去除膳食纤维，大大降低水果的营养价值。且榨汁会在无意中摄入过量的水果，导致果糖摄入过多，进而导致腹泻、龋齿，影响身体健康。水果也并非吃得越多越好，过多的果糖摄入会增加痛风的风险。因此，每日水果摄入量不宜超过一拳头的量，水果并不能代替蔬菜。

（七）顺应性喂养是什么，怎么做

姜 莲

随着社会的发展，我们的养育观念也发生着很大的变化。现在的父母对孩子喂养的认知程度也越来越高了。在传统的喂养观念中，家长更关注的是孩子进食的结果。家长会将注意力都放在孩子是否进食、进食多少，并不太关注进食习惯和自主进食能力的培养，故容易导致喂养问题。

新的喂养观念认为，孩子不再只是被动进食者，要培养孩子本能而自然地、清楚地表达自己的饥饿和饱腹感，随后发出进食信号，家长只需要在孩子发出进食信号后，给予快速积极地回应，逐步建立安全依恋的亲子关系。为了培养儿童良好的饮食行为习惯，中国营养协会发布的《婴幼儿喂养指南》首次纳入了"顺应性喂养"的概念。

什么是顺应性喂养？它是指将社会心理学和儿童发育心理学应用于喂养过程，是在顺应养育模式框架下发展起来的婴幼儿喂养模式。强调父母或照护者和孩子在喂养时的互动，关注孩子发出的饥饿信号，并给予及时、恰当地回应，让孩子逐步学会独立进食。它是一种主动的婴幼儿喂养模式，更注重在喂养过程中对孩子自主进食意识与能力的培养。

如何实现顺应性喂养呢？建立成功的顺应性喂养模式主要包括以下。

（1）明确喂养过程中家长和孩子的责任。家长主要提供食物的种类、质地和味道，而吃什么，吃多少则是由孩子自己决定。

（2）协助孩子逐步建立自我进食的习惯，根据孩子的不同能力，发展与孩子能力相当的自主进食。可以让孩子尝试不同口感、不同质地的食物，尝试自己为自己做事，收获不同的体验。

（3）家长需耐心鼓励孩子进餐，不强迫孩子进餐。在喂养过程中，要保持双方心情愉悦，爸爸妈妈要多与孩子交流，及时地识别孩子发出的交流信号，并积极给予恰当的回应。

（4）创造舒适的就餐环境。餐前收拾好会影响孩子进餐的玩具，就餐时避免不必要的干扰分散孩子的注意力。

（5）遵循进餐规则，给孩子设定相对固定的餐桌、餐椅，给予适当的餐具。进餐时关闭所有的电子产品，每一餐的进餐时间设定为30分钟左右，根据孩子的进餐量，合理搭配膳食，不剩饭菜，不以食物奖励或惩罚孩子，养成良好的进餐习惯。

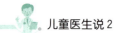

（八）怎样做到合理喂养

霍言言

随着人们生活水平的提高，儿童营养不足得到很大的缓解，但膳食结构仍然不够均衡，由此引发的营养问题依旧突出，而儿童期是生长发育的重要阶段，充足的营养是保证儿童体格生长和神经心理发育的重要基石，如何才能做到合理喂养，平衡膳食呢？

首先，食物种类多样才能称得上是营养好。我们日常中的食物可以分为五大类，包括谷薯类、蔬菜水果类、畜禽鱼蛋奶类、大豆坚果类和油脂类。不同种类的食物含有不同的营养素。为了更好地满足机体的营养需求，每天至少摄入12种，每周至少摄入25种的食物，千万不要固定做孩子最喜欢吃的某几样食物，从而造成"人为的偏食"，走入"孩子只要吃饱，就是营养好"的死胡同。简单来说，可以这样操作：孩子喜欢吃的，不要顿顿做；孩子不太喜欢吃的，换着花样经常做。

其次，每样食物吃少点，食物种类多一些，食物多样并不难。食物多样，要做到巧妙搭配，避免单一，有粗有细，有荤有素，五颜六色，这样才能对孩子更具有吸引力。就餐时做小分量选择，将每个人吃的食物放到一个固定的盘子里，一段时间内，同类型的食物可以进行交换。避免食物品种单一，促进食物多样性。

再次，让谷类食物走上餐桌，肥胖不是吃主食的错。谷类食物中含有碳水化合物、蛋白质、脂肪，还有矿物质、B族维生素和膳食纤维。同等重量的脂肪提供的能量是碳水化合物的2倍多，把造成肥胖的罪魁祸首丢给主食是不科学的。将谷类尤其是全谷物和杂豆作为膳食不可或缺的重要组成才是明智之举。

最后，合理膳食，除了要知道吃什么，怎么吃也很重要，科学喂养不单单强调营养摄入,保证良好的就餐环境,建立良好的饮食行为,培养良好的饮食习惯也很重要。

(九) 辅食添加必备知识点

赵艳君

婴幼儿辅食添加关系着孩子未来的身体发育和营养健康,对日后的饮食习惯和身体素质起着至关重要的作用。辅食添加需要遵循一定的基本原则。

一般来说,建议纯母乳喂养到6月龄,且在孩子健康时添加辅食。婴幼儿进餐时间应逐渐与家人一日三餐的时间一致。同时,建议继续母乳喂养到2岁及以上。辅食的种类应由单一到多样,每次只添加一种新的食物,添加量由少到多。每引入一种新的食物应适应3~5天,观察是否出现呕吐、腹泻及皮疹等不良反应,适应一种食物后再添加其他新的食物。辅食添加量应由少到多,关注婴幼儿的饥饿和饱足反应,主要依据孩子的需要而定。

随着婴幼儿口腔及胃肠等器官结构和功能的发育,辅食的性状和质地应由稀到稠、由细到粗,从肉泥、菜泥等泥糊状食物开始,逐步增加食物的硬度和颗粒大小,过渡到肉末、碎菜等半固体或固体食物。随着婴幼儿的生长发育,喂养者应根据婴幼儿营养需求的变化,提供多样化,且与其发育水平相适应的食物,保证婴幼儿健康发育。另外,宝宝患病期间暂停添加新的辅食。除特殊情况外,鼓励进食易消化且营养丰富的辅食。病愈后,及时恢复正常饮食。

婴幼儿常见食物种类推荐量如下。

第1阶段(6~8月龄):坚持母乳喂养,随着固体食物添加,母乳喂养频率逐渐减少至每天4~6次。从满6月龄开始逐步添加强化铁的米粉,每餐30~50克。并逐步添加蛋黄及猪肉、牛肉等动物性食物。从开始尝试菜泥到水果泥,逐步从泥状食物到碎末状的蔬菜和水果。

第2阶段(9~12月龄):坚持母乳喂养,喂养频率减少至每天4次。从

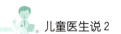

稠粥过渡到软饭,每天约 100 克。每天碎菜 50～100 克,水果 50 克,水果可以是片块状或手指可以拿起的指状食物。蛋黄可逐渐增至每天 1 个,每天以红肉类为主的动物性食物 25～50 克。

第 3 阶段(1～2 岁):母乳喂养频率减少至每天 2～3 次。逐渐过渡到与成人食物质地相同的饭、面等主食,每天 100～150 克。每天蔬菜 200～250 克,水果 100～150 克。每天动物性食物 50～80 克,鸡蛋 1 个。

(十) 零食怎么吃才健康

高晶晶　李　洁

一提到零食,很多家长都持抵制态度,认为越少越好,或者不吃。实际上,从营养学角度来看,幼儿期正处于宝宝长身体的特殊时期,对能量和各种营养素的需求量比成年人相对要多,三餐之外可以再吃一些有益于健康的小食品,或者说零食。零食是指一日三餐以外吃的所有食物和饮料,不包括水。零食可以吃,但是必须有选择地吃,科学地吃。

1. 如何科学吃零食

选择干净卫生、营养价值高的食物作为零食,并考虑尽量选择正餐不容易包含的一些食物。水果和能生吃的新鲜蔬菜,含有丰富的维生素、矿物质和膳食纤维;奶类、大豆及其制品可提供优质的蛋白质和钙;坚果(如花生、瓜子及核桃等)富含蛋白质、脂肪、矿物质和维生素 E。谷类和薯类(如全麦面包、麦片及煮红薯等)也可作为零食。

油炸、含盐高或添加糖高的食品不宜作为零食,更不能代替正餐。含糖饮料,油炸食品,太咸或者太甜的食物,街头食品(如烤肉)等都不宜选择;没有生产日期、无质量合格证或无生产厂家信息的"三无"产品也不可。

少量多次饮水,而且首选白开水。建议 3～6 岁学龄前孩子每天饮水 600～800 毫升,每天总的水分摄入量 1 300～1 600 毫升(包括食物中水分的

一、生长发育和科学养育

含量）。

吃零食的量以不影响正餐为宜，两餐之间可以吃少量零食，不能用零食代替正餐。吃饭前、后 30 分钟内不宜吃零食，吃零食时不要看电视，也不要边玩边吃零食，睡觉前 30 分钟不要吃零食。吃零食后要及时刷牙或漱口。

2. 如何科学选零食

学会利用营养标签选择零食。营养标签是预包装食品标签的一部分，除生鲜食品外，几乎所有预包装加工的食品上都有营养标签，向消费者说明食品营养信息和特性的。我国法律规定，食品配料表必须如实记录食品真实成分，并按比例成分从高到低排列。给孩子选的食物是否含太多添加剂，看看标签就一目了然。家长学会看营养标签，才能守护好孩子的健康。营养标签通常分 3 列。

第 1 列：展示主要营养成分名称。我国营养标签强制标示 4 种核心营养成分（蛋白质、脂肪、碳水化合物、钠）以及能量，简称"4+1"。

第 2 列：展示每 100 克（毫升）食品中，所含各营养成分的量。也可按每份食品的量来定。

第 3 列：展示每 100 克（毫升）食品中，所含营养素占人体一天所需营养素的百分比，也就是 NRV%。

3. 营养成分"4＋1"里藏着的秘密

（1）蛋白质：是人体必要的营养素，在牛奶、酸奶及奶酪等乳制品、肉类制品中含量突出。蛋白质含量可作为这些食物好坏的标准，如国家标准规定：全脂或低脂牛奶，蛋白质不应低于 2.9%。

（2）脂肪：脂肪并非完全有害，必要的脂肪酸是人体必需的营养素之一。而反式脂肪酸过多的摄入会使血液胆固醇增高，增加发生心血管疾病的风险，反式脂肪酸每天摄入量不应超过 2.2 克。

（3）碳水化合物：是身体主要能量来源，包括淀粉、纤维、食物天然的糖及添加糖（白砂糖、果糖及葡萄糖等）。我国营养标签政策并没有强制要求标明糖的含量，但如果配料表中添加糖的位置排前 3 位，说明碳水化合物总量偏

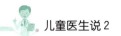

高，要尽量避免。

（4）钠：做饭少盐的健康习惯已深入人心，但却少有人关注包装食品中的盐含量。话梅、薯片等是孩子们的喜欢吃的零食，但这类食物钠含量非常高，千万不可大意。

4. 挑选零食的特别注意

要特别注意"配料表"中"氢化植物油""起酥油""人造黄油""植物奶油""蔗糖""果糖"及"盐"等，过多食用会对健康造成影响。此外，还要学会辨识一些营养标签上的小花招。比如，某些高热量零食如薯片、饼干等，为了让热量和脂肪量看上去更低，并不是以每 100 克为单位，而是以每小份做单位的。虽然标识的热量低了，但换算一下就会发现，热量、脂肪含量远远超标；很多食品会标上无糖、低糖、脱脂及 0 反式脂肪等。实际上，无糖、低糖或脱脂食品的口感较差，为改善口感，商家可能会在无糖和低糖食品中增加脂肪含量，或在脱脂食品中添加大量糖分。

（十一）居家如何保障孩子健康地吃、睡、玩

霍言言

每逢节假日，居家的孩子们容易出现作息不规律，饮食、睡眠、运动欠科学等问题。应该注意些什么才能保持孩子身心健康呢？

1. 合理膳食，要吃得好

合理膳食除了要知道吃什么，怎么吃也很重要。每天至少摄入 12 种，每周至少摄入 25 种食物。就餐时可做小分量选择，将每个人需要吃的食物放在可分格的盘子里，定期把同类型的食物进行交换，避免食物品种单一，促进食物多样性。

2. 规律作息，要睡得好

居家保持固定、规律的睡眠习惯很重要，3～5 岁孩子每日至少要保证 10

小时的睡眠时间,学龄期儿童至少要达到 9 小时。 另外,孩子的卧室应保持空气清新,温度适宜,最好固定就寝时间,不宜过早或过晚(不迟于晚上 9 时)上床。 另外,睡前需屏蔽电子产品,可以读书,听一些舒缓的音乐,不要吃东西,也不要追逐打闹。

3. 增强体质,要动得好

有效的身体活动可以提高孩子的抵抗力,也是减重增肌的秘密武器。 居家运动要尽量选择相对宽敞、通风的地方,运动前做好热身,注意运动幅度和声音,不要影响到他人。 学龄前儿童可以模仿家长完成一些力所能及的家务。 比如,扫地、擦地板等,也可做一些如跳房子、躲猫猫等互动游戏。 中小学生居家可以多练习跳绳,先并脚跳,逐渐单脚交替跳,也可尝试定点投球,固定投射位置,保持连续不中断。 这样,可以在运动的同时锻炼孩子们的协调能力。

4. 良好心情,要赞得好

孩子们的作业辅导是很多家长头痛的事情。 当孩子做作业不认真、粗心马虎、错题漏题、走神发呆时很多家长就会抓狂,冲着孩子发火。 殊不知这种处理方式会对孩子的心理造成不良影响,时间久了,亲子关系也会越来越紧张。 家长要明白每个孩子都希望被表扬、被称赞。 因此,我们要善于发现孩子的闪光之处,不要吝啬表扬,帮助孩子制订学习生活计划,注意劳逸结合,保持良好的心情。

总之,合理膳食、充足睡眠、适当运动及良好心情需要家长和孩子们共同参与,一起保障孩子的健康!

(十二)冬季来临如何做好儿童的日常保健

赵艳君

1. 家有小孩,冬季如何保证合理饮食

首先,保证营养均衡。 孩子的食物应包含主食、蛋、奶、豆类、鱼、禽、肉、蔬菜、水果。食物种类经常保持变换，对每种食物每周做到都有一定数量的供应。至于口味，尽量保持清淡，注意少盐、少油、少调料。

其次，多吃富含维生素的食物。冬季是孩子罹患呼吸道感染疾病的高发季，通过摄入丰富的维生素，可以有效地增强孩子的免疫力。比如，应季的大白菜、萝卜、菠菜、苹果及梨等蔬果，维生素含量都是比较丰富的。

注意补充膳食纤维，因其有助于食物的吸收和排泄，可调节体内毒素的排出，同时，还不至于引起肥胖。推荐的食物包括玉米、红薯、红豆及芹菜等。要注意冬季孩子的饮食应避免冷凉，补充滋阴、润燥的食物，适当增加高蛋白食物等。

除了饮食外，孩子在冬季的户外活动减少了，直接晒太阳的时间相对较短，很容易出现维生素 D 缺乏。因此，建议补充预防剂量的维生素 D，保证孩子健康成长。

2. 孩子每天/每周在室外活动多长时间比较合适

国内首部《学龄前儿童（3～6岁）运动指南》建议孩子在全天内各种类型的身体活动时间应累计达到 180 分钟以上。其中，中等及以上强度的身体活动累计不少于 60 分钟。针对我国学龄前儿童户外活动不足的现状，该指南建议每天应进行至少 120 分钟的户外活动，并特别强调若遇雾霾、高温及高寒等天气，可酌情减少户外活动，但不应减少每日运动总量。

此外，在保证每天活动时间和活动强度的前提下，学龄前儿童每天应尽量减少久坐的行为。其中屏幕时间每天累计不超过 60 分钟，且越少越好。任何久坐的行为每次持续时间均应限制在 60 分钟以内。冬季运动可增加抗寒能力，建议选择一些增强心血管和呼吸系统功能、促进肌肉和神经发育发展的健康游戏，如走步运动、投掷游戏、平衡项目、健身操及球类运动等。当然，运动量应适宜，运动后别忘了喝水，以补充流失的水分，及时换下汗流浃背的衣衫，以免受凉。

一、生长发育和科学养育

（十三）关注儿童睡眠健康

车大钿

睡眠是人体一种非常重要的生理状态。睡眠时，人的机体基础代谢率降低，表现为体温、心率、血压下降，呼吸减慢，有助于消除疲劳，恢复体力；睡眠状态下大脑耗氧量大大减少，有利于脑细胞能量积聚，有助于保护大脑，恢复精力；睡眠还有助于增强机体产生抗体的能力，提高身体的免疫力和抵抗力。

1. 睡眠和人体的免疫相关

比如孩子生病了会感到疲乏，并增加睡眠欲望，医生给予药物治疗的同时会叮嘱"好好休息，好好睡觉"。良好的睡眠有利于疾病的治愈和体能的恢复；反之休息不好，睡眠不足会导致孩子容易患病。睡眠和免疫的相互作用表现在，夜间睡眠以及生理因素，能影响免疫细胞在体内的分布，增强抗病毒细胞因子的表达，从而增强机体对病毒的适应性免疫。有研究显示，每晚睡眠<5小时的成人，更容易患感冒，甚至肺炎。另外，睡眠减少，也会降低机体对流感等疫苗的反应，导致保护性抗体的滴度下降。

2. 睡眠还能促进体格生长和智能发育

对于儿童来说，充足的睡眠是脑细胞能量代谢的重要保证。深睡眠中高水平的生长激素分泌，更是体格生长的重要因素，它能促进儿童大脑发育。因此，睡眠对孩子的学习、记忆过程及学习成绩和整体健康都是必不可少的。

3. 不同年龄儿童所需睡眠时长和结构不同

学步期的宝宝每天需要大约12小时的睡眠，包括白天一次小睡。到了3～5岁，午睡的需求就会渐渐消失。这个年龄段的孩子的快速眼动睡眠时间开始减少，而深度睡眠的时长增加。在小学低年级期间，孩子每天大约需要11小时的睡眠，而到了青少年阶段，睡眠时间会减少到8～10小时。

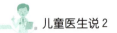

儿童的睡眠结构随着年龄的增长而发生变化,并逐渐建立起昼夜模式和节律。睡眠结构包括两个阶段:非快速眼动睡眠和快速眼动睡眠。快速眼动阶段和非快速眼动睡眠以周期的形式进行。非快速眼动睡眠分为3个阶段:第一、第二阶段是浅睡眠阶段,第三阶段为深睡眠阶段。深睡眠主要发生在夜晚的前半部分。宝宝出生后的第1年后,深度睡眠的时长逐渐增加,并在儿童时期达到最高。在小学期间,深度睡眠的时间会先增加,到了青少年时期再开始减少。由于成年人比儿童需要更少的深度睡眠,从青少年时期开始深睡眠的时间会减少。

(十四)培养宝宝自主入睡的本领

田 园 洪 霞

睡眠是个体健康的重要保障,对儿童来说更为重要。充足而有质量的睡眠可促进儿童生长发育,尤其是中枢神经系统的发育,而睡眠不足或低质量,可能导致儿童生长发育迟缓,造成免疫力、注意力及记忆力等多系统功能受损,诱发行为和情绪问题,还会直接或间接影响父母生活质量。

在儿童的睡眠健康中,一个很重要的能力就是"自然入睡"。这是指在无干扰的情况下,不借助任何辅助手段或器具(如家长拍、抱、摇,含乳或喂奶),自行进入睡眠状态,不完全清醒或清醒后,仍能自行继续睡眠的能力。对儿童这种睡眠能力的培养,是儿童早期发展的重要内容,也是父母及照护者必备的育儿技能。

一般,宝宝3个月左右开始发育自我安抚能力。建议从2~3月龄起着手培养宝宝自我安抚和自主入睡的习惯,照护者可从这几个方面来做准备。

1. 了解儿童气质特点,探索适合自己孩子的作息模式

每个宝宝都是独特的个体。有些宝宝精力旺盛,临睡前还贪玩且毫无睡意;有些敏感宝宝则睡觉轻浅,甚至容易惊醒哭闹。照护者了解宝宝的气质特点（可在儿童保健专科通过婴幼儿气质评估了解自家宝宝的气质特点）、睡眠习惯等，有助于建立适合自己孩子的作息模式。

2. 创设适宜的睡眠环境

包括室内光线、声音、温度及寝具等。宝宝出生后需要学习区分昼夜并适应，不必为了让宝宝睡好而白天晚上都保持室内黑暗和安静。白天拉上遮挡强光的纱帘，在房间内走动和说话保持正常，夜间不开常明灯（可以开小夜灯），这样就可以了。睡在什么床上最好呢？研究发现：相较于"同床睡眠"的宝宝，"同屋不同床"的宝宝，夜晚入睡潜伏期更短、夜醒次数更少、连续睡眠时间更长、夜晚睡眠效率更高。出生后第1年，父母常要忙于给宝宝喂奶、换尿布，为方便夜间照顾，可采取宝宝与父母同屋、单独小床的方式睡觉。小床栅栏间距应＜6厘米，不要在婴儿床上放抱枕、大枕头及毛毯等，每次睡觉前都清理床上的玩具，防止阻挡宝宝正常呼吸或盖到他脸上。

3. 识别入睡信号，在宝宝犯困但未睡着的情况下将他放上小床

在宝宝产生睡意时，会有一些暗示信号：活动减少，变得安静，目光游离，精神萎靡，揉眼睛，蹭鼻子，打哈欠，对玩具失去兴趣等，或是另一类表现——烦躁，发脾气、哭闹等。照护者持续观察1～2周，总结宝宝困乏欲睡的信号，在宝宝有睡意但未入眠的时候，把他放到小床上，给他机会学习自我抚慰和放松，逐步地自然入睡。

4. 建立规律就寝仪式，让宝宝逐渐明白做完这一切就该睡觉了

规律的就寝仪式对宝宝的自然入眠习惯养成很有帮助。建议在宝宝睡前1小时左右，开始一系列的睡前仪式。首先减少周围会令宝宝激动的人、事物。刚开始的时候内容可以简单一些，比如，洗澡、唱首歌、换尿布、调暗灯光等。随着年龄增长，内容和时间可逐步增加。每天的睡前活动尽量保持一致，时间控制在20～25分钟内。坚持每次就寝前执行这一套完整、规律的睡前仪式，有助于宝宝学习，并形成条件反射，养成入睡认知，形成自行入睡的习惯。

5. 宝宝夜醒后再入睡时，给他机会，去学习自我安抚

具备自我安抚能力的宝宝夜醒时间短暂，甚至家长都未察觉到。不能自我安抚的宝宝，入睡较烦躁，夜醒时间较长，常需安抚后才能再次入睡。建议从宝宝 2～3 个月起着手培养宝宝自我安抚和自然入睡的习惯。也要特别提醒的是：让宝宝自然入睡而不哄睡，并非是完全不给安抚，尤其是对月龄很小的婴儿，仍需要父母的回应。另外，培养自主入睡，绝不等于是放任宝宝的异常行为（如持续哭泣、反应增强或减弱等），不管不顾地执行睡眠训练。

6. 逐渐缩短陪伴时间

对新生儿或已有哄睡习惯的宝宝，可渐进地缩短陪睡时间，来协助培养宝宝形成自主入睡的模式。如：由开始的搂抱入睡，逐渐将身体接触程度、距离拉开，最终实现不需搂抱，可放在床上自然入睡的目标。

（十五）0～6 月龄宝宝的睡眠特征和常见问题应对

田 园

新生儿初来乍到这个世界，还没建立起白天和晚上的概念。

由于神经系统快速发育的需要，除了哺乳、短暂觉醒、排泄等所占 6～8 小时外，新生儿的其余时间均处于睡眠状态，并分布在全天 24 小时内。宝宝的 1 个睡眠周期是 2～4 小时，吃奶过后不久又开始睡觉，晚上也会醒来吃奶，可以说吃和睡是不分昼夜的。

经过一段时间的成长和家庭生活，3 月龄左右的宝宝开始建立作息节律，24 小时睡眠时间为 15～16 小时，白天觉醒时间逐渐变长，但还需睡 3～4 觉才行；晚上仍会醒来吃奶，不过 1 次睡觉时间明显延长。

宝宝夜醒是父母很担心的问题之一。在出生后 4～5 个月里，几乎所有宝宝每天晚上平均都要醒 2～3 次。宝宝在此阶段体格增长最为快速，夜里醒来大部分有喂奶需求，以保障获得足够营养。这是宝宝睡眠发展进程的正常

过程。

也常听家长担心地说:"宝宝睡觉总扭来扭去,似乎总没法熟睡。"睡眠可分为快速眼动睡眠(宝宝在睡眠中会表现出肢体颤抖、扭动、有时还会做吸吮动作、扮鬼脸、微笑等行为)和非快速眼动睡眠两种基本形态。这两种睡眠形态在晚上多次交替进行,宝宝的睡眠也遵循这个规律。小婴儿还没法一觉睡到天亮,且快速眼动睡眠比成人要多,从快速眼动睡眠向非快速眼动睡眠过渡,要花较长的时间。家长看到的那些表现,通常是在快速眼动睡眠阶段,这是正常的。

在影视作品中我们常看到这类画面:妈妈怀抱宝宝轻摇哄拍,直到宝宝睡着再放下。但实际育儿中经常困扰家长的是:宝宝抱着就睡、放下就醒,养成了抱睡的习惯。引起抱睡的一个重要原因是父母"太过积极"地介入了宝宝的睡眠。小婴儿在睡眠中出现翻身或发声响等自然情况时,家长担心宝宝会醒来,立刻采取哄拍、抱起及喂奶等"积极应答"。这种及时应答"剥夺"了宝宝培养自我安抚、自主入睡的锻炼机会,也让宝宝很容易依赖上这种方式,毕竟被抱着睡要比独自睡小床更吸引宝宝。宝宝在怀抱中睡得更踏实,一旦成人的怀抱不在时,就很容易醒来,且难以自行入睡。因此,在宝宝睡眠时,不要一有动静就迅速反应,等一等,给宝宝练习自主入睡的机会。

(十六)7~12月龄宝宝的睡眠特征和常见问题应对

田 园

宝宝的睡眠规律随着年龄增长而变化,逐渐向成人睡眠模式发展。

6月龄以后,宝宝每日睡眠13~15小时,白天清醒的时间延长,有2~3次小睡(每次1~2小时),睡眠更多集中于夜晚完成。大多数宝宝可以晚上不吃奶了,50%~60%的孩子在6个月以后夜晚最长能够连续睡眠5个小时以上。爸爸妈妈请继续坚持适合宝宝的睡眠程序。

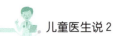

步入这个阶段的宝宝,形成良好作息规律是很重要的。请爸爸妈妈安排宝宝外出、游戏等活动时,尽量确保白天小睡和晚上就寝时间、程序、方式都相同,不一定完全严格执行每个细节,尽可能坚持规律就好。最好固定就寝时间,一般不晚于晚上 9 时。这里所说就寝时间,并不是宝宝几点必须睡觉,而是当宝宝处于何种精神状态时,可放到床上睡眠。另外,关于睡眠规律和入睡前的准备程序,每个宝宝都有所不同,甚至差异非常大,不必拿自己宝宝的睡眠习惯,去跟"标准"或"别家宝宝的习惯"对比,要尊重和接受宝宝个体化的差异。

宝宝现在已可以夜间不吃奶了,不过奶睡却是很多母乳宝宝的习惯。夜奶较多,尤其是母婴同床、母乳亲喂的宝宝,可能一直没有很好的机会来锻炼自主入睡能力,他们会借助吸吮母乳来帮助入眠,也容易将喂奶和睡觉联系起来。于是这个阶段很多妈妈会问,要不要断夜奶呢?

其实,要不要给宝宝断夜奶,是相对个体化的事。这与宝宝的生长发育状况、妈妈以及其他照护者的个体感受、身体耐受能力等有关。关于母乳宝宝夜奶的好或不好,都有很多说法,应结合自身情况决定,不必偏听偏信。但如果宝宝只有依靠吸吮母乳才能继续入睡,频繁夜奶已影响了睡眠效率(睡眠效率是指入睡快,夜间醒来的时间短,夜晚睡眠充足)和宝宝的生长发育,又或者给家庭成员带来很多疲惫,给家庭育儿带来很多焦虑,那就需要和医生详细讨论。给出合适的方案后,在全家人一致的配合下完成。

(十七)1~2 岁宝宝的睡眠特征和常见问题应对

田 园

这个阶段的宝宝,每天睡眠 12~15 小时,白天睡 2 小时左右,分 1~2 次。现在,许多宝宝会选择一个他们"最爱"的物品或一种方式帮助他们平静入睡(例如,吸吮手指、拉着妈妈的手等),不用纠结宝宝这是不是"固执"乃至"不良习惯",这是宝宝独立睡眠的重要一步。

现在,宝宝白天户外活动越来越多,有时家长会认为,宝宝只要睡眠总量够了,晚点入睡没有关系,可千万不能这么想。夜晚睡眠效率高的宝宝,身长水平也相对高一些。研究表明,人体生长所必需生长激素的分泌在深睡1小时以后才逐渐进入高峰,一般在晚上10时至午夜1时为分泌的高峰期。如果长期入睡过晚、睡眠时间减短,生长激素的分泌就可能受到影响,进而影响到身高。因此,不能让宝宝和大人一样做"夜猫子",必须让宝宝早睡。

有的宝宝未能形成良好习惯,睡得晚、睡得不好。家长会想:那就白天多补补觉吧!实际上,宝宝的午睡情况与晚上睡眠质量有很大关系。白天睡太久、醒太晚,都会让宝宝晚上精力充沛,入睡困难或入睡太迟。因此,宝宝白天睡觉尽量定时定点,一般在正午或下午早些时候。还要避免过久,比如从中午12时一直睡到下午3时;或者过晚,比如下午3~4时才开始睡。

需特别提醒的是,每个年龄段的宝宝都有特定的睡眠需求量,但通常所说的睡眠时间表,是同年龄群体的平均参考值。也就是说,大约50%的宝宝能达到这个平均值,但宝宝有个体差异,具体到每个宝宝的日均睡眠小时数,并非严格按照平均值来的。睡不了那么久,不代表就有睡眠问题,一定会影响宝宝的生长发育。除了时间,还要综合考虑宝宝的精神、情绪及食欲,特别是生长发育状况。若这些情况都良好,即使睡眠时间有一定偏离,也是没有问题的。

(十八)儿童睡眠的3个误区

丁 颖

优质的睡眠是儿童生长发育的基础。多项研究表明,睡眠期间,免疫系统会进行自我调节,促进人体多脏器功能的和谐运转,并加速修复损伤。长期缺乏高质量的睡眠,人体自身抵抗力也会随之降低,更容易感染各种疾病。

随着学习压力的增大，电子产品使用的增多，近年来儿童睡眠障碍问题日益显著。主要包括"睡得少"（失眠、睡眠昼夜节律紊乱等），"睡得多"（发作性睡病、睡眠呼吸障碍等），"睡不好"（夜惊、梦魇、梦游及周期性肢体运动障碍等）。家长需要提高儿童睡眠的认识。

1. 误区一：睡足 9～10 小时就是优质睡眠

这个说法并不全面。优质睡眠不仅是指睡眠时间上的达标，更指睡眠质量上的达标。正常儿童根据不同年龄段，每晚所需睡眠时间有所不同，并且要符合儿童正常的睡眠效率及睡眠结构。不同年龄推荐睡眠时间如下。

（1）4～12 月：12～16 小时。

（2）1～2 岁：11～14 小时。

（3）3～5 岁：10～13 小时。

（4）6～12 岁：9～12 小时。

（5）13～18 岁：8～10 小时。

2. 误区二：睡眠时"打呼噜"就是睡得香

这是错误的。打鼾常见于儿童阻塞性睡眠呼吸暂停（obstructive sleep apnea, OSA）。OSA 患儿往往在夜间出现打鼾响亮、睡眠时呼吸费力、呼吸暂停发作、睡眠不安、多汗及唇干等。OSA 是儿童睡眠呼吸障碍疾病中危害最严重的疾病，如果得不到及时诊断和有效干预，将导致一系列严重的并发症。如颌面发育异常（腺样体面容）、行为异常、学习障碍及生长发育落后等，甚至增加成年期心血管疾病的风险等。

3. 误区三：睡眠问题不需要看医生

这是错误的。儿童睡眠问题可能包括多种不同的疾病，也对应不同的检查手段及治疗方案。寻求专业医生的帮助才能安全有效地解决睡眠问题。多导睡眠监测（polysomnography, PSG）是诊断儿童睡眠障碍疾病的"金标准"，可以明确诊断包括 OSA 在内的一系列疾病。PSG 需整晚在医院进行，且需要有专业的睡眠监测技术人员进行观察。监测项目包括眼电图、肌电图、鼾声麦克风、口鼻气流、血氧饱和度测量等多达 16 项电极信号及生理数据采集。

（十九）儿童睡眠问题的原因和应对

车大钿

睡眠障碍对孩子的身体、心理以及发育过程都会产生影响，会引发白天嗜睡、头痛、行为问题及学习成绩差等多种躯体疾病和心理疾病，需要引起高度重视。

如果孩子难以入眠和维持睡眠，过早醒来，且无法恢复睡眠，同时伴随白天活动受限，精力不足……这些症状每周至少发生3次，至少持续了3个月，已显著地影响了儿童、家长及整个家庭的功能，就符合医学上"睡眠障碍"的诊断标准了。

1. 引发儿童睡眠障碍的因素包括内在和外在的

睡眠问题在儿童时期主要表现为入睡困难、入睡时间延长及夜间觉醒。任何年龄组的孩子都会存在，尤其是在0~5岁孩子中最常见。内在因素包括儿童的性格、疾病、生理体质（天生是"夜猫子"或"早起的鸟儿"）及神经发育障碍或焦虑障碍等。外在因素包括精神疾病、压力大及环境影响等。此外，儿童正常生长发育轨迹与父母所期望的睡眠行为不相符，也可以导致睡眠问题。精神心理性失眠，通常由多种因素引起。如遗传易感性、医学疾病或精神状态等。急性应激反应也是一种诱因。持续影响的因素还包括不良睡眠习惯，如午睡时间不恰当等。

2. 睡眠障碍的治疗

在非药物治疗中，行为疗法是推荐治疗小儿失眠症的首选治疗方法。行为疗法包括刺激控制疗法、睡眠限制疗法及睡眠卫生教育等。刺激控制疗法是指加强床和卧室与睡眠的联系，削弱患儿与睡眠不符合的行为，并制订一致的睡眠觉醒模式。目的是教孩子把床与睡眠联系在一起。当孩子困了，就上床睡觉，卧室只是睡觉的地方，无论睡眠时间的长短，都要制订一个规律的起

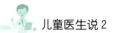

床时间。睡眠限制疗法则是帮助孩子养成有规律的"睡眠—觉醒"节律。

睡眠卫生教育，包括建立健康的睡眠习惯，积极影响睡眠的启动/维护模式。包括形成规律的睡前活动、一致的就寝时间和起床时间，睡眠环境安静且温度和光线合适、睡前避免接触含咖啡因的产品，日常多安排户外活动。体力活动的增加有助于入睡。不同年龄的孩子需设定合适的睡眠时长以及固定的睡眠时间。在卧室使用电脑、电视、手机等，会导致睡眠的时长和质量下降。因此，应避免此类因素的干扰。

（二十）早产儿出院后将面临哪些挑战

朱莹莹　沈云琳

早产儿各个脏器发育不成熟，且受围产期不良因素的影响，虽在出院时已经处于治愈或好转的阶段，但在后期生长发育过程中与正常儿童相比，亦可能存在生长发育落后、神经系统后遗症等多个系统方面问题和差异。跟踪随访此类患儿出院后尤其是在生命早期的生长发育情况，减轻其相关后遗症的发生、降低患儿再次住院率和病死率，使其能得到更好的健康结局，尤为重要。

早产儿出院的那一天，才是万里长征迈出的第1步。在早产儿出院后，需注意以下常见疾病的发生。

（1）神经系统：如发生重度窒息、中枢神经系统感染、颅内出血等患儿，头颅影像学、脑电图检查异常者，出院后仍需持续关注脑损伤情况，在不同阶段进行神经系统评估。如发现异常应尽早转至康复科、神经科就诊，警惕脑瘫等后遗症。

（2）呼吸系统：主要是支气管肺发育不良早产儿，易出现反复呼吸道感染、继发哮喘，且同时易合并肺外并发症，如肺动脉高压、脑发育落后、生长发育迟缓等，应定期监测肺功能、心脏超声检查以及评估神经系统、营养状况，必要时转至呼吸科等专科门诊随访治疗。

一、生长发育和科学养育

（3）消化系统、营养方面：如坏死性小肠结肠炎、消化道畸形术后等患儿出院后仍需关注其喂养、排便以及体格发育情况，警惕相关喂养问题、生长发育迟缓等情况，同时监测钙磷代谢、微量元素，警惕代谢性骨病等情况。

（4）内分泌代谢性疾病：早产儿亦可出现暂时性甲状腺功能减退，以及某些存在先天性甲状腺功能异常、遗传代谢性疾病患儿，必要时到内分泌代谢病专科门诊随访治疗。

（5）早产儿视网膜病变：一般早产儿出院后仍需按照眼科医生随访意见定期复查。

（6）听力障碍：如听力筛查存在异常，不能排除听力损害，需进一步到五官科专科门诊随访复查。

（7）血液系统：危重症患儿以及早产儿易出现贫血，需定期监测血红蛋白。

（8）黄疸：尤其是早产儿，黄疸持续时间长，出院后需关注胆红素情况，避免黄疸反复。

对于早产儿出院后可能出现的问题，需要医院多学科以及家庭、社会组织等多方面协作。针对早产儿出院后管理，具体包括以下两个方面。

第一，新生儿科医生会针对不同早产儿作出院前评估，对早产儿的家长开展出院前指导，确保患儿从医院安全地过渡到家中。指导主要包含如下：医生给予早产儿出院后喂养的初步建议，及常见维生素A、维生素D、铁剂等补充建议；家长应观察记录宝宝的日常精神状态、体温、大小便、黄疸、活动度及体重增长等，若发现异常及时就诊；医生根据患儿的高危因素，制订个体化的随访计划，并告知患儿家属随访的必要性。

第二，出院后管理需要家长、新生儿科医生、儿保医生、康复科医生及护理等人员共同参与，共同完成早产儿体格生长、营养状况以及神经心理发育等评估。随访内容主要包括：①体格发育监测和营养状态的评估，如测量身高、体重、头围等情况，并用生长曲线表直观表现；②神经发育评估主要通过新生儿神经行为测评，了解发育情况，如有异常及早发现和干预进行康复治疗；③早产儿疾病随访，并进行功能和形态学的检查，如头颅磁共振成像、脑电图、肺功能及心功能监测等，以及早产儿视网膜病变、听力损害等重点疾病的预防，如存在其他系统异常及时转入相关专科进一步诊治。随访时间计划一般为：前半年 1 个月/次，无异常者以后每 2~3 个月/次，直至随访评估至少到 2 岁。

关注早产儿，不仅是医生的责任，也需要医疗机构、社区、家庭的共同努力，以提升早产儿的生命质量，减轻社会、家庭的负担。

（二十一）早产等高危宝宝的生长发育要注意什么

张媛媛

1. 什么是追赶生长

追赶生长是早产儿、小于胎龄儿（出生体重低于同胎龄、同性别的新生儿）等高危儿的特殊生长模式。由于出生体重偏轻，常常需要采取积极的营养支持策略，来保证和维持理想的生长速度，从而实现出生后 1~2 年内的追赶生长。

2. 高危儿如何实现追赶生长

小于胎龄儿和体重增长慢的早产儿需要强化喂养。可在母乳中添加母乳强化剂，或者使用早产儿配方奶，以满足追赶生长过程中婴幼儿对能量、蛋白质等的需求。早产儿建议在矫正胎龄 6 个月后添加辅食。需注意辅食的能量密度，第 1 次添加的即为厚泥糊状米粉（勺子上不会滴下来），不建议汤等液体辅食。最晚不迟于 7 个月添加红肉、蛋黄等富含蛋白质的食物。注意碳水化合物、蔬菜、水果、动物类食物的比例，保证膳食结构均衡。食物的多样化有利于满足多种营养素的需求。

3. 追赶生长应注意什么

追赶生长过程中，建议采用生长曲线图来监测生长速度，适时调整喂养方式。 当适于胎龄儿年龄别体重达到 P25～P50，小于胎龄儿年龄别体重达到 P10，且个体生长速度良好的情况下可逐渐终止强化喂养，应避免体重/身长＞P90。 鼓励顺应喂养，避免过度喂养。 过快的追赶生长是儿童及成年人肥胖和患心血管疾病、代谢性疾病的因素。

4. 早产儿的营养素储存为何会不足、可能会造成哪些不良影响

妊娠最后 3 个月，胎儿可以从母体获得大量铁和维生素 D。 过早娩出容易导致胎儿铁和维生素 D 储存减少。 铁和维生素 D 储存不足容易导致缺铁性贫血和维生素 D 缺乏性佝偻病。

5. 早产儿需要额外补充哪些营养素

早产儿和小于胎龄儿生后即应补充维生素 D 每日 800～1 000 国际单位，3 月龄后改为每日 400 国际单位，至少至 3 岁。 生后 2～4 周需开始补充元素铁每日 2 毫克/千克，直至矫正 6～12 个月。

此外，长链多不饱和脂肪酸对早产儿神经发育有促进作用，尤其是 DHA 和花生四烯酸（arachidonic acid, ARA）。 因此，早产儿生后可适量补充长链多不饱和脂肪酸。 推荐 DHA 每日摄入量 55～60 毫克/千克，ARA 每天摄入量 35～45 毫克/千克，至少至胎龄 40 周。

（二十二）早产儿和足月儿母乳成分有什么差别

汪秀莲　陈津津

早产儿母乳被称为"超级母乳"，是妈妈为早产宝宝量身定制的食品，不仅能满足早产儿出生后"追赶"生长的营养物质需求，还可兼顾到早产宝宝胃肠系统发育不成熟、消化吸收功能差的生理学特征。 那么，早产儿母乳与足月儿母乳成分有哪些差异呢？

（1）蛋白质：早产儿母乳中蛋白质含量要比足月儿母乳高出 80%，且乳清蛋白比例高，易于消化吸收，不仅满足了早产儿快速生长的需求，而且更符

合其生理学特征。

（2）氨基酸：早产儿母乳中富含的必需氨基酸、牛磺酸、氨基己酸等有利于早产儿的生长发育，随着泌乳期延长，牛磺酸浓度下降比足月儿母乳慢，且早产儿母乳中游离氨基酸浓度更高，其中谷氨酰胺浓度相应地较高，有利于提高早产儿肠道屏障功能。

（3）不饱和脂肪酸：早产儿母乳富含 DHA、ARA 等长链多不饱和脂肪酸，且随泌乳期延长下降幅度明显小于足月儿母乳，保持相对稳定的水平，能促进早产儿视网膜和中枢神经系统的发育。

（4）维生素及微量元素：早产儿母乳含的维生素 A、维生素 C、维生素 E，微量元素钙、铁、锌等也明显高于足月儿母乳，可弥补早产儿过早离开母体而造成的营养不良。

（5）免疫活性物质：早产儿母乳中含有更多的免疫活性物质，如溶菌酶、免疫球蛋白 A、乳铁蛋白等。这些免疫活性物质对过早离开母体、免疫系统发育尚未完善的早产儿至关重要。目前研究证实，早产儿母乳喂养可显著降低早产儿坏死性小肠结肠炎的发病率。因此，早产儿母乳也被称为"只有妈妈才能够提供的药物"。

早产儿母乳成分与足月儿母乳有所不同，更贴近早产儿的生理学特点和营养需求。其价值不仅仅是营养价值，更重要的是生物学功能。这些都充分证明了人类母亲为保证下一代的健康成长，会根据宝宝的特殊要求调整乳汁成分，不仅满足其体格生长发育的需求，还有利于脑神经系统和免疫系统的发育，以确保达到最优化的健康成长。

（二十三）早产儿的喂养与家庭护理小贴士

赵艳君　陈津津

早产儿是高危儿中比较常见的一类。随着围产医学和重症监护技术的不断进步，越来越多小胎龄、低出生体重的早产儿得以存活。早产、低出生体重儿在婴幼儿和儿童期是生长迟缓、感染性疾病和发育落后的高风险人群。据世界卫生组织统计，有效的干预措施可避免 2/3 的早产儿死亡，降低并发症的发生率，而合理喂养是其中一项重要的干预手段。出院后科学的营养管理不仅关系到早产儿的体格生长，而且影响神经系统发育，与成年期慢性疾病相关，已成为提高早产儿生命质量的重要一环。那么，早产儿喂养和家庭护理有什么需要注意的问题呢？

1. 早产儿的母乳喂养建议

众所周知，母乳富含营养，易于吸收，尤其是初乳富含免疫活性物质，提供免疫保护，有利于肠道微生态建立和肠道功能成熟，并降低感染和过敏的发生风险。母乳喂养能营造母婴交流的氛围，有助于建立安全依恋，是一种既经济、安全又方便的喂养方式。对早产儿来说，母乳更具有特殊的生物学作用。世界卫生组织积极倡导在新生儿重症监护病房进行母乳喂养，首选亲生母亲的母乳，其次为捐赠人乳，以降低早产儿相关疾病的发生率。因此，出院回家后，母乳仍为早产儿的首选喂养方式，并至少持续母乳喂养至 6 月龄。

在母乳喂养过程中，考虑到早产儿摄入量的限制和母乳中蛋白质和主要营养素含量随泌乳时间延长而逐渐减少，使早产儿难以达到理想的生长状态。故医生会建议妈妈采用人乳强化剂，加入早产母乳或捐赠人乳，增加人乳中蛋白质、能量、矿物质和维生素的含量，确保早产宝宝的营养需求。但需要注意的是，不同早产儿其营养强化的时间也存在个体化的差异。这需要在出院后定期随访监测，进行连续评估来调整喂养方案。

2. 合理补充营养素

为保证早产儿的理想生长，宝宝们也需要补充重要的营养素。首先，我们来看看维生素的补充。由于人乳中脂溶性维生素和水溶性维生素均难以满足早产儿追赶生长的需要，尤其是维生素 D。因此，早产儿出生后就可以补充维生素 D。其次，矿物质也是必不可少的营养素，建议早产宝宝生后 2～4 周需开始补充元素铁。最后还需补充的是长链多不饱和脂肪酸。它对早产儿的神经发育有重要作用，尤其是 DHA 和 ARA。两者应在早产儿喂养时进行补充。当然，母乳是获得长链多不饱和脂肪酸的最佳途径。早产儿母乳中 DHA 高于足月母乳，但受母亲膳食影响较大，建议早产儿的妈妈可以接受一些专业的哺乳期营养指导，有效地帮助早产儿达到理想的生长发育状态。

3. 为早产宝宝创造适宜的环境，给予必要的身体刺激

早产儿的家庭护理也是不可忽视的问题。早产儿自身产热能力较差，体温易随环境温度变化而变化。适宜的环境温度能使早产儿维持理想的体温，早产儿室内温度一般建议保持在 24～26℃，相对湿度保持在 70%～80%。家中应尽力营造一个安静的环境，说话轻柔，减少噪声的刺激。另外，需要注意减少光线的刺激。如拉上窗帘避免太阳直射，保证良好的睡眠。考虑到早产儿的免疫功能低下，容易发生感染，因此在家庭护理中要积极预防感染，感冒的患者应避免接触早产儿。早产儿的衣物、奶瓶等要定期煮沸消毒；室内定期开窗换气，保证空气新鲜。对于早产宝宝，应给予更多必要的身体刺激。比如，良好的抚触，这会有助于调节其神经、内分泌和免疫系统，同时也会减少宝宝的焦虑情绪，增加睡眠时间和奶量。

希望这些营养喂养和家庭护理小贴士，能帮助爸爸妈妈科学养育早产儿，促进早产宝宝适当的追赶生长，预防营养素缺乏，保证神经系统的良好发育，使早产宝宝健康成长。

（二十四）特医奶粉是什么

李 洁

特医奶粉全称为"特殊医学用途婴儿配方食品"，是指为了满足进食受限、消化吸收障碍、代谢紊乱或有特殊疾病或医疗状况的婴儿对营养素或者膳食的特殊需要，专门加工配制而成的配方食品。特医奶粉是很多早产儿、过

敏和乳糖不耐受的宝宝的选择。关于特医奶粉，家长们需要知道以下知识。

该类食品必须在医生或临床营养师指导下，单独食用或与其他食品配合使用。主要包括以下几类。

1. 无乳糖配方奶

乳糖在自然界中仅存在于哺乳动物的乳汁，可以经消化分解为葡萄糖和半乳糖。半乳糖能促进脑苷脂类和糖胺聚糖类生成，培养健康的肠道菌群，促进肠道健康。但是有些孩子先天性缺乏乳糖酶，或者因为腹泻导致乳糖酶缺乏，引起乳糖不耐受。无法分解的乳糖在肠道发酵，引起胀气，导致婴儿腹泻。

对于乳糖不耐受的孩子，或者腹泻期间的孩子，以及腹部手术后的孩子，应给予无乳糖奶粉，避免乳糖不耐受引起或加重腹泻，或者因胀气影响术后伤口恢复。乳糖不耐受的孩子，需要避免进食含乳糖的食品。腹泻期间的孩子，需要使用无乳糖配方奶粉，直到腹泻停止2周、肠道乳糖酶恢复。腹部手术后的孩子，需要吃无乳糖奶粉直到伤口恢复。

2. 水解配方奶

水解奶粉根据奶粉中蛋白质水解程度不同，分为适度水解奶粉、深度水解奶粉及氨基酸配方粉，与普通配方奶粉相比，水解奶粉不易引起过敏，适合牛奶蛋白过敏的宝宝。

适度水解奶粉中一部分有可能引起牛奶蛋白过敏的蛋白质分子被水解，不仅更有利于宝宝消化吸收，还可以用于预防宝宝出现牛奶蛋白过敏的问题。6月龄内的宝宝，在需要添加配方奶时，可以选择适度水解蛋白配方奶粉，来预防宝宝可能出现的牛奶过敏问题。

深度水解蛋白配方奶粉是将牛奶蛋白中，容易引起过敏的绝大部分蛋白质，水解为一部分短肽和氨基酸，但仍有5%～10%的牛奶蛋白过敏宝宝会不耐受。因此，适用于治疗较轻的牛奶蛋白过敏症。

氨基酸配方奶粉不含任何肽段，适用于治疗重度牛奶蛋白过敏症，牛奶蛋白过敏儿童缓解率高达90%。

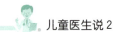

3. 如何选择以及如何更换水解配方奶

深度水解蛋白配方奶粉和氨基酸配方奶粉，属于特殊医疗用途配方奶粉，购买前需在专业医生及临床营养师的指导下对症购买。牛奶蛋白过敏者可通过过敏原检测或在医生指导下进行激发试验予以诊断。

对于存在牛奶蛋白过敏的患儿，可在使用深度水解奶粉或氨基酸配方粉后（使用满 3～6 个月或患儿 9 月龄时），尝试向水解程度较低的奶粉过渡，建议第 1 次替换，在早上第 1 顿时尝试，替换量为每日奶量的 1/4，观察一段时间后，逐渐增加直到全部替换。若在替换过程中出现过敏症状，则停止过渡。过敏症状明显者，则需及时到医院就诊。水解配方奶粉营养素含量与普通配方奶粉相同，在保证正常奶量的情况下，均可保证儿童的正常生长发育。

4. 高热量配方奶

高热量奶粉按照年龄段，可分为 1 岁以上配方和 1 岁以下配方。早产儿/低出生体重儿往往因出生体重轻，所需液体量少，消化道发育不全，但又需要大量的能量和营养素用于追赶生长。因此，1 岁以下高热量婴儿配方奶粉专门针对于早产或低出生体重宝宝的特殊需求，在同样的液体量下，其能量密度比一般奶粉更高，同时渗透压较低，更适合他们脆弱的消化道，并额外添加了促进生长发育所必需的营养物质。是专门针对于早产或低出生体重宝宝的特殊需求而生产的。

1 岁以上高热量奶粉能量密度较高，大多用于消化道手术后无法正常进食情况下的肠内营养支持，或者用于 1 岁以上的儿童因各种原因引起的胃肠功能不适和喂养困难，挑食、偏食，生长发育不良。

5. 代谢性疾病配方奶

代谢性疾病如苯丙酮尿症，由于代谢途中酶的缺乏，导致某些氨基酸代谢障碍，如果过量摄入，会引起该种氨基酸及其酮酸蓄积，导致引起中枢神经系统的损害、生长发育迟缓、脑萎缩，甚至死亡。但是如果早期诊断、早期治疗，智力可正常，脑电图异常也能得到恢复。

代谢性疾病配方奶粉是专为代谢性疾病患儿设计的特殊配方奶粉，不含患儿无法代谢的氨基酸，可以在提供患儿生长所需蛋白质、保证患儿生长发育的前提下，避免中枢神经系统损害。代谢性疾病患者应从出生起，在医生和临床营养师的指导下终身使用相应的配方奶粉，在临床营养师的指导下严格按照规定增加天然蛋白质的摄入。

（二十五）特医奶粉使用常见问答

李 洁

1. 如果需要吃特医奶粉的孩子，却吃了普通奶粉，会有什么问题

先天性乳糖酶缺乏或乳糖不耐受的儿童，若持续使用普通配方奶粉并不添加乳糖酶，会因为不断摄入的乳糖出现腹泻、腹胀，儿童拒奶，导致因营养摄入不足、蛋白质能量缺乏的营养不良、消瘦及生长发育迟缓。

牛奶蛋白过敏的儿童如果使用普通配方奶粉，可因摄入过敏原，从而加重过敏症状，出现胃食管反流、便血，导致肠道黏膜屏障功能受损，影响患儿肠道吸收功能，从而导致患儿生长发育迟缓、营养不良及免疫功能差等。

特医奶粉是根据早产儿/低出生体重儿的特殊生理需要所研发的，在普通配方的基础上提高了一定液量下所摄入的热量、蛋白质等早产儿/低出生体重儿所必需的营养素。因此，若持续使用普通配方奶粉，则将导致营养素摄入不足而使生长发育迟缓。

一些挑食、偏食，或因疾病导致食物摄入不足的儿童，可选择高热量配方，以弥补在日常饮食摄入不足的情况下，予以额外补充，保证儿童的正常生长发育，避免发生消瘦、营养不良及生长迟缓，甚至是脑发育落后。

遗传代谢性疾病儿童，因其本身疾病的影响，导致部分氨基酸、脂肪等无法分解代谢，如果使用普通奶粉，不仅会加重患儿疾病的严重程度，还会引起一些并发症，如智力低下、肌肉僵硬、肝功能衰竭，甚至死亡。对于这类特殊代谢性疾病儿童，应当选择相对应的特医奶粉，延缓疾病进程。

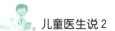

2. 特医奶粉的正规购买渠道是什么

我国对特医奶粉实行严格的注册审批管理。特医奶粉标签和说明书不得涉及疾病预防、治疗作用，不得宣称保健功能。特医奶粉可在医院药房、各大电商品牌旗舰店、品牌官网均有出售，或者通过品牌的官方网站查询邮购或电购。家长应根据医生或临床营养师的指导意见选购合适的特医奶粉。购买时要关注产品标签标示内容。一看产品名称：产品标签上标示的产品名称应为产品注册批准的名称，如×××特殊医学用途全营养配方食品（粉）、×××特殊医学用途婴儿氨基酸配方食品（粉）等。二看产品注册信息：看注册号，保证食品安全。

3. 如何辨别购买的特医奶粉是否合规

我国要求国内生产的奶粉，普通婴幼儿配方奶粉要有 YP 开头的国食注字，而特殊医学用途配方食品要有 TY 开头的特医注册号。"国食注字 YP××××××××（YP 后数字 8 位）"，其中 YP 代表婴幼儿配方乳粉产品配方。特医奶粉，需标注注册号——"国食注字 TY××××××××"（TY 后数字 8 位），其中 TY 代表特殊医学用途配方食品。可到市场监管总局官方网站的"服务"板块中的"特殊食品信息查询"中查询核实已获批的注册产品信息。没有标注产品注册号的或者查询不到相关信息的，千万不要购买。

注意购买产品的适宜人群。合法正规产品标签中应明确标注特殊医学用途配方食品的类别、配方特点、适宜人群及不适宜人群。

二、儿童早期发展与回应性照护

（一）父母是儿童健康的第一责任人，也是儿童发展的起跑线

田 园

儿童的健康意味着没有疾病、伤残，在身体、心理状态、潜能的充分发挥3个层面均处于良好状态。儿童的发展则是指体格、运动、语言、认知、社会和情绪五大领域的充分发展。

我们曾经认为：要么是基因，要么是环境的影响更大。现在知道，这两种因素的相互依存程度比想象得更复杂。基因和环境是构成一个整体的两大组成部分。基因为大脑提供了一张蓝图，但大脑的发育同时也需要环境来塑造。

0～3岁是儿童早期发展的关键期，是遗传-环境交互机制相互作用的关键期。基因和环境彼此互动，为孩子大脑的发育及未来共同扮演着奇妙的作用。在这一阶段，大脑神经元不断建立新的突触连结，这个速度超过人生中的其他任何阶段。这些早期的神经突触连结，使大脑具有极大的可塑性，而神经突触的连接和大脑的高速发育，依靠的是营养、刺激、关爱、游戏及早期经验等因素的协同作用。

营养为大脑提供能源。人体从食物中吸收的脂肪、蛋白质、维生素和矿物质等能量的 50%～75% 都被大脑所消耗。所有这些营养和能量都会激发大脑的神经元连接。快乐的游戏——与婴幼儿一起交谈、唱歌、拥抱和玩耍互动，不仅能给他们带来欢乐，还能减少疾病的影响，对于建立大脑的神经元连结也是非常重要的。充分的关爱——母乳喂养、皮肤接触、对婴儿的轻抚和拥

抱、与婴儿面对面目光对视、舒缓的儿语等，则为婴幼儿提供了充足的爱和充满安全感的环境，能缓冲压力对大脑产生的不利影响，对婴儿特别是早产儿、低出生体重儿等高危儿的大脑健康，尤为需要。

儿童的早期发展的过程，不仅为个体未来的健康、学习能力、生产力及幸福感奠定基础，还会为国家的发展带来长久深远的影响。在0～3岁这一儿童早期发展的关键期，父母和照护者从良好的健康、充足的营养、回应性照护、早期学习、安全和保障这5个核心出发，为婴幼儿提供良好的养育照护，能积极影响儿童大脑神经通路的形成和结合，帮助儿童释放所有潜能，为儿童的健康和全面发展奠定基础。

父母和家庭是儿童个体最早、最直接及最频繁接触的环境，儿童实现早期发展所必需的各种支持、教育及社会等各类系统能够给予的支持，都将通过父母和家庭环境这一重要的中间变量来传递。

基因可以决定儿童有哪些发展潜能及可能的发展水平，而父母所提供的早期环境却制约着儿童发展潜能发挥和现实能力的获得，并成为引起儿童个体最终差异的核心因素之一。父母和家庭环境对儿童早期发展的作用如此直接、强烈及持久，然而却从未有过与父母这一"职业"或"岗位"相对应的规范化培训或真正意义上的"家长大学"。教育者应先受教育。父母可以从各种途径持续了解科学育儿知识和技能，为婴幼儿提供积极的、支持性的、对婴幼儿的需求及时回应的良好养育照护。

孩子天生就是个学习家，而父母要学习如何为婴幼儿提供良好的促进早期学习的环境、资源和机会。有证据表明，尚在子宫里的宝宝已开始了学习。例如，宝宝出生的那一刻，就能区分出他们听过的声音和语言。因此，宝宝出生后就开始接收周围环境的信息并做出回应。每一次把宝宝抱起来，和他玩耍、对他说话、给他唱歌、轻轻拥抱他、对他微笑、抚慰他的情绪的时候，都是在帮助宝宝学习这个世界，都能给宝宝带来安全感和愉悦的体验，让宝宝信心百倍地开始探索世界，用观察和模仿来不断地学习新技能。

二、儿童早期发展与回应性照护

在宝宝的早期发展上存在很多误区。例如,把早期发展片面地理解为知识灌输和智力开发。

早期发展不等于认知的发展,应涵盖营养、生理和运动技能、语言、社交和情绪发展等多个方面。做宝宝的老师并不意味着要督促他,或者用各种益智玩具包围他。在他能独立四处走动前,宝宝是依靠视、触、味、听及嗅等多种感官来感知世界的。父母创造良好的家庭环境,为婴幼儿提供学习场景、学习资源、自主探索的机会,通过亲子游戏和丰富环境的刺激,充分调动宝宝的感官和大脑,就是在帮宝宝很好地学习!

(二) 生命早期的亲子互动和经验对婴幼儿发展影响深远

田 园

在生命早期的发展过程中,宝宝的大脑在不断地积累各种经验,期待着时间窗中出现某种刺激,哪怕是非常短暂的刺激。

丰富的环境刺激会让婴幼儿有更多的机会接触和体验广泛的人际交流,让神经元以每秒 700～1 000 个的惊人速度,不断地建立新的突触连结,构建起庞大、复杂的神经网络。婴幼儿在早期经历中积累早期经验,并从中获取早期经验,发育的潜力不断转变为现实的能力。预期的刺激不足,大脑就不知道该如何反应,就好像神经元及其所能构建的网络,处于"静默"或低活动的状态。孩子的大脑无法得到它所期望的需求,特别是在最敏感、成长最迅速的生命早期。那么,在以后生活中,弥补缺憾或将它扶回正轨所需的代价会非常大,而且也很难收到最佳效果。

丰富的早期活动和经验刺激对大脑发育有益。那么,这些从何而来呢? 它们来自父母和照护者所提供的内涵丰富的养育照护,包括喂养照护、家庭生活及玩耍体验3个重要方面。日常的喂养、照料和护理是婴幼儿生活的起始点和最初的经历。父母对婴幼儿的需求做出及时、恰当的回应,是最有效的亲子互动。父母及其构建的家庭生活和环境,为婴幼儿提供了大量信息、刺激、体验和经历,促进其体格、情感、思想和能力的成长和发展。此外,父母为婴幼儿创造的玩耍游戏机会,能帮助婴幼儿获得丰富的体验。体验自然和社会里不同的人和事,体验成功、挫折等不同的情绪等。这些都是婴幼儿珍贵的"早期学习机会"。

在喂养照护、家庭生活、玩耍体验中,婴幼儿的早期学习机会时时、处处存在,即使照护者很忙碌,也可以充分利用日常活动和生活经验,以"不教而教"的方式,帮助孩子持续学习。

喂饭、穿衣、洗澡、散步……这些是喂养和照护的日常活动,也是很好的语言、情感互动机会,可以持续刺激并培育大脑发育。利用日常活动和孩子交谈,和孩子谈论他们看到的东西,鼓励他们表达自己的想法。这种自然常见下的活动与交流,会潜移默化地让孩子积累许多早期经验。各种游戏对孩子的早期经验积累都有益——简单的游戏如躲猫猫、你追我赶及角色扮演等,能帮助亲子建立良好的关系;让孩子摆弄生活素材,能为孩子提供用感官探索世界的机会;亲子阅读不仅为父母营造安静的养育时光,也可促进孩子的语言学习。

(三)多种多样的身体活动是重要的早期发展活动

田 园

运动是婴幼儿生长发育的源动力,与营养和睡眠一样,也是健康不可或缺的重要因素。运动能促进睡眠和饮食,更有着其他不可替代的作用。运动能为儿童的身体提供丰富的力学环境。这样,不仅有助于骨骼发育,也能优化神经网络发展、完善大脑功能。运动有助于提升心肺等各器官系统的发育水平与功能,提高情绪的自我控制能力。运动使儿童身体的各部分,得到充分均衡的发展。

二、儿童早期发展与回应性照护

2019年4月24日,世界卫生组织首次发布《0～5岁儿童的身体活动、久坐行为和睡眠指南》,指出了运动能力发展对儿童早期发展的促进作用,并建议:1岁以内的婴儿,每天以各种方式如抚触、被动操、翻身等,进行若干次身体活动,尤其是通过地板上的互动玩耍游戏方式进行活动,多多益善。对于还不能自主移动的婴儿,每日应有至少30分钟的俯卧姿势,在一天中清醒时分散进行。一次束缚(如使用婴儿车/手推车、高脚椅或被绑在照护者的背上)的时间不超过1小时(图2-1)。

图2-1 世界卫生组织对1岁以下婴幼儿每日活动和睡眠的建议

1～3岁幼儿,建议在一天中分散的时间,进行至少180分钟的各种强度的不同身体活动。包括中等强度到剧烈的身体活动,且多多益善。每次在怀抱、手推婴儿车、童车上的持续时间不宜超过1小时。身体活动可融入日常生活中,充满活力的身体活动越多越好。注意动静结合、室内活动与户外活动结合,不同形式的活动宜交替进行(图2-2)。

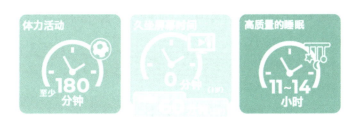

图2-2 世界卫生组织对1～3岁以下婴幼儿每日活动和睡眠的建议

（四）重视早期阅读

田 园

亲子阅读是在成人帮助下，跟宝宝一起完成的视、听、说与玩相结合的活动。亲子阅读不仅有亲子间的情绪互动和体验，还是帮助宝宝熟悉日常语言并提高语言能力的最佳方式，也对培养婴幼儿阅读的兴趣和习惯、发展其思维能力都有极大帮助。

根据宝宝的月龄段，选择合适的阅读材料。宝宝3月龄前，可以选择黑白图片或者有漂亮图画的硬纸板书；慢慢地，你可以选择更复杂的图书，如画有简单形状、颜色、生活常见物品的书，你可以朗读图画书中的文字部分，宝宝阅读图画等其他内容。

你也可以和孩子一起阅读和创作。在宝宝还小的时候，可以自己编一些很短的故事。例如，在照顾他们的时候，你可以告诉他们你正在做什么，接下来要带他们做什么；孩子长大之后，你就可以给他们讲长一些的故事，多与孩子一起看图画书，讲故事及念儿歌。遇到角色较少、对白较多的图画书，父母和照护者可以带领孩子进行角色扮演。让孩子融入故事中，学习体验身为不同角色状态下的情感，有助于建立换位思考和同理心的能力。你也可以在现有的故事情节基础上，进行再创作，如修改不喜欢的情节，续写故事等，启发孩子的想象力和创造力。

（五）回应性照护是什么，怎么做

田 园

世界卫生组织和联合国儿童基金会倡导照护者对婴幼儿提供回应性照护。

二、儿童早期发展与回应性照护

即：通过观察婴幼儿的动作、声音等，及时注意到他们发出的信号，恰当分析和理解，正确回应婴幼儿的需求。

婴幼儿的需求多种多样，包括食物、安全和认知刺激，安抚和情绪调节等。宝宝出生后就有交流的本能和强烈愿望，虽然他们不会说话，但会通过表情、语音及动作等发出信号，引导你与他"交谈"。例如，用多种哭声表达不同需要、用笑容和叽咕声表达喜悦满足、用烦躁的神态表达疲惫想要休息，等等。

婴幼儿的需求能否恰如所需地被满足，取决于照护者。当宝宝意识到自己表达的需求，能及时得到照护者满怀关爱、持续积极的回应时，就会感到满足，并逐渐建立对照护者的信任。回应性照护让养育环境变得和谐，也让宝宝大脑充分发育，实现良好的早期发展。

1. 回应性照护怎么做

以喂养为例。对新生儿来说，饥饿意味着生命受到威胁。因此，只要感到饥饿，他们就会以哭的形式发出信号。宝宝饥饿时会哭，但是"哭≠饥饿"。宝宝和我们一样，也有疼痛/冷热/疲倦等各种生理感受，以及烦躁/不安/焦虑等心理感受，但他们常常都用哭来表达。当婴儿的哭闹明显不符合平日进食规律，此时应首先排除胃肠不适等非饥饿原因。

照护者未能清楚地分析哭闹原因，单纯地一哭就喂奶，只能暂时缓解婴儿哭闹，不能解决根本问题，还可能带来过度喂养、喂养不规律等新问题。当宝宝大一些，会用更多的信号来表达饥饱。例如，勺子靠近时张嘴表示对进食有兴趣；用扭头拒绝、吐出食物等，表示不想再进食。照护者应根据婴幼儿发出的饥饱信号，及时提供餐食或终止喂养，这是回应性的照护。

2. 简单几步帮你学习回应性照护

宝宝一直在学习如何引起照护者的注意，照护者更要学习如何正确回应宝宝的需求。当宝宝不安、哭闹、抑或兴奋时，都可以试着想一想：他正在通过什么方式，让我了解他的什么想法？可以通过简单的几个步骤来了解宝宝信号背后的需求：停下来、慢下来；专注于当下环境，观察宝宝和自己的行为；

思考宝宝行为的意义;利用自己的经验、当下的环境、对宝宝的了解等信息,对宝宝做出回应。

一开始我们可能要有意识地这样练习,一旦得到充分练习,就可以不费吹灰之力、下意识地作出符合宝宝年龄、心理发展特点、环境需求的回应了。

(六)如何做到优质的亲子互动与回应性照护

田 园

在支持婴幼儿发育,尤其是促进婴幼儿大脑发育的过程中,每位家长最需要做的,都是善于观察倾听,了解宝宝一举一动背后的含义,推测婴幼儿在想什么,关注什么、需要什么,然后就可以与宝宝进行"你来我往"式的双向互动和优质互动,这是回应性照料的一种形式。无论这个过程是快,还是慢,只要你爱你的宝宝,迟早有一天你们之间会拥有亲密的情感。

1. 优质的亲子互动的时间有很多,但需要悉心观察

优质互动出现的时间,常常是宝宝平静而专注时,可能是喝奶后的一会儿,也可能是小睡醒来后一会儿,也可能是喝奶和小睡的间隔中。安静满足的时光对宝宝很重要:这样的时刻带给宝宝安静稳定的体验。此时生理的需要已被满足并暂时让位,大脑就能优先发展了。在这些时刻里,宝宝可以发挥他的好奇心,观察和体验周围的环境,最重要的是,可以集中精神和你在一起,让他觉得安全又快乐。

2. 照护者学会追随婴幼儿的兴趣,和宝宝做"你来我往"的双向沟通

从3月龄起,宝宝就已经学会在有所行动后等待回应。如果他笑,他会期待你回以微笑;如果他想吸引你的注意,他会主动用叽咕声或咯咯笑,开始一场与你的"交谈";为了让照护者再次回应,宝宝会更努力地发声或做动作,使照护者关注,并高兴……这种互动是双向的,既可以由宝宝发起,也可以由父母发起。无论是给宝宝喂食、换衣服,还是洗澡,你都可以与宝宝开

二、儿童早期发展与回应性照护

始一场互动。这些游戏的场景都为亲子间通过游戏进行互动与学习，提供了契机。"双向沟通"是一个简单、友好而且轻松的概念，而非一项讲技术、严要求的任务。尝试的次数越多，互动就会变得越熟练。

3. 亲子互动的重要内容之一是身体接触

科学研究表明，身体接触对于人类发展起到了关键作用。哪怕只是一个拥抱、一个握手，或其他接触方式，通常都比单纯的语言更能传递强烈的爱和关怀。触碰和拥抱宝宝，是非语言类交流中，最令人愉快的沟通形式，能把我们对宝宝关心关爱的情感，传递到他的内心深处。给宝宝喂奶和洗澡，或抱着，或抚摸宝宝时，这些互动活动中的身体接触，都会让宝宝感受到父母的爱。即使宝宝长大了，父母依旧可以多多爱抚和拥抱孩子，尤其是当他们不太可爱（如哭闹、发脾气等）时。

（七）对孩子的好行为积极反馈，对孩子的不当行为正面引导

田 园

1. 对孩子的好行为，给予积极反馈

父母常常会关注到孩子的不良行为，有时候还会大声制止。殊不知，这样做可能会让孩子将此视为引起家长注意的一种有效方式，非但难以制止不良行为，久而久之还会使之变成习惯。正确的做法是，随时留意孩子的闪光点，及时地给宝宝以表扬，让宝宝看到你对他所做的事表现出的欣赏。如果宝宝总是因为好的表现，而获得你的夸奖和拥抱，那么宝宝也能知道，自己不必为了引起你的注意，而做出那些不好的行为。

在宝宝出现好行为时，或他成功地完成了你要求他做的某件事时，可以及时给予正反馈，也就是具体、真切地夸奖婴幼儿，将表扬和鼓励聚焦在儿童付出的努力和感受上，强调孩子这种做法的价值，能让宝宝明白哪里做对了，并能强化宝宝重复这些好行为的意愿。例如，当孩子帮你整理玩具时候，不是

笼统地说"真棒",而是具体地告诉他:"玩具一个一个捡起来了,送回到了原来的'家',我是多么高兴。"又比如,当孩子拿着画让你看时,不只是模糊地说:"我喜欢你的画",而是具体地表达你看到的内容(聚焦于过程)。例如,"多鲜艳的画啊!我看到你选择了好几种颜色呢。"

2. 对孩子的不当行为,给予正面引导

当孩子的行为不妥时,家长常常会给予"不要××"的指令。这种反馈和发指令的方式非常简单、容易,只需在孩子目前的行为前加个"不",指令就完成了。然而这样的指令,只能制止孩子当时的行为,并没有告诉孩类似情境下(如无聊时/烦躁时/愤怒时/兴奋时……),什么才是"被允许的/合适的/家长期待"的行为。孩子不知道也没做到,再遇到同样的情况,自然难有更好的表现。

在管理孩子的不当行为时,让孩子"有路可走"是很重要的行为管理策略。具体来说,就是发布正面指令,直截了当地告诉孩子"可以"做什么。例如,看到宝宝把水弄得浴室里到处都是,可以参考如下。

×不要把水洒地上	把指令转换成类似"你可以"的句式	√你可以把水倒进浴缸
		√你可以把水倒在这个小罐儿里(提供容器)
		√我们可以这样搅水来造小波浪(动作示范)

特别提醒的是,在对孩子的行为做出干预之前,坚持对孩子行为中好的方面做出正反馈,然后直接用"你可以"的方式给予指令,引导孩子的行为往正确的方向落脚。

(八)观察与倾听是亲子双向互动的核心内容

田 园

在亲子互动中,如果只是由照护者来做主,缺乏观察倾听和思考,那就从

二、儿童早期发展与回应性照护

孩子这里学不到任何新的东西，而且常常无法照顾或回应孩子的感受，这会影响亲子关系。

1. 双向互动的意义是什么

以宝宝的哭为例，有时候父母会误信这种说法：宝宝一哭就回应，只会让他们哭得更多。传播这种错误理念并建议父母让宝宝"哭个够"的人，不认为婴幼儿具备沟通能力，这是对婴幼儿片面、错误的看法。那些哭声得不到回应的宝宝，学到的是：自己发出的"哭声信号"没太多沟通价值。因此，他们不再开口哭，并最终学着少哭，成为了"安静的好宝宝"，也失去了发展沟通技巧、体验互动关系的重要机会。

如果照护者把宝宝的哭声认同为一种沟通，宝宝就会明白：自己给出的交流信号是有价值的。他也学到了基本的沟通模式——我发出一个信号表达需求，有人回应我。得到回应，就能激发宝宝继续沟通，然后宝宝就逐渐学会了哭得更好！而且还学着用其他声响、肢体动作及眼神等更丰富的信号向照护者表达需求。如果这些信号也得到了回应，宝宝的沟通风格就愈发多变，亲子沟通越来越丰富有效。

2. 观察是双向沟通的重要内容

虽然宝宝1岁后才开始有真正的语言，但宝宝理解语言的能力，天生比使用语言的能力发展得快！

从出生起，宝宝就从未间断过使用哭声、笑声、面部表情及自己的身体等非语言信息，来与你交流。2～4月龄的宝宝能在你和他说话时对你"咿咿呀呀"，5～6月龄的宝宝，已经能模仿出"咿咿呀呀"的句子，7月龄的宝宝会把手掌打开，又合拢来表示他想要某件东西……尽管宝宝学会说话前，会停留在这些符号和手势的表达上，照护者努力地去理解这些符号，让宝宝知道你明白了他的意思。这样，宝宝就会与你建立良好的关系，促使他进一步地与人交流。

3. 倾听与教导同等重要

专心倾听就是把注意力完全集中在宝宝身上，同时带着专心+耐心+同理心。注意宝宝的举动，通过你的面部表情让孩子明白你在听，在思考。若父母没有真正关注孩子所说的话，又或者只是在等孩子说完、以便自己能快速地表达意见、说服孩子或解决问题，孩子是会觉察到的。富有同理心地倾听，能表明父母理解孩子所说的内容，对其中涌动的情绪感同身受。

（九）帮助婴幼儿学习并管理情绪

田　园　王莎莎

情绪是个体对外部或内部刺激的主观体验，是自然发生的。宝宝和成人一样，会有与生俱来的各种情绪体验，但与情绪感受密切相关的行为表现，常常是后天习得的。例如，有的人愤怒之下会伤人毁物，有的人愤怒之下会深呼吸，并握紧双拳……

如果儿童成长于情绪功能良好的家庭中，往往会从家长身上，自然习得合适的情绪表达方式，这也是身教胜于言传的道理。当然，家长也可以通过日常活动，榜样示范，做游戏等方式，带着宝宝一起学习用正确积极的行为，来处置那些令人不安的情绪。

1. 帮助婴幼儿了解和识别情绪

识别表情是一项非常重要的情绪管理技能，也是与他人"共情"的基础。父母可以利用情绪图片卡，帮助孩子来学习和识别情绪（高兴、生气、愤怒、伤心、害怕、害羞及失望等）、了解不同情绪下人的面部表情和身体动作等，强化孩子的情绪理解和识别能力。

家长还可以在日常生活中，注意捕捉从孩子身上看到和听到的各种情绪信号，不仅可以更好地回应孩子的需求，还能寻找合适的机会跟孩子确认这种情绪。比如，"我看到你噘着嘴，是不高兴了吗？"……日积月累，孩子会了解越来越多的情绪种类和名称，以及这些情绪在自己身上的具体体现，这就为下一步"如何应对这些情绪"打下了良好的基础。

2. 帮助婴幼儿合理表达情绪

用语言表达。 在了解和识别的基础上，鼓励孩子用语言说出自己的情绪感受。如"我很开心/伤心/愤怒"。学会表达因果关系和自己的期待。如，"我很生气，是因为……我希望……"等。这样能帮助孩子以更积极的方式觉察和表达自己的情绪，为与他人建立良好关系打下基础。

教孩子放松技巧。 深呼吸等方式适合大一点的孩子，这让他们有更多的方法来管理自己的情绪，让自己放松下来。通过绘画、听音乐、做运动、玩游戏及看故事书等他们喜欢的活动转移注意力，也是缓解负面情绪、获得愉悦的有效方式之一。也可以帮助孩子学会积极的自我鼓励和自我暗示。例如，对自己说："没关系""勇敢点""我很棒""一切都会好起来的"……

用转移注意力的方式缓解婴儿的情绪。 年龄较小、难以学习情绪识别和行为管理的宝宝，当他们出现生气、厌烦及不愉快等负性情绪时，用积极的活动将他们的情绪转移到积极的行为上，也是个有用的策略。转移注意力的方法可以是改变话题、做游戏、带孩子到另一个房间及外出散步活动等。时机也很关键，在发现事情要出错时，适时采取行动。

（十）照护者的情绪状态对育儿的影响

田　园

1. 照护者对婴儿的养育行为，会受自身情绪状态的影响

对孩子保持积极温暖、敏感共情的态度固然重要，然而养育并非总是要无私地付出。我们是父母，但不只是父母，还承担着自己、儿子/女儿、丈夫/妻子、员工/管理者等诸多角色。在那些角色中的各种情绪体验和经历，都可能影响到在照护者这个角色里的情绪状态，和面对孩子时的行为。父母在育儿中遇到困难最常见的原因之一，是很难用对孩子宽容和体贴的态度来对待自己。所以很多时候，父母需要的不是知识和技能，而是在照顾好孩子的同

时，也照顾好自己。

2. 照护者自身的情绪管理，是有效亲子沟通的前提

当父母或照护者有不良情绪时，常常会对孩子批评甚至体罚。如果照护者在情绪感受激烈或困难的时刻，能觉察自己的情绪，并同样以安抚、共情、认可及接纳的态度来回应自己的需求，将更有利于照护者对孩子保持这种态度。

可以遵循察觉情绪感受、把情绪感受放到更适当的行为上这个简易流程：觉察大脑和身体的情绪和感受，乃至将不好的情绪感受说出来。然后试着为自己的情绪和压力，找合适的行动来安放。例如，父母在育儿中会有焦虑/失望/挫败/无助等各种情绪，因而难以忍住对孩子的批评/责骂/体罚等行为，但可以试着想想：当这些感受涌起时，能否通过品一杯咖啡或热茶、找朋友倾诉及做有趣的事等方式，来回应这些不舒服的情绪，并照顾自己一会儿？待情绪平静了，再来照顾孩子。

3. 照护者应关注并照顾自身的心理健康

照护者的身心健康、良好的情绪和一定的经济基础、社会保障，是为婴幼儿提供良好养育照护的重要保证。父母经常忘记照顾自己，也很容易忘记身为父母的自己，每天所做的工作有多么了不起。因此，在照护好孩子的同时，也要关注照护者自己，特别是父母。

作为父母如果连休息的时间都没有，就真的很难做好其他事情。建议每天留点时间给自己。比如，在孩子睡着的时候，做一些让自己心情愉悦的事情。同时，父母也应该时常表扬自己。例如，每天在刷牙的时候花点时间问自己："今天和孩子们在一起时，哪件事我处理得很好？"要认识到，我们身为父母，所做的事情其实很伟大。父母可能常常感到孤立无助，但其实并不孤单，因为全世界的父母每天都在努力应对各种问题。人人都有无能为力的时候，但我们都会重整旗鼓，并在专业人士的帮助下，一起更好地养育孩子。

为人父母有许多乐趣，但也会有疲倦、烦躁、焦虑及挫败等负性的感受，

二、儿童早期发展与回应性照护

连续不断地照顾宝宝所要求的身心付出，常常让照护者尤其是妈妈感到辛苦，特别是当宝宝还小的时候，新手妈妈常常发现自己处于困难之中："我的宝宝这么需要我，我甚至都没时间冲个热水澡……"

任何工作都会有挫折，会有令人厌烦的一些时刻，以及每个人能够承受的极限，照顾婴幼儿和工作其实也一样，所以育儿有负性感受再正常不过了，甚至还是自然的、健康的。把宝宝的需要放在首位是父母很自然的反应，但这并不意味着要把自己的生理及心理需求总是放在最后。

航空安全通知里常有这么一句话："如果需要使用氧气面罩，请先戴好你自己的氧气面罩，再帮助孩子"。如果照护者身心俱疲，在心理和精神上处于"缺氧"甚至"窒息"的状态，是难以情绪稳定地照顾不断有需求的宝宝的。除了孩子，父母也是需要关心和疼爱的，在育儿的同时，也要记得给自己戴好"氧气面罩"，可以试试下面的建议。

（1）给自己固定的休息时间，并保护好这段时间。在这个时间段你可以休息、慢跑、读书或做任何能让你身心得以恢复的事。生活可能会对这样一个简单的治愈需求百般刁难，但父母一定要坚持住。

（2）与合适的人谈论养育孩子的经历与感受。大脑成像研究显示，表达不良情绪可以使情绪伤害我们的力量减半。所以，对朋友、亲戚或心理医生吐露心声，给你带来的好处，远大于时时刻刻围绕着孩子帮他解决各种问题。

（3）积极管理我们生活中的压力。即便我们没有孩子，生活也仍旧面临许多压力。定期锻炼、保证睡眠时间及享受大自然等，都能帮我们有效减缓压力。不管哪种方法，只要你认为有效，就请立刻加入你的定期生活日程中。父母能有效、有技巧地管理压力，才能帮助孩子在生活这片起起伏伏的波浪中试着冲浪，而不是辛苦地去正面抗争。

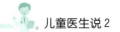

（十一）关注对孩子教养的一致性

田 园

儿童主要照护者的教养方式，决定了儿童与周围人社交互动的能力，随着时间推移，教养方式会持续影响儿童心理健康发展。因此，育儿过程中要保持家庭成员教养的一致性，以及照护者自己教养行为的前后一致性。

家庭成员之间对孩子教养态度、行为之间的不一致，是家庭教育中存在的普遍现象。例如，孩子做错了事，家里有人想对孩子进行教育，也有人想要护着孩子，甚至会责怪是大人不对……对孩子的教养，父母以及其他主要照护者应达成一致意见。最好在孩子不在场时，就围绕孩子的教育问题进行讨论，达成一致的教养观点，以避免教养孩子时出现不和谐甚至冲突的声音。有时孩子的行为问题出现得很突然，此时家长的教育行动须及时，无法事先商量。可以先以一人意见为主，让孩子有可遵循的规则。事后再商量达成一致。即使商量达成的规则与之前的不一致，也可以诚恳道歉，并告诉孩子新的规则。当照护者对孩子的教养不一致时，不宜当着孩子的面争吵，以免损害任何一方的威信，而且会使孩子不能恰当地认识自己的错误。

每位照护者，也应注重自身对孩子教养的前后一致性。比如，你可能坚持孩子要在吃饭之前把所有的玩具收好，而下一次你却忘了；或是某个早晨你鼓励他试试自己穿衣服，而那以后却没有让他再试一次的耐心。如果你确实需要有那么一次例外，就要告诉他原因。如果你的行为前后一致，从长期考虑他会更容易接受，不然他就得对你说的话每次都要确认一下，这对于你们两个来说都是耗神费力的！

（十二）给幼儿自主做事和自由探索的机会

田 园

随着宝宝不断长大，很自然地，他会开始想自己做一些事情，享受自己作为一个独立个体的感受。但令父母感到难以捉摸的是：有时宝宝能独立完成一件事情，有时候又会因为累了/不舒服/不开心等，不愿意做或做不到；有时宝宝能自己做得很好，有时又需要家长的支持和安抚；有时这一分钟拒绝你的帮助，下一分钟又很依赖你……这种情绪波动，在宝宝试着独立的过程中，是很自然和常见的！宝宝想要探索并突破自身的局限，但仍需要你的支持和指导，两者并行不悖。

家长仍要坚持为宝宝提供自主做事的机会。比如1岁开始学习自己用匙进食、用杯子喝水，学习脱袜子、脱鞋，练习示意大小便等；2岁以上为宝宝提供参与家庭生活的机会。比如，收拾脏衣、准备碗筷、清理餐桌等。这些独立自主的活动，不仅能锻炼宝宝各方面的能力，也是培养独立性、自信心及责任心的机会。

宝宝是天生的学习家！即便是简单地把物品堆叠放下或是各种敲打，都能让宝宝更好地了解周围的世界。照护者需要真诚地接纳、支持和鼓励婴幼儿的自我探索行为，为宝宝提供安全的、可供探索玩耍的环境，并包容婴幼儿因探究事物而弄脏、弄乱，甚至弄坏物品的行为。

2岁以后的宝宝，越来越能干，父母要鼓励他们独立地去探索新的事物。当宝宝的行动与你的管教有很大出入时，别忘了"让宝宝有路可走"的策略，即：直接告诉宝宝可以做什么。例如，你要让宝宝停止A活动，那么就提供宝宝喜欢同时你也允许的B活动、C活动……让宝宝来自由选择。这样，你就可以为宝宝日益增长的独立意识赋能，也不会因为宝宝的自主选择而感到不安或烦恼了。

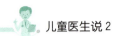

（十三）鼓励宝宝与同伴玩耍，学会分享

田 园

1. 同伴交往是婴幼儿心理行为发展的需求

婴幼儿早期在与照护者的交往中建立了最初的感情依恋和交往关系，形成最初的社会行为。随着身体运动、操作活动、自理能力等都不断增强，同伴交往也逐步成为婴幼儿重要的心理需要。他们对同伴越来越感兴趣，互相模仿，逐渐开始对话，一起玩假想游戏。这种同伴交往，常常能使幼儿产生快乐的情绪，也有助于幼儿形成谦让、帮助、利他及合作等良好社会性行为。

2. 同伴交往有助于婴幼儿的社会化发展

在同伴交往中，一些游戏有明显的群体规则和活动秩序，幼儿通过彼此的观察、模仿，自觉地接受和适应群体规则的约束，并以此调控自身行为、发展自我调节能力。此外，幼儿的规则意识、合作精神等也得以初步形成。父母要给幼儿提供同伴游戏机会，帮助幼儿学习如何用自己的语言向他人表达自己的想法，鼓励其与同伴一起玩耍。

3. 鼓励分享，促进宝宝的同伴交往

在与同龄孩子之间的交往互动中，分享的概念对于宝宝来说是很难掌握的。实际上，宝宝直到5岁或更大一些时才会愿意主动帮助别人，诚恳地考虑别人的需要。因此，不要期待他们一开始"社交"，就会自愿地同他人分享。让宝宝逐步明白为什么要与别人分享是一个渐进的过程，需要耐心地引导、温和的态度。

可以尝试下列做法：拿走可能会引起争吵的玩具；尽可能忽视不良的行为和反应；当孩子自愿地将玩具让给别人玩时，及时地表扬他这样做的行为。虽然孩子一开始的这种行为，并不一定是源于分享的观念，但却让你有机会表

扬此类行为，并且通过这样积极的正反馈，有助于宝宝分享行为的发展。

（十四）正确处理分离焦虑

田 园

当宝宝与依恋对象（通常是父母）分离时，常会哭闹，对分离感到担忧、伤心，这些焦虑不安的情绪和与之相关的行为，称为分离焦虑。7~24月龄是分离焦虑表现最明显的时期。

尽管每个宝宝的反应不一样，但几乎所有的宝宝都会经历分离焦虑。这是宝宝情感成长历程中的一件大事，说明宝宝长大了，开始意识到你和他自己是两个不同的人。虽然分离时，宝宝的表现会让你感到难过和担忧，但请你记住，这一阶段会过去的。如何帮助宝宝处理分离焦虑呢？

（1）一步步地来，让宝宝逐步意识到，你答应回来就一定会回来。

（2）遇见陌生人，甚至几天未见的家庭成员，也可能在无意的情况下让宝宝感到不安，故不要强迫宝宝对别人友好，而是让他自己在愿意的时候，进行目光交流。

（3）如果你不得不外出，最好提前一点告知宝宝（但是不要早于10~15分钟，否则宝宝会忘记的）。这样，他就会知道将要发生什么事情，而不必总担心你会随时离开他。

（4）当你要走的时候，不要忙乱地离去，给宝宝一个拥抱和一个告别的吻，如果你看上去是自然、平静而又高兴的，宝宝就会觉得很有安全感。

（5）如果宝宝哭了，告诉他你知道他会想你，你很快就会回来的。

尽管宝宝在你离开时会泪流满面，可过不了几分钟，他就只注意照顾他的人了。与其在你离开宝宝的时候觉得不安，又担心，还不如打个电话回家，或者在窗口偷偷看一眼，确保宝宝现在很好，让自己安心。

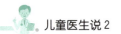

（十五）0～6月龄宝宝的回应性照护和早期学习

田 园 章春草

1. 回应和互动

（1）按需哺乳是对新生儿顺应喂养的重要方法。

（2）在哺喂、照护的过程中，富有感情地与宝宝说话，模仿宝宝的声音或动作。

2. 注意目光交流

（1）用微笑、声音来与宝宝互动，你很快就能看到宝宝回以微笑，或试图模仿你作为回应。

（2）父母尽可能多地亲自照护宝宝，多与新生儿接触，给新生儿抚触，轻轻地拥抱宝宝。这些都能让宝宝从感知觉、听觉和嗅觉上感受到你的存在，进而给宝宝带来一种平静和安全的感觉。

（3）学会辨识新生儿哭声，及时安抚情绪并满足其需求；主动识别并及时有效地应答宝宝的生理和心理需求，逐渐与宝宝建立安全的亲子依恋关系。

3. 运动发展

（1）满月后的宝宝，喂奶1小时后可进行俯卧练习，在宝宝面前摇动拨浪鼓或摇铃，或者摆放黑白卡片等玩具，慢慢向上移动玩具，鼓励宝宝抬起头和肩膀，看着玩具移动。

（2）通过俯卧、竖抱练习、被动操等，锻炼宝宝头颈部的运动和控制能力：每天可进行1～2次宝宝被动操起；3月龄起鼓励宝宝自由翻身；4月龄起适当开始练习扶坐；5月龄开始练习靠坐。

（3）让宝宝抓握不同质地的玩具和物品，并从4月龄起引导宝宝伸手来抓握，促进手、眼协调能力发展。

二、儿童早期发展与回应性照护

4. 认知发展

（1）为宝宝提供多看、多听及多感知的机会。1～3个月的宝宝对距离20厘米左右的物体看得最清楚。3个月之后，宝宝视力范围就会扩大了；用鲜艳的玩具引导，让宝宝练习用眼睛追随物体。

（2）给宝宝听悦耳的音乐，玩带响声的玩具，促进其感知觉的发展。

（3）看着宝宝的眼睛，微笑着回应他，你会看到宝宝积极回应你的面部表情、动作和手势。

（4）为宝宝提供多看、多听、自由活动和触摸你的机会。

5. 语言和社交情绪发展

（1）营造丰富的语言环境，用温和的语调和"儿语"跟宝宝说话，调整你的声音，使其变得有快有慢，有高有低，有大有小。

（2）模仿宝宝发声，观察宝宝的面部和身体反应，关注宝宝与你的互动。

（3）给宝宝展示生活中常见物品、人物或动物的图片，在宝宝看这些图片时，用语言描述这些图片。你会观察到宝宝在倾听你对他说的话，并以他自己的方式参与其中。

（十六）7～12月龄宝宝的回应性照护和早期学习

田　园　章春草

1. 回应和互动

（1）在宝宝进食过程中，注重与宝宝的互动，关注婴儿的饥饱和进食/停止进食的反馈信号，充分尊重宝宝对饥饱的自我感知，不强迫喂养。

（2）尽可能多地对着宝宝笑，让宝宝有舒适感和信任感。

（3）父母多陪伴和关注宝宝，在保证宝宝安全的情况下扩大其活动范围，鼓励其与外界环境和人接触。

2. 运动发展

（1）帮助宝宝练习独坐、腹爬及手膝爬，再逐步到扶站和扶走。

（2）练习伸手够远处的玩具、双手传递玩具、撕纸等双手配合和手指抓捏动作，提高手、眼协调能力。

3. 认知发展

（1）给宝宝干净、安全和色彩鲜艳的物品。例如，木勺或塑料碗。让他们伸手去触摸、击打或放下。

（2）使用简单的图画书、拼图、手偶和玩具娃娃来培养宝宝的好奇心，并帮助他们学习新事物。

（3）和宝宝玩捉迷藏游戏，看看他能否找到你藏起来的物品。

（4）让宝宝触摸玩具娃娃以及你和他的五官，帮宝宝记住和识别各种词语，并将词语与自己的身体部位关联起来。

4. 语言和社交情绪发展

（1）尽可能多地呼唤宝宝的名字，他会尝试寻找并靠近叫他名字的人。

（2）告诉宝宝物品和人的名字。他会表现出兴趣，很快就会尝试建立词语与物品或人之间的联系。

（3）引导婴儿发"baba""mama"等语音，提高其对发音的兴趣。

（4）向宝宝展示如何用手势说话。例如，表达"再见""欢迎"等。宝宝很快会尝试模仿你，并建立起肢体动作与口头表达之间的联系。

（十七）1～2岁幼儿的回应性照护和早期学习

田　园　章春草

1. 回应和互动

（1）经常带幼儿玩亲子互动游戏，如相互滚球、爬行比赛等。

（2）积极给孩子提供帮助："我们一起做吧。这里还有更多的石头，可

二、儿童早期发展与回应性照护

以放进你的盒子里。"这些帮助会让他开心,并变得更加自信。

(3)家长对待幼儿的养育态度和行为要一致。在保证安全的前提下,给幼儿自主做事情的机会。对幼儿每一次的努力都给予鼓励和赞扬,培养他的独立性和自信心。

(4)培养幼儿生活自理能力。如用匙吃饭、用杯子喝水,学习脱袜子、脱鞋;固定大小便场所,练习有大小便时向家长示意。

2. 运动发展

(1)给幼儿提供安全的活动场所,通过练习自己行走、扔球、踢球及拉玩具走等活动,提高平衡能力。

(2)鼓励幼儿多做翻书页、盖瓶盖、用笔涂鸦及垒积木等游戏,提高其认知及手、眼协调能力。

(3)提高幼儿身体动作协调能力,学习扶着栏杆上下楼梯、踢皮球、踮着脚尖走和跑。

(4)握笔模仿画线,积木叠高等。

3. 认知发展

(1)给孩子一些物品,玩在容器中取放物品的游戏。他们会尝试自己把容器中的东西拿出来,然后再放回去。这对发展孩子的手、眼协调能力非常有益。

(2)给孩子一些可以堆叠的物品。他们会尝试自己往上叠加更多的东西并推倒它们,或者不断地垒高直到它们倒塌为止。

4. 语言和社交情绪发展

(1)抓住一切机会与孩子交流,观察孩子正在做的事并将其描述出来。例如,喂饭、洗澡时,他很快就会明白你在说什么,并能遵循简单指示,或是高兴地向你展示他学到的东西。

(2)教幼儿手指指着各种物品以及自己的身体部位,引导幼儿将语言与实物联系起来有意识地用语言表达。

(3)与幼儿玩"给娃娃喂饭、拍睡觉"等假扮游戏。

（4）学习更多词汇，说出物品名称、短语，鼓励用语言表达需求和简单的对话；学习区分大小，匹配形状和颜色等。

（5）问孩子一些简单的问题，最好将提问变成游戏。比如问："宝宝，你的脚趾在哪里？"宝宝会愿意通过回应或进一步问问题，与你进行互动。

（6）看着图片、景色、活动场景等，与孩子谈论不同的主题，宝宝会愿意和你分享他的所见所闻，并愿意探索周围的环境。

（十八）2岁以上幼儿的回应性照护和早期学习

田　园　章春草

1. 回应和互动

（1）逐步培养规律的生活习惯，学习自己洗手、进食、穿衣及大小便等生活技能。

（2）多告诉孩子怎么做才是对的，而不是指出或责怪他们做错了或不能这么做。这样，能有效地帮助宝宝在生活和玩耍中学得更多、更好。

（3）鼓励宝宝做力所能及的事。例如，收拾玩具、扫地、帮忙拿东西等简单家务，促进其自信心的发展，提高其克服困难的意识和能力。

2. 运动发展

（1）学习独自上下楼梯、单腿站，提高身体协调及运动能力。

（2）能够独自上下楼梯后，开始练习双脚交替上楼梯、走脚印及跳远等。

（3）提供搭积木、串珠子、画水平线、画圆形、扣扣子及穿鞋子等各种动手机会，培养他的精细动作能力。

3. 认知发展

（1）培养幼儿理解"里外""上下""前后"等空间概念。

（2）通过在生活中问"有多少？"或与孩子一起数东西，帮助孩子学会数数。孩子可能在起初会犯一些错误，但他们会在重复中学会这项技能。

（3）给孩子一些不同形状的彩纸，让他们比较并分类。在这个过程中他们可学会匹配不同的物品、颜色和形状，并建立起它们之间的联系。

（4）提供与小朋友玩耍的机会，鼓励幼儿发展同伴关系，学习轮流、等待、合作、互助与分享，培养爱心、同情心和自我控制能力。

（5）通过与小朋友玩"开火车""过家家"等游戏，保护和培养幼儿的兴趣和想象力。

4. 语言和社交情绪发展

（1）学习执行指令，用较准确的语言表达需求。

（2）教幼儿说出自己的姓名、性别及身体部位以及一些短句和歌谣。

（3）经常给幼儿讲故事，鼓励幼儿复述简单故事，教幼儿说歌谣、唱儿歌及讲述图画，不断地丰富词汇，提高语言表达能力。

（4）问孩子一些简单的问题，并倾听他的回答。例如，"这是什么？""哪个球比较大？"鼓励孩子表达自己的想法，他会更愿意与你互动，并回答你的问题。

（5）和孩子一起读绘本故事，并针对故事情节提问。你会发现你的孩子会尝试记住故事情节，并重复你读的内容。

三、心理和发育行为

（一）0~1岁宝宝语言发育特征和促进语言发展的关键点

田 园

宝宝的语言发育，包括语音和语言两部分。语音就是指发出的声音，语言则包括对词句的理解、表达、词汇量、组词造句的能力及恰当地使用等。希望促进宝宝语言的顺利发展，就要先知道语音和语言的发展是怎样的。

0~3月龄的宝宝，会发出咕咕、咯咯、噗噗等声音，还能发出笑声；3~6月龄时，能转头寻找声音来源，听到你叫他的名字，会有反应，他能在听到"不"的时候做出反应，还能通过不同语气来告知父母他喜欢，还是讨厌一个东西；6~12月龄的宝宝，能发出一些重复音节如"ma-ma""ba-ba"等，开始能理解一些手势并做出反应；到1岁时，能有意识地说第1个词语，开始模仿叠词，还会通过共同注意来表达自己的需求。比如，指着玩具发出声音。这一年里宝宝语音、语言的积累、交流兴趣的建立及交流方式的形成，对今后顺利开口起着极重要的作用。爸爸、妈妈应该怎么做呢？

1. 在自然的生活场景里，随时随地输入语音和语言，大量重复

要有好的输出（说话），就要有大量的语音、语言输入。1岁左右的宝宝能正确地叫出"爸爸、妈妈"，但如果没有在这一年里成千上万次的"爸爸、妈妈"词汇的输入，宝宝可能无法顺利地叫出来。照料孩子时与孩子说话是最好的输入方式——此时你们正在经历同一件事，有共同关注的动作、物品等，在共同关注下的语音和词汇输入，融入了视觉、听觉、触觉及味觉等各种感官，有助于形成对词汇的概念，这样的输入是最有效的！利用你每天换尿

布、洗澡及穿脱衣服等机会与宝宝说说话。当宝宝稍大些会观察周围物品时，在他专注观察时充当解说员。这种"给宝宝说话"的方式，应贯穿在宝宝第 1 年的生活中。

2. 使用"妈妈语"

妈妈和宝宝说话常用一种缓慢、轻快、高调、听起来有些夸张或傻傻的发音，语言研究者称之为"妈妈语"，这能促进宝宝早期的语言发育。婴儿处理听觉信息的速度比成人慢，慢节奏的说话让宝宝感到舒服，较高的音调能把语言与其他背景声音区分开，有助于宝宝辨别声音和词汇，而且"妈妈语"蕴含丰富的感情，让宝宝建立并增加对你所说内容的兴趣。注意：妈妈语不是儿语（如手手、饭饭）。初学语言的孩子就是一张白纸，"饭饭"和"米饭"对孩子而言涵义一样，都能接受，但"饭饭"这样的儿语，可能会阻碍孩子学习"米饭"这个规范的词汇。

3. 积极回应宝宝的"呜哩哇啦"

约 4 个月开始，宝宝开始能发很多声音，虽然并没有实际意义，但却是早期的语言交流信号。在宝宝能说话之前，请对这种"呜哩哇啦"给予积极回应，对他的交流意图给予赞赏！这种"用发音"和宝宝交流的方式，对他保持与人交流的兴趣、学习倾听和反馈大有帮助。

（二）1～2 岁宝宝语言发育特征和促进语言发展的关键点

田　园

这个阶段的宝宝继续发展对语言的理解，重要变化是语言的表达。宝宝开始发出各种声音，词汇和"乱七八糟"的语音夹杂在一起。到 2 岁时，父母能听懂宝宝 60%～70% 的话，不过宝宝说多音节词会有困难。比如，把"幼儿园"说成"儿园"。语言方面，宝宝能理解很多日常指令，认得自己身体的部位或衣物等。18 月龄左右能说 15 个词，会用说话和手势来沟通。18～24 月龄，能理解更多日常物品和动词，语言表达开始出现短语，自己组合各种动词和名词来表达意思。例如，"妈妈抱""开开门"等。

1. 基于儿童兴趣的共同关注，持续提供输入和交流机会

当孩子关注和感兴趣某件事的时候（看着西瓜），此时的语言输入最有效（跟他说："西瓜"）。因为你说出了他感兴趣和喜欢的！注意，应当是孩子感兴趣的，而不是你感兴趣、但孩子并没去关注的。让孩子听到自己感兴趣的之后，还要不断重复，不断提供与宝宝交流的机会，触发宝宝用学到的词语来表达需求和兴趣。例如，宝宝吃完西瓜还想吃，给他机会用咕哝声或手势来表达，并积极回应他的发音，对他的动作慢回应或者不回应，反复练习，强化孩子用语言来表达需求的能力。

2. 大量重复

重复对成人而言可能有点无聊，但却是在不断强化宝宝大脑中联系声音和意义的中枢神经通路。父母的语言帮助孩子在头脑中建立起各种概念，而重复则给孩子在记忆中搜寻概念的机会。宝宝会在不断的重复中积累说话所需的大部分语音。

3. 当宝宝用动作表达需求时，语言回应先行

1岁左右，宝宝常会做某些手势表示想要某些物品，虽然你懂得宝宝的意思，但1岁多的孩子正是宝宝表达性语言进入大发展的时期，因此并不建议你在宝宝做出动作时立刻满足他。因为对动作的积极回应会使宝宝感到动作有用，能立刻满足自己的需求，从而阻碍宝宝用语言表达需求的兴趣、更消耗了他练习用语言表达需求的重要时机。宝宝产生动作后，看着宝宝，大声地、慢慢地、反复地描述他想要的物品或动作（如"吃""饭"）后，再满足宝宝。要始终这样做！

4. 让宝宝主导

与宝宝更多的语言互动交流能帮他发展语言。但要注意，在这个阶段的双向沟通中，应该以宝宝为主，多听他说。宝宝很乐意和他的知音来沟通。关注他，倾听他，给他积极的反馈。这样，你就能成为宝宝的知音啦！

5. 做语言示范的榜样

孩子是通过模仿来说话的。宝宝处于学习语言期时，家长在使用语言时应注意：更多地使用孩子容易学会的较短的单词；慢慢地说，让孩子能听到组成单词的所有发音；在词语和词语之间稍作停顿，让孩子能辨别词语间的界限；恰当地使用词语，让孩子接触词语的正确用法。

（三）2～3岁宝宝语言发育特征和促进语言发展的关键点

田 园

2～3岁的宝宝说话更熟练了！宝宝能使用绝大多数的声母，说3～4个字的短句子，开始用"我"而不是"宝宝、××（他的小名）"来称呼自己，还能说出至少1种颜色，使用上下等方位词，会用语言表达生理需求，70%～80%的说话能被父母听懂。除了理解名词、动词外，宝宝开始理解名词的功能，如饭碗是盛饭的，宝宝还能理解一些数字和形容词的概念。如1个、大小及冷热等。这个阶段，爸爸、妈妈要做什么，不要做什么呢？

1. 只示范，不纠错

宝宝的语言表达还不完美，会有发音错误、词汇颠倒、用词错误等。这是个自然的过程，不断使用和改进，宝宝的说话会自然由量变到质变，进入新阶段。父母不必对孩子语言中的错误过于担心，急于纠正。当宝宝说错时，要自然而不动声色地纠正，不要立刻打断，听他说完，然后回应他要交流的信息。在回应的过程中，把发错的音、用错的词，用正确方式"缓慢、轻声、温和"地再说一遍。这样，就能很好地给他纠错了。

2. 每次添加一点，自然地发展语言

当宝宝开始把词连在一起说话时，或是学着用一个新词说出他的所见、所想时，在他的表述中，每次增加一点点信息，帮他组句或者扩充词汇。例如，宝宝说："出去玩"，你补充道："我们"出去玩，或出去玩"滑梯"；宝宝说：

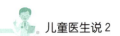

"爸爸开车",回应他:"是的,爸爸开车去超市",或者"是的,爸爸开黑色的车"。

3. 利用游戏发展语言能力

游戏是孩子的语言之一,在游戏中玩得越有趣,孩子越容易学习沟通,发展语言。父母是孩子天然的玩伴,但要和孩子玩得有趣,又帮助他发展,你需要不断地观察孩子,耐心地等待孩子表达,按照"自然地示范"的原则,对孩子的表达做出回应或优化。当玩耍中涉及新名词、动词、形容词时,帮他突出这些新词,并不断地以新单词为核心发起新的游戏内容,反复示范和练习。

4. 利用同伴玩耍来锻炼宝宝的语言交流技能

父母需要学习才能指导如何更好地和一两岁的宝宝有良好的互动。这样,孩子们之间就能很自然地互动起来。很多语言发育迟缓的宝宝在进入托班或者幼儿园后,语言发育能有所进展,这也是因为除父母外,宝宝有了更多与同伴互动交流的机会。而与父母不同的是,同伴不会自觉或不自觉地迎合他的需求,这就激励宝宝尽力地去表达自己。

(四)避免语言发展迟缓,要注意这些不利因素

田 园

语言是我们赖以沟通和学习知识的工具。虽然出生时,我们就有了语言的潜力,但潜力要充分发挥出来变成现实的能力,依旧需要良好的家庭语言环境! 父母有时会在宝宝语言发展上存在错误认知或做法,这些不利因素要避免。

1. 包办式照护和"沟通"

家长自然要照顾孩子,但事无巨细地照顾,对语言发展不但无益,甚至是有害的。对孩子来说,学语言的第一感受和动力就是"说话有用,帮我获得

想要的",但在会说话前,孩子会用动作来表达需求,动作发出后,家长很"积极"地猜中并满足他的需求。这样,学习语言的第一动力就不足了。更有甚者,孩子根本就不需要任何方式来表达需求(如开门、口渴、拿等),因为时刻关注着他的家长,已及时预判并满足了他的潜在需求,长此以往,孩子就没有与家长沟通的需求和兴趣,更不会尽力发挥他与人沟通的潜能。

2. 屏幕时间过久

这是指孩子看电视、智能手机、平板电脑等任何屏幕的时间。屏幕时间越久,孩子与人互动交流的机会越少。虽然他能从屏幕里"学到"一些语言,然而这种语言发生的环境并非孩子所处的自然生活场景,学了也并不知道如何应用。而且,词汇的掌握伴随着各种概念的形成,视听触嗅等多感官有助于概念的获得。例如,苹果这个词,伴随着香香的味道、凉凉的触感、脆脆的口感,然而这些并不能通过屏幕获得。更重要的是,屏幕只会输入语言,并不会与孩子做语言输出的积极互动,当沟通变成单向时,就违背了语言学习的规律。

3. 语音输入繁杂不一

这里是指语音而非语言不一致。例如,普通话和方言,同一个词的涵义与用法常是一样的,但发音很不一样。而英语和汉语不只发音不一致,构词、造句、语序等语法规则也不一致,相互干扰反而不大。当语音不一致时,绝大多数孩子不会受到影响,然而对本就有语言发育迟缓不利因素的孩子来说,家中混杂着同一词义的不同发音,孩子有效接受到的语音输入相对减少。并且,模仿是孩子学语言的方式,当模仿对象不固定时,就增大了模仿发音并使用语言的困难。

4. 话痨或过于严厉

有的家长知道语言环境的重要性,因而总是在孩子周围说个不停,话又多、又长,且无停顿,还用很多与孩子语言发展程度不相称的复杂词句。这时家长忙于输入语言,却忘记了基于儿童兴趣的共同关注,使得很多时候,输入的语言成了孩子活动时的"背景音"。另一种情况是对孩子说话这件事过于严苛,总急着教孩子说"正确的"话,或常让孩子用语言来接受考试,说话变成了教学或训练,脱离了沟通的自然本性,孩子在互动中感到压力和焦虑,自然不愿意学习和练习了。

(五)生理性口吃不用着急,用自然的方法来应对

田 园

两三岁的宝宝在一个阶段,会出现讲话"结巴"的现象,常让父母感到焦虑,孩子是不是患了口吃?

实际上,这一阶段宝宝的"口吃"大多数是生理性的。主要原因是宝宝的思维活动飞速发展,认识的事物已经很多了,但掌握的词汇较少,记得也不牢,况且此时口语表达的能力也还不够熟练;再或者,当宝宝迫切地想表达自己的意思时,却一下子又找不到适当的词语,再加上对某些发音的学习感到困难,一着急,就容易犯口吃了。此外,还有教养方面的因素。如父母过度挑剔宝宝说话的内容或发音,或者宝宝出于好奇心,急于模仿成人说话而引起口吃。

当宝宝说话结巴时,该如何应对呢?有的父母会安慰孩子:"慢慢来、慢慢来,不要急,想好了再说!"或者说:"别急,别急啊,来,再说一遍"。但也有的父母很生气,严格批评孩子说得不好,要他反复说直到顺溜为止。

以上种种,如果你是孩子,感受到了什么呢?想一想,在说这些话的时候,父母急迫的眼神、僵硬的肢体语言、很快的语速、高而严厉的音调……这些究竟是让孩子不急了呢?还是更急了呢?这些非语言信息的背后,隐藏着父母对孩子口吃的担心与焦虑,而这些担心焦虑会进一步传递给孩子。如此纠正孩子,不仅没实现目标,反而让孩子更紧张和急迫,说话更不顺利。

正确的做法是只示范,不纠错。当宝宝"结巴"时,蹲下来,微笑地看着宝宝的眼睛,慢慢地等他说完,然后用柔声、慢速、简单、清晰的方式,帮宝

宝把整个句子复述一遍,起到良好的示范作用,在整个过程中,你有一种耐心温和的气场,正是这种气场才能安抚孩子,给他信心。随着宝宝词汇量进一步增加,口语表达、发音器官、神经系统对语言的调节都逐步成熟,这种暂时的"结巴"会逐渐消失,语言发展又将步入新阶段。

(六) 关于孩子语言发育的那些误区

陈津津

1. 爸爸、妈妈工作忙,没时间陪孩子,让孩子跟着电子产品学说话

平板电脑、手机之类的电子产品,已经被明确证实不利于儿童的语言发育,它们使得儿童得不到有效的沟通交流,缺乏充分的家庭情感以及多感官刺激,导致儿童理解困难、表达困难,影响语言发育。因此,对于家长而言,应该注重语言环境的创设,多为孩子提供丰富的语言学习环境,促进孩子语言发育。

2. 孩子不会说话是因为舌头下面的一根筋被吊住了

舌头下面的一根筋在医学上称为舌系带。很多家长认为孩子不说话,就是因为这根筋被吊住了,舌系带短导致孩子开不了口。实际上,舌系带短主要影响孩子的构音,比如翘舌音发不清,通常不会影响孩子语言的数量。孩子语言发育迟缓的原因非常复杂,要尽早带孩子到专科医院就诊。

3. 孩子不会说话,在家多教教就行了

虽然语言发育迟缓有一定的自然恢复比例,但多数有语言发育迟缓或语言障碍的孩子不能自愈,需要给予专业化的语言训练。国外研究发现,对于存在着语言发育迟缓的儿童,如果在其3岁前进行及时的科学干预,可较为有效地使其语言交流能力得到提高,减轻甚至消除语言发育迟缓对儿童身心健康造成的影响。

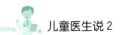

4. 孩子不会说话是孤独症，会说话就不是孤独症吗

孤独症的临床表现包括社会交往障碍、狭隘的兴趣和刻板重复的行为模式，语言发育迟缓已经不作为孤独症的诊断依据。

孤独症儿童的语言个体差异较大。多数患儿语言发育落后，通常在2岁或者3岁时仍然不会说话；部分患儿在正常语言发育后出现语言倒退或者停滞；部分患儿具备一定的语言能力，但是语言缺乏交流性质，表现无意义语言，重复刻板言语或者自言自语，语言内容单调。拥有一定语言能力的患儿多使用指令性语句，很少使用疑问句或者征询意见的语句；少数患儿语言过多，显得滔滔不绝，但是语言多数为单向交流，自我中心特征明显。因此，会说话不等于会交流；不会说话，如果能理解，会模仿、会互动，基本上可以排除孤独症。

5. 父母跟孩子说话少，会造成孩子孤独症发生吗

很早以前，有学者提出孤独症是由于父母亲在情感方面的冷漠和教养过分形式化所造成。现在已经证实：孤独症与父母教养方式无关。一部分孤独症患儿父母表现得冷漠和教养形式化，其实表明父母可能存在轻度的类似障碍。孤独症的病因目前还不明确，多数学者认为生物学因素主要是遗传因素在孤独症的发病中起重要作用。概括起来说，就是基因和环境高危因素错综复杂相互作用的结果。

（七）科学认识孤独症，尽早开展康复干预

王　瑜　张媛媛

孤独症是一组以社会交往障碍、狭隘兴趣与刻板行为为主要特征的发育障碍性疾病，一般起病于3岁之前。也有20%～30%的孤独症儿童在早期发育正常，在21月龄左右会出现语言和行为的倒退。

很多家长对孤独症的认知，还停留在典型孤独症的层面，认为孩子能说

三、心理和发育行为

话,可以表达需求就没有太大问题,故而错失了最佳的干预训练时机,或者干预到孩子可以说话就中断训练了。 有些家长在孩子确诊孤独症后,会认为是由于自己对孩子关心不够造成的。 其实,孤独症的发病是遗传和环境交互作用的结果,家长无须过度自责。 有些孤独症孩子会发展出一些超常技能,而被人们误认为是"天才"。 其实并不是每个孤独症孩子都会成为"天才",之所以发展出超常技能,或称为"孤岛"才能,一方面是患儿在脑发育方面的不平衡,另一方面是患儿对某项活动有狭窄的兴趣,将注意力局限于这个方面,训练出超常的技能。 而这些超常技能通常与机械记忆、操作等有关系。

根据目前的医学诊断,孤独症是一个谱系障碍。 所谓谱系,就是说孤独症儿童的社交障碍程度、刻板重复的程度、语言能力和认知水平都呈现出轻重不等的谱系分布,个体差异很大。 对于有预警征的儿童,需要早期就诊和干预。 诊断不是要给孩子戴帽子,诊断是为了接纳、包容和支持。

孤独症儿童的一些行为,在常人看来是匪夷所思的,他们的学习风格也区别于正常儿童。 我们不能用要求普通孩子的标准去要求孤独症儿童。

多数孤独症儿童都是视觉学习者。 这意味着比起口头指令,视觉提示对于他们来说更容易接受。 通过各种视觉提示营造结构化的环境。 比如,时间表、日历、记事本及可视化规则。 当所有事物都变得可见,当儿童知道什么是可期待的和应该如何表现的时候,生活似乎也变得更确定。 当确定性远多于不确定性时,孤独症儿童就会有更多的精力和忍耐力去迎接生活中其他挑战。

孤独症儿童的干预训练,核心内容是一高一低。"高"就是提高社会沟通交往的能力,"低"就是降低刻板重复的行为模式。 干预训练强调早期,力图在孩子大脑发育还没有完全定型的关键期进行抢救性干预训练,以减少障碍的程度。 干预训练应该遵循社交优先的原则。 我们要从早期有意识地培养孤独症儿童独立学习的能力,我们要让孤独症儿童抬起头来,环顾四周,获得社交线索,想一想自己要做什么,千万不能事事替孩子着想,事事替孩子办,把孩子训练成没有思想的"机器人"。

孤独症的预后取决于儿童患病的严重程度、儿童的智力水平、教育和治疗干预的时机和干预程度。儿童的智力水平越高、干预的年龄越小、训练程度越强，效果越好。目前，在国内外已有不少通过教育和训练使儿童基本恢复正常的报告或者病例。国外孤独症的"摘帽率"在20%左右。

作为孤独症儿童的父母，要正确规划孩子的人生。孤独症儿童无论功能高低都需要确立的人生目标是：解决生活自理问题；能够遵守社会行为规范；有可以赖以生存的一技之长。家长要善于发现孩子的长处，并且想方设法使之巩固和扩大，借以增强孩子的信心，培养孩子的兴趣。至于孩子上不上学和怎样上学，都应以服务于孩子为人生目标，上学是孩子走向社会的途径，不是目的。

最后，倡导全社会为孤独症儿童提供生命全程的支持体系，从早期筛查和诊断、早期干预训练、学龄前和学龄期教育、职业培训、就业、养护及养老等多个环节，为孤独症儿童提供制度性保障措施和多层次支持体系，给孤独症儿童更多的理解、包容和支持！

（八）什么情况下要考虑孩子可能罹患孤独症

张媛媛

孤独症并非罕见病。孤独症谱系障碍（autism spectrum disorder, ASD）包括典型的孤独症、阿斯伯格综合征及未分类的广泛性发育障碍。近20年的流行病学调查数据显示，全球范围内ASD患病率出现上升趋势。

孤独症的核心症状是社会交往障碍，同时伴有狭窄兴趣和重复刻板行为。症状在儿童早期即初现端倪。很多孩子可能表现出能力的倒退，喜欢一个人独自玩耍，不合群。孤独症在2~3岁即可明确诊断。由于该病的预后与干预开始的早晚有很大的关系。因此，鼓励家庭和社区参与早期识别和筛查。孤独症可以通过"五不"行为来早期识别。

（1）不（少）看：儿童与他人的眼神交流少，更多地关注物品而不是人。

（2）不（少）应：儿童对父母的呼唤声充耳不闻，叫其名字没有反应或反应不敏感。与他人共同关注某一个物体的机会少，模仿他人的行为较少。

（3）不（少）指：儿童缺乏恰当的肢体动作，12月龄还不会用手指着物品表达需求或分享兴趣。不会主动用手势表示再见，不会用点头表示需要、用摇头表示拒绝等。

（4）不（少）语：多数儿童存在语言发育落后，开口晚。即使已经开口说单词，语言也往往缺乏意义和指向。

（5）不当：主要指行为和/或语言不当。行为不当是指由于存在感知觉异常，患儿常常兴趣狭窄。如过度关注物品的细节，而影响其发展功能性或假扮性游戏的能力。孤独症患儿常常会刻板地重复转动汽车轮子或旋转物品并持续注视，或将小汽车排成一排，或持续嗅闻物品等，不能正确地玩玩具。语言不当是指机械性地模仿和重复他人的语言。语言表达没有意义和指向，他人难以听懂，以至于难以与人交流，无法维持与他人的正常对话。

（九）孤独症患儿家庭干预的策略

张媛媛

随着科学研究的深入和康复手段的进步，孤独症不再被认为是不可治愈的疾病，但干预和治疗的过程是长期的。孤独症的预后取决于认知水平、干预早晚以及干预强度，也取决于家庭的参与度。

1. 家长调整心态，积极参与康复

家长应意识到：孤独症干预的关键场所应该是家庭。父母更容易跟孩子建立依恋关系，父母在家也最容易实施干预。家长一定要调整好自己的心态，坚定康复干预的信心。

在治疗之初，家长一定要科学认识孤独症。首先，搞清楚"孤独症"不等

同于"不讲话"。干预目标重在发展社会交往技能，而非开口讲话。因此，培养前语言（即非言语沟通）能力，包括眼神交流、共同关注、表情、手势和肢体语言等，学习情绪的理解和表达，比教他开口说话还要重要。定期评估和了解孩子的能力发展水平，在专业医生指导下，顺应孩子的能力，制订合适的干预目标和计划，为孩子提供支架式的帮助，循序渐进地发展社交技能。在医生指导下将孤独症的干预融入家庭。这样，才能实现高强度的治疗。

2. 充分利用家庭生活与环境

除了机构的康复训练，家长要重视日常养育和亲子游戏的重要性。"养中学，玩中学"，重视在日常养育和游戏过程中培养社交动机、发展社交技能。日常养育中，家长应采用回应性照顾，有助于培养其语言能力，包括眼神交流、共同关注、表情、手势和肢体语言等。亲子游戏，尤其是想象性、假扮性游戏（"过家家"），有助于模拟真实的社交场景。家长可以根据孩子的性别，选择孩子喜欢的玩具，来玩社交游戏。游戏过程中应引导孩子用非言语（肢体动作）或言语信号表达需求，发展共同关注、模仿、分享兴趣等社交技能。父母跟孩子之间更容易建立依恋关系，建议居家时通过亲子游戏学会必要的互动交流技巧，再泛化到与同伴或他人的交往中。游戏过程中应富于变化，从而改变患儿的刻板行为，培养灵活解决问题的能力。

社会交往和沟通交流需要两个人互动，家长要学会等待孩子发起互动信号，并及时反馈。孤独症患儿重者对人不感兴趣，轻者缺乏社交技巧，应注重培养社交动机。家长应发挥"脚手架"的作用，顺应孩子的能力，引导孩子来发起非言语和言语互动，切勿过多地包办替代。社交犹如打乒乓球，一定是一来一回的。家长既要接得住孩子发出的球（及时反馈），也要学会等待孩子发球（发起互动）。这是一个示范的过程，孩子通过模仿才能够学会表达需求和维持互动。如应示范给孩子用手指示意、点头、摇头等表达需求。当孩子发出任何需求信号（用手指或者"嗯嗯嗯"）时，家长均应及时应答和反馈。在游戏互动中，家长应跟随孩子的兴趣，关注和模仿孩子的行为，让孩子感受到自己被关注，从而激发他互动的兴趣。经常翻译、描述和评论孩子

三、心理和发育行为

的行为,及时做出肢体语言和口头语言的反馈,引导孩子跟家长进一步地互动。

3. 教孩子讲话的工具应尽量使用实物、照片和图片

发展语言表达能力应重视语言的功能性。因此,在孩子能发起和维持对话前,不建议背数字、背唐诗,而应该教一些跟日常交流密切相关的单词,如名词、动词等。当词汇量积累到20~50个时,才会连成短语和句子。教说话应该在理解的基础上反复听,记住了才会说、会用。因此,2岁以前需要在日常生活和在"过家家"等社交游戏中,对照实物、实景进行声音匹配,帮助建立概念。这样,教出来的语言才能用于交流。发育水平相当于2岁以上的孩子,可使用照片和逼真的图片进行训练。

4. 减少屏幕使用,增加亲子互动

孤独症康复需要家长全身心的投入。如果家长长时间的把孩子交给电子屏幕,那治疗做得再多,也是无济于事的! 电子屏幕(包括手机、平板电脑、电视和点读产品等)都是平面图像,不像实物那样看得见、摸得着。因此,不容易建立概念。孩子通过屏幕学会的仿说具有重复、刻板的特点,没有真正懂得意义,也就没办法与人交流。

此外,屏幕时间大大占用了亲子互动的时间。手机拿在手,家庭成员之间的对话和交流都会减少,这个道理浅显易懂! 美国儿科学会2016年关于屏幕使用的指南指出:2岁以下儿童不建议使用屏幕,除外维系亲子关系的视频聊天,2~5岁儿童每日使用电子屏幕的时间不应超过1小时,家长应全程陪伴观看,理解内容并应用于现实生活场景。众所周知,孤独症孩子的特点是对物品的兴趣远超过对人的兴趣。因此,更应该做到尽量不使用屏幕。

想要关掉屏幕,还是要培养孩子对搭积木、绘画及假扮游戏等活动的兴趣。有更好玩的活动,孩子就不会总吵着要屏幕了。而会玩才会有兴趣,所以游戏技能的发展很重要! 游戏的发育进程是从1岁功能性游戏到3岁假扮性游戏,假扮性游戏会玩了,孤独症干预的很多困难点,也就迎刃而解了。

ASD个体差异较大、认知水平不同、家庭背景(包括遗传和养育环境)相差悬殊。因此,每个孩子的具体治疗方案各不相同。孤独症干预必定是一个长期的过程,家长切勿着急,一定要跟医生明确孩子的能力发展水平,在专业医生的指导下,顺应孩子的能力,制订合适的干预目标和计划,为孩子提供支架式的帮助,循序渐进地发展社交技能。要善于发现孩子的进步,及时反馈并欣赏孩子,建立良好的亲子关系,这是家庭干预的基础。

(十) 我的孩子有多动症吗

张媛媛

很多刚刚进入小学的学生来医院就诊,因为有好动和注意力不集中的表现,因而家长怀疑孩子有多动症。这样的孩子究竟是不是多动症呢?实际上,家长对于多动症的认识常存在两个极端,过度关注或不予重视。下面,我们来看看如何科学认识多动症。

1. 多动 ≠ 多动症

多动症并非家长想得那么简单,好动的孩子未必就是得了多动症,而有些患了多动症的孩子,却并不表现为行为上的多动。多动症常被误解为字面意思上的"多动",但其全称为"注意缺陷多动障碍",是一种常见的神经发育障碍性疾病。

临床表现为持续存在的与年龄不相称的注意力不集中、多动及冲动症状,影响儿童的学业成绩、社会交往及情绪控制等方面的功能。一般来说,出现注意缺陷、多动和冲动这3个核心症状,应该警惕孩子患上了多动症。

(1) 注意缺陷:是指孩子无法集中注意力、很难聆听和完成指派的任务、容易分心走神,动作拖沓,作业完成慢。

(2) 多动:常表现为焦躁、说话过多、在不恰当的时候跑来跑去或打断别人的行动。

(3) 冲动:是指孩子在社会交往中缺乏控制力,在多种场合行为鲁莽、

三、心理和发育行为

经常强行加入或者打断别人的活动,行为鲁莽不顾后果,容易出现危险行为。

除上述核心症状外,功能损害也是判断多动症的关键指标。发生功能损害的孩子,往往表现为学习障碍、焦虑、对立违抗、品行障碍及人际关系差,家庭矛盾冲突多等。

2. 不好动≠排除多动症

多动症可分为3种亚型:注意缺陷型、多动冲动型和混合型。多动症的三大核心症状为注意力不集中、多动、冲动,可以同时存在,也可以单独发生。注意缺陷型的孩子并没有明显的活动过多的表现,有些看上去甚至很安静。但他们容易走神、发呆、做事拖拉、粗心、马虎、丢三落四、做事缺乏组织计划性和条理性,常常影响学习成绩。总之,多动症并非字面上的"多动",需要结合儿童年龄、症状发生的场合、持续时间和严重程度、功能损害等综合考虑。建议家长在出现疑似症状时,及时带孩子就诊,在医生的帮助下明确诊断、早期干预及规范治疗,科学地认识疾病,减少症状对孩子学业和同伴交往、情绪控制的影响,改善孩子的功能和成绩。

3. 孩子3岁了,在家里经常跑来跑去停不下来,是不是多动症

多动症的诊断需要符合严格的诊断标准。比如,需考虑发病年龄,症状存在的场景及持续时间,是否对孩子的学习、同伴交往和情绪控制等造成影响。

具体到这个问题来说,首先,4岁以下是不考虑多动症的。其次,好动的孩子不一定是多动症。多动症患儿和顽皮好动孩子的最大区别在于,顽皮孩子行动常有一定的目的性,并有计划和安排,能够根据不同场合约束和调整自己的行为;而多动症患儿则不分场合,经常在不合适的场合跑来跑去或爬上爬下,影响课堂纪律或公共场所秩序等。

4. 孩子在看电视、玩电子游戏时注意力很集中,可以排除多动症吗

多动症患儿的注意缺陷是指"主动注意"缺陷,而看电视、玩电子游戏则为"被动注意",是屏幕的丰富色彩和不断变化的图像吸引着孩子的注意力,并不能说明孩子的注意力很集中。相反,家长应该重视屏幕对孩子注意力培

养有不利影响。

5. 有多动和注意力不集中的表现,就一定是多动症吗

很多刚刚进入小学一年级的学生有多动和注意力不集中的表现,易被误认为多动症,其实一部分原因是没有做好入学准备。《精神障碍诊断和统计手册(第5版)》(DSM-Ⅴ)诊断标准中,行为症状需至少持续6个月,在多个场景出现(如学校、家庭)且造成功能损害,才可诊断为多动症。对于诊断,不能仅仅根据多动、冲动或注意缺陷等表现,就轻易判定为多动症,需要关注持续时间、不同场景、患儿的学习成绩、同伴交往及情绪控制等各方面的功能损害来进行综合判定。

6. 多动症等大了就好了,不需要吃药吗

多动症的发病机制为大脑皮质成熟延迟,多巴胺等神经递质不足。因此,6岁以上明确诊断的患儿,需要规范的药物治疗,行为治疗也需在药物治疗的基础上才能更好地发挥疗效。如果治疗不及时,随着病情进展,容易继发学习障碍、对立违抗、焦虑抑郁及品行障碍等并发症。随着年龄增大,前额叶功能成熟,部分患儿(约1/3)在青春期左右症状消失可以停药,而其余2/3则可以延续至成年期。4~6岁学龄前期诊断的患儿因没有特定的学习任务,首选行为治疗。

(十一) 爱不越界,父母要牢记

仇晓艳

"女儿是父亲上辈子的情人,我疼她天经地义!""女儿还小,跟爸爸亲热怕什么啊?"面对有些父亲的说辞,听起来好像是挺有道理,然而细究起来,却经不起推敲。

孩子是独立的个体,不是父母的私有物。保持分寸,保持距离,是最基本的相处之道。长大的鸟儿自会离巢飞翔,离家的海龟自会奔向大海。世间

三、心理和发育行为

所有的爱都是为了相逢,唯有父母与子女的爱是指向分离。父母要学会适时与孩子划清界限,学会避嫌,掌握相处的分寸感。正如作家周国平曾言:"分寸感是成熟的爱的标志,它懂得遵守人与人之间必要的距离,这个距离意味着对于对方作为独立人格的尊严。"

1. 男女有别从几岁开始

通常来说,2岁左右的孩子就会意识到男孩和女孩之间的身体差异,注意到男女在生理上的区别。3岁之前,大部分的孩子能够很清晰地表达"我是男孩"或"我是女孩"。4岁左右,孩子的性别意识基本就会很稳定了,之后他们会开始通过更加明显的行为来展示他们的性别认同,区分哪些是男孩做的事或女孩做的事。比如,女孩可能会更倾向于玩白雪公主之类的洋娃娃或过家家的游戏,而男孩子可能就会更倾向于玩小汽车或士兵打仗的游戏。随着孩子性意识开始萌芽,父亲对女儿的亲密举动。比如,亲吻很有可能会给孩子造成困惑,而嘴对嘴亲吻尤其会刺激这种性意识的发展。

2. 做个有界限的爸爸

俗话说,儿大避母,女大避父。道理虽然浅显易懂,但现实中很多爸爸却很难把握好分寸。参与带孩子的爸爸一不小心和女儿的亲密尺度过大,不仅容易引发外界的误解,也会打击他们带孩子的积极性。因为孩子的性别意识和自我保护意识很大程度上依赖父母的言传身教。真正爱女儿的爸爸不仅要注意把握和孩子的亲密尺度,还要警惕异性熟人和女儿的接触。

根据《"女童保护"2019年性侵儿童案例统计及儿童防性侵教育调查报告》披露,在性侵儿童案件中,熟人作案超七成。因此,女童从小就要树立对异性,尤其是熟人异性的界限。试想如果女儿不管是在家,还是在外面,和爸爸都很亲密无间,未来如何能和其他异性保持良好的界限呢?

不能触碰孩子的隐私部位。当孩子性别意识萌发后,爸爸就要回避给女儿洗澡、换衣服这些事。这是基本的异性身体界限。心理学家认为,在3~6岁这个阶段,孩子应该尽量避免与家长有某种"性意味"的接触,最常见的动作就是亲嘴。对嘴亲吻的行为会给孩子造成极大的困扰,可能会刺激孩子的性意识发展，引发孩子性早熟，进而影响孩子身体发育。不在孩子面前暴露身体。有些爸爸在家里不太注意穿着，甚至会裸露自己的身体，这会对女儿造成很多不好的影响。因为孩子好奇心很重，她们会下意识地观察别人的身体。如果孩子经常看到父亲暴露的身体，可能会导致性意识过早被激发，这是不妥当的。

3. 别拿孩子的隐私部位开玩笑

很多爸爸往往认为孩子还小，不懂事，喜欢趁着孩子还小的时候，在别人面前肆无忌惮地拿孩子隐私部位开玩笑，浑然不知自己的行为会给孩子幼小的心灵留下阴影。这种开玩笑的后果是当孩子长大之后有可能会形成不正确的性观念，甚至对性产生厌恶感。

4. 不要侵犯孩子的隐私权

当孩子3岁以后，他们的性别意识开始产生，已经具备了隐私权。这时候作为爸爸，就应该学会尊重孩子的意愿，不要侵犯孩子的隐私权。如果爸爸想进女儿的房间，要记得先敲门，征得女儿的同意后再进门；爸爸不可以未经女儿同意，就随便翻看她的私人物品；爸爸不可以在女儿洗澡时随便进入浴室。只有爸爸做到尊重女儿的隐私，孩子才能更好地做到自我尊重，父女关系也能持续健康地发展。

因此，父亲不可以让越界的爱伤害女儿幼小的心灵。父女之间，只有保持适当的界限感，才能更好地促进孩子身心健康的发展。

5. 要帮助孩子建立界限感

0～6岁是人类性发展的发芽阶段。这个阶段会经历口唇、肛门和生殖器的性发展。7岁到青春期前，是性发展的潜伏期，是发展控制性冲动的精神力量、性道德和性伦理的时期。那么，在女孩年幼时，父母需要做些什么来告知孩子什么是恰当的身体界限呢？

0～2岁的孩子是没有性别意识的。在孩子这个年龄段，父母要帮助孩子建立身体界限感，告诉孩子何处为隐私部位，并逐渐培养孩子注意保护身体隐私的观念，让孩子学会自我保护。

2~4岁的孩子开始形成性别意识,此时也是孩子好奇心较强的年龄。他们对异性很感兴趣,尤其发现异性身体与自己不一样时,将会产生极强的好奇心和探索欲。这时家长需要去引导,千万不可避讳不谈,否则会使孩子对性产生错误的认识,甚至可能发展成为性压抑。3岁之前,父母可以通过与孩子一起洗澡,教孩子认识自己的身体和异性身体。父母要告诉孩子哪些部位最为隐私,任何人不可看,不能碰等。比如,母亲要对女儿说:"男孩子不能摸女孩子的屁股、胸部和尿尿的部位。只有在家里,或者去卫生间和洗澡的时候,才能脱衣服。"

4~6岁是孩子建立性别界限的阶段。异性家长此时要注意把握和孩子的亲密程度,慢慢培养孩子的身体界限感和自我保护的观念,让孩子对性有正确的认识。只有家长做好以上的教育,让孩子清晰地认识到身体是不能随便给别人触碰的,才能让孩子减少异性的隐形侵害。

(十二)电子产品:孩子们如何拿得起,又能放得下

仇晓艳 陈津津

浩浩今年刚上初中,暑假期间养成了一有空就刷短视频、打手机游戏的习惯,作业也是拖拉应付,父母多次想要限制儿子手机的使用时间,可浩浩却总是讨价还价,带着手机东躲西藏,让家长苦不堪言。从网络时代到触屏时代,我们呼吸的空气里都充满了 Wi-Fi 信号。许多孩子一出生就被各种电子媒体包围了,电子媒体是他们生活的一部分。那么,父母到底该怎么做?

1. 0~4岁

这个年龄阶段的孩子,父母应当限制他们接触电子产品。根据世界卫生组织关于5岁以下儿童的身体活动、久坐行为和睡眠的指南,不足1岁的婴儿不建议有屏幕时间;对于1岁的幼儿,不建议有久坐不动的屏幕时间(如看电视或视频,玩电脑游戏);而2~4岁的幼儿久坐不动的屏幕时间不应超过1小

时，少则更好。因此，孩子到了 2 岁后，父母可以开始选择高质量的节目。此时，父母应该和孩子一起看或者在一旁陪同观看，并回答他们提出的任何问题。

在孩子拥有自己的手机或平板电脑之前，要告诉他应该如何使用。父母也应当以身作则。比如，家长不要在饭桌上查看自己的信息，当和别人面对面交谈时，要关注交谈的对象而不是漫无目的地盯着手机看。因为聪明的孩子总是在角落静静地看着父母。因为他们总是学习家长的做法，而不是家长的说法。

无论电子产品多么有教育意义，都不能替代孩子在自然环境中的学习。传统的游戏和开放的空间对孩子有非常重要的意义，家长要创造更多的情境让孩子在自由的空间里体验非结构化的游戏，让孩子们自己决定做什么，怎么做，仅仅只是为了玩而玩，而不是为了在游戏中闯关成功，或者学习一些特定的技能。孩子们应该体验到自己制订规则的乐趣，并在游戏过程中打破它们。在这样的游戏中，孩子可以发展创造力，获得做决定的经验，练习与他人分享与合作。

2. 5～11 岁

（1）和孩子一起看电子产品。如果家长担心孩子从媒体中得到不好的信息，最好的方法是和孩子一起观看，并指出一些不正确的观点。例如，家里的女孩过于关注其他女孩的长相，发现孩子看到不健康的相处关系或不切实际的美貌标准，尽可能地解释真实的情况是什么。这可以引导孩子发展正向的价值观，也能教会孩子主动而不是被动地观看电视和电影。相反，如果家长不希望孩子玩某一特定的游戏或看某一特定的节目时，父母要尽可能、具体地解释不建议看这种内容的理由，不要只是说它是坏的或不健康的。家长如果能以共同学习者的角色参与到电子产品的观看中，并和孩子讨论看的内容，就会调动儿童的学习积极性，提高学习活动参与度，也能增加亲子互动，促进亲子感情。

（2）限制屏幕的使用时间和场所。我们建议父母对孩子的屏幕时间设定

三、心理和发育行为

合理的界限。例如，有些家长规定非学习目的地使用电子产品每天累计不宜超过 1 小时；早上是孩子头脑最清醒、最有活力的时间，睡前 1 小时是孩子为睡觉做准备的时间段。因此，这两个时间段应当限制电子产品的使用。同时家长也要指定无电子产品的环境，如卧室、餐桌以及与他人交谈的情境。家长要教会孩子从小建立并执行这些规则，教会孩子成为健康的屏幕使用者。

（3）筛选高质量的屏幕内容。高质量屏幕内容应当是与年龄相适应、能调动孩子的想象力，且能够传递正确的价值观的内容。当家长发现孩子浏览不适宜的内容时，应当给予告知和解释，并对孩子进行合理引导。

（4）屏幕不应成为奖励首选。电子产品对孩子们有巨大的吸引力，一旦我们把屏幕时间作为孩子们良好行为奖励的首选或因不良行为惩罚的唯一选项时，就会使电子产品变得更加诱人和具有吸引力，从而增加孩子对电子产品的渴望。因此，家长应当对电子产品视作与其他工具进行同等对待，减少孩子过多的期待和渴望。

（5）鼓励其他活动。有许多其他活动也可以获得更多乐趣。比如，在户外追逐嬉戏、做运动、看书及做手工等。家长应当鼓励孩子发展广泛的兴趣，父母也要以身作则。让孩子看到父母在看书、烹饪食物和发展兴趣爱好，并将这些活动作为孩子好行为的一种奖励。

（6）客观对待两性内容。家长应当知道好奇心往往是个体很大的内在动力，所以不要羞于谈论关于性的话题。当家长察觉孩子发现了类似的内容时应当和孩子进行一些坦率地、开放地交流，传递正向积极的关于两性的价值观。如果孩子可以从父母那里听到自己想要了解的内容，那么他们就不太可能在互联网上苦苦寻找答案，而且他们会更有可能分享他们在网上看到的或从朋友那里听到的东西，并请求家长的解释。

3. 12～18 岁

对于青春期的孩子而言，他们的前额叶系统还未完全发育成熟，虽然已经具备一定的自我控制和自我管理能力，但是理性思考、调控自己情绪和行为的能力还不完善。父母应坚持合理引导、适当干预的原则，让孩子逐步养成自我监管使用电子产品的习惯。

（1）积极关注、保持尊重。多关注孩子的心理和行为变化，给予孩子一定的个人空间，尊重孩子的想法，保持和谐的亲子关系。一旦孩子发生情绪波动时，应当耐心地倾听和给予情感的支持。

（2）充分信任与协商。日常生活保持对孩子的充分信任，理解孩子当下遇到的困难，然后与孩子共同商讨关于电子产品使用的规则，如是否可以带到学校玩、什么时候可以玩手机、一次可以玩多久、如果超时会有怎样的惩罚等。一定要在孩子认可家长制订的规则下，而不是家长"一言堂"，只有这样才能让孩子有意愿遵守规则。

（3）客观看待、正确引导。正确看待孩子使用手机，当孩子玩手机时不要如临大敌，手机就是生活中的一个工具，并不是洪水猛兽。引导孩子充分利用手机带来的正面价值，如查阅资料、解决问题以及建立人际关系等。

总之，关于儿童屏幕的使用应当根据儿童不同的年龄、特点等进行灵活的管理和引导，不宜一刀切。只要孩子使用电子产品在可控的范围内，不必过于担忧。家长不要只盯着电子产品的使用"时间"，而应结合儿童的特点、使用情境和内容等，来评判电子产品到底是促进，还是阻碍了孩子的健康与发展。

四、中医保健

（一）浅谈儿童中医食疗

李 颉 李 华

食疗即食物疗法，是指利用适宜的食物防病治病，或促进病体康复。它既不同于药物疗法，也与普通的膳食有很大的差别。最显著的特点之一，就是"有病治病，无病强身"，对人体基本上无毒副作用。食疗主要是针对亚健康人群，其次才是患者，是药物或其他治疗措施的辅助手段。

1. 食物的性味分类

我国自古就有"药食同源""医食同源"的说法。食物同药物一样，有四性五味，但不如药物强烈。"四性"即寒、热、温、凉4种食性，"五味"即酸、苦、甘、辛、咸（淡）5种味道。凉性和寒性，温性和热性，在作用上类似，只是作用程度方面稍有差别。

一般认为，寒、凉性食物大多具有清热、泻火及解毒作用，味道苦或甘，如绿豆、鱼腥草，常用于热性病证。凉性食物多味甘，有清热养阴作用，如梨、冬瓜等，可改善于口渴、咽干等热病伤气阴症状。热性食物多味甘、辛，有驱寒温中作用，如桂皮、花椒、韭菜等。温性食物也有温中、散寒作用，较热性食品温和，如鸡、鸽、红糖等，常用于寒性病证。此外，有些食物其食性平和，称为平性，平性食物有健脾、开胃及补益身体的作用，如扁豆、猪肉及怀山药。食疗的饮食护理必须根据个人的体质、疾病的性质选择适合的食物，促进身体的康复。

2. 儿童中医食疗的注意事项

中医学认为小儿脏腑功能尚未发育完全，有"成而未全，全而未壮"的生

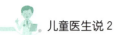

理学特点。食疗需根据小儿体质特点、脾胃消化吸收功能状态,因人、因时、因地制宜。临床上,常见到不少家长不分小儿体质强弱,盲目进补或长期偏食某一类食物,造成体质改变而患病的。

平时怕热喜凉,多动烦躁、口臭便秘的孩子,多属于热性体质。此类小儿易患咽喉红肿发热。日常食疗原则是:清热为主,宜多食甘淡寒凉的食物。如冬瓜、白萝卜、绿豆、莲藕、鸭肉、梨及西瓜等,忌食辛热之品,如鸡、鸽、羊肉、桃子及橘子等。平时怕冷懒动、胃纳欠佳,食生冷物易腹泻,大便溏薄的孩子,多属于虚寒性体质,常易反复受凉感冒、腹泻。此类小儿食疗原则是:温养脾胃,宜多食辛甘温之品,如羊肉、鸽肉、牛肉、鸡肉、核桃、龙眼及红枣等;忌食寒凉之品,如冷饮、西瓜、梨、猕猴桃及火龙果等。总而言之,根据体质作饮食调养保健是很有必要的,做到"辨证施食",才能更科学、更合理地养育孩子。

(二) 儿童慢性咳嗽的中医调护

李 战　郭爱华　叶智祺　崔庆科　李 颉　李 华

慢性咳嗽是秋冬季节儿科的常见病和多发病,是指儿童咳嗽时间超过4周,咳嗽为主要或唯一的临床表现,胸部X线片未见明显异常者。

引发儿童慢性咳嗽的常见病因有咳嗽变异性哮喘、上气道咳嗽综合征、呼吸道感染后咳嗽、胃食管反流性咳嗽等。近年来,随着生活环境污染加重,儿童慢性咳嗽发病率呈逐年升高的趋势。慢性咳嗽病程较长,病因复杂,且不同年龄段患儿的病因差异明显,临床诊治有一定的难度。除咳嗽本身可能给患儿造成的严重损害之外,还可能导致患儿机体免疫功能亦逐渐下降,甚至发生严重的并发症。

中医学将咳嗽归属肺系疾病范畴,慢性咳嗽在中医学属于"久咳""风咳""顽咳""内伤咳嗽"的范畴。此外,咳嗽与其他脏腑关系密切,"五脏六腑皆

四、中医保健

令人咳,非独肺也。"因此,在儿童慢性咳嗽的治疗中,中医学需要辨证论治,将咳嗽分为外感咳嗽和内伤咳嗽。

一般而言,起病急、病程短,伴有发热、鼻塞、流涕等外感表证者为外感咳嗽;病程较长,起病缓,伴有不同程度的脏腑功能失调者为内伤咳嗽。外感咳嗽又可分为风寒咳嗽和风热咳嗽。风寒咳嗽主要伴有咳嗽频发、咽痒、痰白清稀、鼻塞、流清涕、发热、头痛、全身酸痛等症状;风热咳嗽主要有咳嗽不爽、痰黄黏稠不易咯出、口渴咽痛、鼻流浊涕等表现。内伤咳嗽主要可分为痰热咳嗽、痰湿咳嗽、气虚咳嗽及阴虚咳嗽等证型,不同证型表现和治法、处方不同,建议由专业中医生进行辨证论治。

1. 儿童慢性咳嗽可以吃梨止咳吗

梨是日常生活种常见的一种水果,在秋季大量上市。在中医学理论中,秋季属肺,肺在色为白,白色的梨子特别适合在秋燥时节品尝。梨性凉多汁,味甘,具有生津、清热、润燥化痰的功效,既可食用,又可入药,当咽喉干痒、痰粘难咯等肺燥咳嗽、阴虚肺热咳嗽时可饮梨汁润肺止咳。但生梨性寒,不适合脾胃虚寒的人食用,也并非适用于所有的咳嗽。如风寒感冒导致的咳嗽就不适合吃生梨;咳嗽痰多,食滞纳呆,舌苔厚腻等痰湿咳嗽、气虚咳嗽时也不适合服用。将梨炖煮成汤或者隔水蒸熟后食用,它的寒性会有所下降。蒸熟的梨同样有清热止咳、润肺化痰的功效,但依然要注意,体质虚寒的人不宜多吃梨。

2. 儿童慢性咳嗽在饮食上要注意哪些

慢性咳嗽属于内伤咳嗽,在儿童中多有饮食不节的因素存在。儿童自控能力差,常食生冷甜腻的食物,容易造成食物停滞,最终导致脾运不畅,水谷不化而生湿痰,侵袭肺脏,导致咳嗽。因此,膳食调整极为重要,特别是在咳嗽初愈时,避免食用肥甘厚味,为虚弱的脾胃争取更多时间恢复,在饮食上应逐步向普食过渡,且食量的增加亦应循序渐进。

慢性咳嗽的儿童日常饮食应清淡、营养、易于吸收,杜绝生冷、寒凉、辛辣油腻、甜腻,避免伤食、积食。选取具有甘、温特性的食材如怀山药、大枣

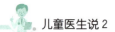

及蛋、肉类等，增强脏腑功能，为机体的生长和发育提供源源不断的营养成分。同时宜增加具有促进消化的山楂、白萝卜及绿叶菜等食物，一方面解除油腻，另一方面避免进补积食。其次，饮食需做到定量和定时，养成良好的进餐习惯，水果适量吃、少吃或不吃零食饮料，来维护胃肠功能。家长应注意观察孩子的健康情况，遵循饮食适量原则，切不可进补过盛，而伤及脾胃，诱发疾病。

在日常生活中还要注意：重视预防，避免各种诱发因素，远离灰尘、花粉、油漆、香烟及油烟等刺激性气味，避免接触过敏原；居室内保持适宜的温度和相对湿度，空气新鲜；适当进行户外运动和体育锻炼，避免剧烈运动，增强体质；根据气候变化增减衣物，防止感冒，冬季外出应戴口罩，有外感病症要及时治疗。

3. 儿童慢性咳嗽如何使用穴位敷贴

穴位敷贴疗法是防治儿童慢性咳嗽的常用的有效方法。主要包括"三伏贴"和"三九贴"，是指按照季节时令的特点，结合经络与中药，将中药直接贴敷于穴位，达到治病、防病的作用。"三伏贴"是根据"春夏养阳"中医学养生治病指导思想，对冬季气候寒冷时好发的一些宿疾（如咳喘病），在夏季气温高和机体阳气旺盛时，给予养阳补益的敷贴疗法，能有效地祛除体内寒邪、痰湿病根，达到防治冬季易发疾病的目的。"三九贴"是指冬至后的 3 个 9 天，进行穴位敷贴，可扶正祛邪，调补阴阳，防治虚寒性疾病（如冷敏感型哮喘，冻疮等），对夏天三伏贴的疗效也可起到加强和巩固的作用。两者阴阳并补，统称为"伏九贴敷疗法"。

4. 儿童慢性咳嗽如何使用膏方调理

中医学膏方是根据个人体质、证候，辨证组方后，将药物加水煎煮，去渣浓缩后，加入辅料收膏做成的内服中药制剂。能改善人体阴阳平衡、调整脏腑气血，具有一人一方一膏的特点，是中医学独特的调补方式。小儿脾常不足，又处于生长发育期，滥用补药会导致消化不良、性早熟等不良反应。因此，小儿膏方有别于成人，用药温和，少用大补滋腻药物，多用健脾和胃、平调阴阳的药物,使用的辅料也多为莲子、怀山药、核桃仁及冰糖等食物,使药补食补相结合,口感香甜可口,易被小儿接受。 小儿膏方适用于慢性咳嗽、反复呼吸道感染等体质虚弱的患儿。

5. 儿童慢性咳嗽的居家推拿方法有哪些

(1) 按揉天突穴。 穴位位于颈部,当前正中线上,胸骨上窝中央,在左右胸锁乳突肌之间。 中指指腹按住穴位,吸定(手指下皮肤不能随动作移位)小范围画圈揉动。 力量以舒适、不产生恶心感为宜。 次数不定,根据咳嗽情况加减,一般不超过 50 次。 频率在每分钟 120~150 次(图 4-1)。

(2) 分推肩胛骨。 沿着肩胛骨内侧,用大拇指腹或小鱼际贴住皮肤自上而下推动,次数不定,以皮肤微微潮红为宜,一般不超过 100 次,力量需要渗透至皮下组织。 频率在每分钟 50~60 次。

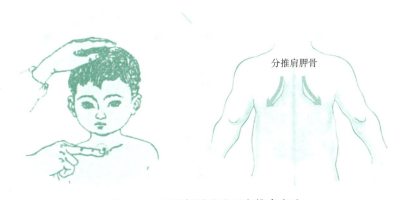

图 4-1 儿童慢性咳嗽居家推拿方法

(三) 春季易过敏,试试给孩子调理体质

李 华

过敏性疾病在现代医学的概念中属于Ⅰ型变态反应。 病变可发生在身体的各个组织器官。 临床常见的疾病包括过敏性鼻炎、咽炎、哮喘及湿疹等。

这些都属于黏膜的变态反应性疾病，表现在鼻、咽、胃肠、支气管及皮肤的不同部位。

中医学认为，过敏性疾病病机为肺脏虚弱，卫表不固，外邪侵袭鼻窍致病，与脾肾密切相关。人体正气不足是导致该病反复发作、迁延难愈的重要原因。由于自然界中过敏原成千上万，确诊起来十分困难，改善易过敏者的体质是中医学防治过敏性疾病的重要手段。通过口服汤药、针灸、推拿及中药穴位敷贴等内外合治等中医方法调理体质，有助于增强患儿抵抗力，防治过敏性疾病。

1. 从中医学的角度看，过敏性疾病是怎样发生的

（1）正气不足。这是疾病发生的内部因素，病因或为寒、热、虚及实。发病于肺之鼻窍则为鼻鼽，或发病于肺之皮毛则为奶癣（湿疹），或发病于肺之本脏则为哮症。

（2）先天遗传因素。父母的体质、饮食嗜好、孕期胎养等因素在很大程度上影响着子女的体质。因而，小儿的体质有着寒热虚实的显著不同。

（3）后天环境因素。生活环境、不同地域、营养喂养等因素的长期影响，也会造成特点各异的小儿过敏体质；若恣食肥甘厚味，乱服营养保健品，势必伤脾；若将养过温，致小儿汗出过多，耗气伤阴；小儿生病时，由于诊疗不当，或用药过于温燥，形成阴虚内热的体质，或用药过于苦寒，形成阳虚内寒的体质。

2. 从中医学角度看，如何判断宝宝的过敏体质

（1）青筋：小儿面部、腹部或手、手指发青筋，中医学认为有寒、惊、积、淤等因素。大量的观察表明，"青筋宝宝"较其他孩子免疫功能低下、有血瘀征象、体质虚弱，容易反复感冒和患有哮喘的孩子鼻根部有青筋的比例很高。

（2）舌苔：过敏性患儿多为白腻苔或花剥苔。舌苔白腻，是脾胃虚弱、气血生化不足的病理产物，苔腻越厚，则表示病程越长，湿毒越深。舌质花剥，是胃的气虚阴亏表现，孩子易反复感冒及脾胃功能失调。

（3）症状：食欲、精神状态、睡眠、出汗及大便等异常，有湿疹及家族史。

3. 中医学治疗的优势和主要治疗方式是什么

中医学治疗的优势在于未病先防、既病防变。改善过敏体质是中医学防治过敏性疾病的重要手段。对于具有过敏体质而未发病的人群，应积极改善其过敏体质，预防相关疾病。发作期治疗应固表祛邪，标本兼治，缓解期治疗则应注重固表御邪，提高机体的抵抗力，缓以治本，从而最大限度地改善过敏体质，减少过敏性疾病的发作。中医学治疗的方式有中药汤剂、穴位敷贴及小儿推拿等。

（1）中药汤剂治疗。过敏性疾病往往以卫表虚弱、营卫不和为病理学基础，调和营卫、固表祛邪是治疗过敏性疾病的关键之一。发作期治疗应固表祛邪，标本兼治，缓解期治疗则应注重固表御邪，提高机体的抵抗力，缓以治本，从而最大限度地改善过敏体质，减少过敏性疾病的发作。

（2）穴位敷贴治疗。将中药外敷在人体相应穴位，通过药物的渗透吸收，可以最大限度地驱散体内寒气，调整阴阳，从而改善体质，提高人体免疫力。适合反复呼吸道感染、过敏性哮喘、慢性咳嗽、过敏性鼻炎、咽炎、扁桃体炎及免疫功能低下等疾病。

（3）小儿推拿治疗

1）过敏性鼻炎：中指指腹揉迎香、鼻通、印堂穴，各 1～2 分钟；捏鼻，10～15 次；擦鼻翼，以局部发热为止；左右双手交替拿颈项各 10 次。以上每日早晚各 1 次，有病时每日可增加 1～2 次。

2）过敏性哮喘：中指指腹点揉膻中穴、天突穴，各 1～2 分钟；用两掌掌根从腋下向胯部上下搓胁肋，10～20 次，宽肠理气；以肚脐为中心，用手掌以顺时针方向揉腹，3～5 分钟，温补肾阳。

3）湿疹：用拇指指腹按压在曲池穴上，每次按揉 3～5 分钟，按压力度以酸胀感为适宜，可清热解表，散风止痒。用大拇指来回环揉合谷穴，每次按揉 3～5 分钟，可疏风散表，宣通气血，通络镇痛。

4）捏脊：小儿取仰卧位，家长在患儿左侧，用两手拇指、示指和中指捏住小儿脊椎骨上皮肤，从尾骨处开始拿捏，直到平肩处，捏脊 5 次。

（四）暑期调养，冬病夏治

李 华 李 颉

1. 暑期调理对学龄前孩子特别是体弱儿有哪些独特的好处

每当暑假来临，家长都会给孩子安排丰富多彩的假期活动。要知道，夏季也是中医调理增强体质的好时机。体弱多病的孩子可以利用这段时间调养身体，为日后的健康体魄打好基础。那么，暑期调养有哪些好处呢？

中医学经典《黄帝内经》中就有"天人合一"和"春夏养阳"的四季养生理论。夏季是生长的季节，万物繁荣，阳气蒸腾，气血通达肌表，毛孔开，汗出多，汗多则易伤阳气。此时，体表的气血最旺盛，体内的阳气相对不足。现代人离不开空调冷饮解暑，殊不知透骨的凉气趁机进入体内，小儿尤其是体弱儿本身阳气不足，加之平时喜静少动，阳气不得升发。这类生活中的小疏忽都给孩子秋冬发病埋下病根。因此，在酷暑季节，固护阳气是十分重要的养生法则。

中医学将阳气视为人体生命活动的动力。学龄前期儿童正值生长发育高峰，充足的阳气可维持脏腑的正常功能，为孩子生长发育打好坚实的基础。体弱儿气血不足，反复生病，影响脏腑功能，导致生长发育缓慢。家长在暑期可使用中医的方法鼓舞阳气，调节阴阳，达到"阴平阳秘，精神乃治"，从而减少秋冬患病。同时，冬病在炎夏多处于相对稳定期，此时孩子的体质不会受到急性发作期体征的干扰，医生容易观察到孩子体质的本质。调理时有的放矢，药效直达病所，疗效更显著。

2. 什么是"冬病夏治"

简单地说，"冬病夏治"是预防虚寒性疾病的一种传统中医学治疗方法。虚寒性疾病有个显著特点，就是遇冷则诱发或加重，好发于寒热交替之时或寒冷的秋冬季节，故称为"冬病"。在小儿，常见的"冬病"为哮喘、过敏性鼻

四、中医保健

炎、反复呼吸道感染，慢性咳嗽、冻疮、虚寒性腹痛或腹泻等。中医学认为"虚"和"寒"是上述这些疾病的重要发病因素，而"春夏养阳"，在暑期调理体质以应对"冬病"，即所谓"冬病夏治"了。根据中医学理论，夏天气温高，自然界的阳气比较旺盛。在这个季节通过一定的方法可以更好地补充体内虚损的阳气，祛除体弱儿的痰湿内邪，从而达到预防和治疗虚寒性疾病的目的，也就是"春夏养阳"。

3. 哪些儿科病适合"冬病夏治"

（1）呼吸系统疾病

1）复感儿：患儿平时体质较差，不耐风寒，每遇气温变化或遇他人感冒即发病；或用药不当，过多地服用发汗、解表等药和抗生素，导致正气耗损，抵抗力下降，引起反复感染。中医学认为这些都是"肺气虚、肺卫不固"所致。

2）哮喘：儿童哮喘反复发作，中医学认为这类患儿多属于肺、脾、肾三脏功能失调，痰饮内伏。

3）过敏性鼻炎：中医学认为"肺开窍于鼻"，由于肺气虚，卫外不固，肺窍不利，常见晨起或者受寒后不断鼻塞流涕、打喷嚏，有时还伴咽痒、眼痒等。

4）慢性咽炎：由于鼻炎分泌物刺激、过敏体质或抵抗力降低引起，导致久咳不愈，咽喉红肿，甚至诱发其他疾病。

（2）消化系统疾病：小儿"脾常虚"，因长期饮食不节，喜食生冷煎炸食品，长期应用抗生素或病后未及时调理引起，导致小儿脾胃受损。这类孩子一般表现为面色发黄，或鼻梁青筋、厌食、消瘦、经常腹痛、恶心呕吐，容易腹泻或便秘，出汗多等症。

（3）其他如冻疮、风湿性疾病等：由于正气虚弱，冬季风寒湿邪乘虚而入，流注于经络、关节及肌肉，气血运行不畅所致的各类疾病，均适合冬病夏治。

4. "冬病夏治"的暑期调理，具体应该怎样操作

说到冬病夏治，人们马上想到穴位敷贴。其实，冬病夏治还可以内服中药、艾灸、拔罐、针刺、刮痧及中药熏蒸等，医生会根据患儿的年龄和病情选

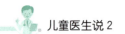

择个性化治疗方案。常见的"冬病夏治"方法有下面的种类。

（1）三伏贴：即在三伏天里进行穴位敷贴的治疗。夏季三伏是指初伏、中伏及末伏的合称，是一年中最炎热的时候。此时，人体经脉气血运行充盈，毛孔张开，将辛温祛湿的中药外敷在人体相应的穴位上，通过药物渗透皮肤，吸收药性，可以最大限度地驱散体内寒气，最易恢复和扶助人体阳气，从而改善体质，提高人体免疫力，防止冬季疾病发作。选择三伏天进行敷贴治疗，最早记载于清代医家张璐的《张氏医通》："冷哮灸，肺俞、膏肓、天突，有应有不应。夏月三伏中，用白芥子涂法往往获效"。是指将某些对皮肤有刺激性作用的药物进行处理后，敷贴于体表穴位，致使穴位局部皮肤充血、发疱甚至化脓，对疾病起到"外惹内效"作用的一种外治法。张氏将天灸疗法与"冬病夏治"理论结合在一起，天灸择时而施，为之后人们用此法治疗哮喘的时机提供了参考，成为了我们现在看到的三伏贴的雏形。随着科技进步，如今三伏贴不限于单纯药物外敷穴位，在外敷中药同时配合仪器理疗可缩短治疗时间并发挥更好的疗效，目前已广泛应用于临床。

（2）中药内服：三伏时节人体一身阳气最为旺盛，阴寒之邪气最为衰弱，阳虚寒盛的患者，此时服用温阳祛寒中药最为得益。需要注意的是，应去正规中医诊疗机构，辨证用药。

（3）艾灸：是以艾绒等成分制成灸材，点燃后悬放于穴位或病变部位，借助灸火的热力及药物作用，达到防治疾病的目的，具有温经散寒、消瘀散结、防病保健的作用。

（4）其他如中药热敷、熏洗等。夏季人体皮肤的血液循环旺盛，汗腺及毛细血管普遍开放，皮肤通透性较好，用药物热敷及熏洗吸收较平日快。用温经通络的药物如桂枝、细辛等熏洗，对预防冬季冻伤有很好的效果。另外，还有夏季食疗等时令调理方法。

5. 带孩子做三伏贴要注意什么

（1）三伏贴治疗需患儿配合，因此，宝宝最好年龄满2周岁。

（2）敷贴后不宜剧烈运动或大量出汗、不宜贪凉，否则影响疗效。

四、中医保健

（3）若敷贴期间感冒发热，应暂停敷贴，待痊愈后恢复治疗。

（4）敷贴时皮肤出现轻微瘙痒是正常现象。一般应在规定时间揭掉药贴，但若感到特别灼痛，则可以随时揭除。极少数治疗者在敷贴局部皮肤出现水疱，轻者可涂抹碘伏，严重者建议前往医院处理。切勿自行挑破水疱，注意预防感染。

6. 夏季可以给孩子做哪些养生食疗

（1）姜丝粥：俗话说"冬吃萝卜夏吃姜"。夏季多生冷饮食，脾胃虚寒的孩子可每隔三五日煲一次姜丝粥。鲜姜辛温，具有散寒发汗、温胃镇痛的功效，用它治疗虚寒导致的食欲不振、胃炎有不错的疗效。

做法：选鲜姜1～2克，粳米50克。生姜洗净切丝，粳米淘洗干净。把鲜姜切丝和粳米一起下锅煮至稀烂，早饭时可趁温热喝上一小碗，振奋脾阳，和中祛湿。

（2）白扁豆粳米粥：扁豆是一味甘淡温和，健脾化湿药的良药。《长寿药粥谱》引《延年秘旨》记录了白扁豆粳米粥可健脾养胃，清暑止泻。适用于食少呕逆，慢性腹泻，暑湿泻痢等脾胃虚弱的小儿。

做法：每次取炒白扁豆60克，或鲜白扁豆120克，粳米60克，同煮为粥，至扁豆烂熟。夏秋季可供早晚餐服食。暑湿泻泄，脾虚乏力，食少便溏，中暑发热，夏季烦渴均可服用调理。

（3）薏苡仁莲子汤：莲子为时令之品，生熟皆可食用，有健脾安神，补虚固涩功效。薏苡仁淡渗利湿。两者皆为补虚上品，炎夏服用清暑热且不伤脾胃，适合体虚儿童。

做法：取莲子20克，薏苡仁10克。先将莲子、薏苡仁放入油锅中炒，然后加水，可加适量银耳一起焖熟。饮品有滋阴养神、祛热祛暑的功效。

（4）怀山药小排汤：怀山药补脾胃亏损，健脾益肺固肾，为肺脾肾三脏同补之佳品。猪肉补肾滋阴，养血润燥，益气。两者同煮可治疗久咳不愈、脾虚泄泻等。

做法：小排400克、怀山药150克、生姜3片。将怀山药轧细筛，调入凉水,边煮边搅,两三沸即成,加少许白糖调味。有补脾止泻,补肾收摄的功效。治劳伤咳喘,脾虚泄泻,以及一切羸弱虚损之病。

调理体质需要一个较长的时间,非一蹴而就之事。因此,"冬病夏治"时小儿特别是体弱患儿,在调理过程中可能出现生病的情况,这时家长不要着急,勿盲目停止治疗,而应将病情变化及时反馈给医生,由医生根据情况调整方案。日常生活勿贪凉,"冬病夏治"效更佳。炎夏时节,人们离不开空调、冷饮,导致寒凉之气进入体内,不但影响"冬病夏治"疗效,也会给秋冬发病埋下病根。因此,日常生活起居也要注意。

(五)冬令儿童中医养护

郭爱华　李　华

冬季是儿童尤其是体弱儿童发病的高峰,不仅支气管炎、肺炎等呼吸道感染性疾病的发病率显著升高,哮喘、鼻炎及鼻窦炎等疾病也易反复发作。为何会这样?从中医学"天人合一"的理论来说,冬季人体阳气与自然界的阳气一起向身体内部收敛。当敷布于体表的阳气相对减少时,身体抵御外邪的能力也可能下降,就是我们俗称的抵抗力下降。如何避免这种情况的发生,并为孩子来年春季的良好生长发育打基础呢?

1. 注意保暖

在冬季,人体外部气候寒冷,内部阳气不足,如不注意防寒保暖,就容易感受风、寒、湿邪而生病。儿童自理能力欠佳,温度变化时不懂自行添减衣物,往往运动时体热脱衣,运动后也不再穿上,待安静后觉得寒冷时,外邪已乘汗出腠理开泄之时,侵入肌肤脏腑,就此可能导致感冒、咳嗽等病症。建议家长为孩子准备垫汗巾,汗出后及时更换,保持衣物干燥温暖;教孩子学会自己穿脱衣物,运动时或进入温暖环境时脱去外套,运动后或离开温暖环境时立即穿上,保持身体温暖;保持足部温暖,冬季穿袜,不露足踝,每晚可用温水泡脚 5～10 分钟，促进足部末梢及全身血液循环，并通过对足部穴位经络的刺激，温通调畅全身气机。如家长想用艾叶、生姜等药物泡脚，因孩子个体体质不同，需咨询专业中医生。

2. 服用小儿膏方

冬季树叶凋零，是将营养藏于树干，为来年春季树木重新生长做准备。同样，冬季人体阳气封藏，是为了固护精气，为来年蓄积力量。小儿膏方根据个人体质和证候来辨证组方，具有一人一方一膏的特点。将药物煎煮、去滓、浓缩，加入辅料收膏后做成的内服中药制剂，能平衡阴阳、补益气血，调节脏腑，是中医学独特的调补方式。

3. 进行"穴位贴敷"

"冬病冬防，三九贴敷"和"冬病夏治，三伏贴敷"同防治冬病的治疗体系，是中医学"伏九贴敷疗法"的姊妹篇。三九贴作为一种常用的外治疗法，意在"冬病冬防"。依据中医学"天人相应"理论，顺应四时气候特点，通过药物对穴位的温热刺激，起到扶正固本、调节阴阳的作用，从而调动人体潜能，激发正气，抵抗外邪。

4. 冬季儿童保健推拿

补脾经：可健脾胃，补气血。在小儿拇指螺纹面顺时针旋推（图 4-2），300～500 次。

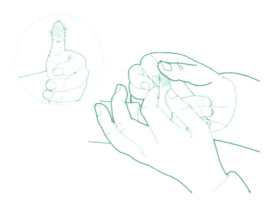

图 4-2 儿童保健推拿——补脾经

补肾经：能温肾补脑，温养元气。将小儿小指指面向上，由小儿小指指尖推至指根（图4-3），300~500次。

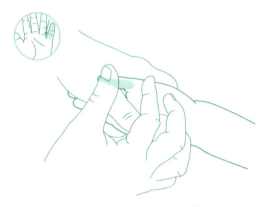

图4-3 儿童保健推拿——补肾经

捏脊：可调整阴阳，通经活络，促进气血运行，改善脏腑功能（图4-4），3~5次。

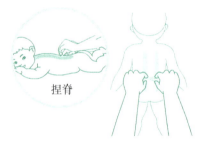

图4-4 捏脊方法

5. 冬季食疗

所谓"民以食为天""药补不如食补"，这里根据不同体质的小儿，精选了几个非常实用的中医学儿童食疗方，一起来学学吧。

（1）莲子山药粥：适用于形体消瘦、大便溏薄、食欲不振的脾胃虚弱小儿。

做法：莲子30克，怀山药80克，粳米50克。将莲子去皮及芯，加怀山药、粳米及水煮粥食用。

（2）开胃健脾茶：适用于胃口不佳，口淡无味的厌食小儿。

做法：山楂 20 克，乌梅 5 克，麦芽 10 克，甘草 5 克，水 150 毫升，煎汁 100 毫升，当茶饮，日一剂，连续 1 周。

（3）黄芪山药黑豆羹：适用于面色苍白、动辄汗出、神疲乏力的气虚小儿。

做法：黄芪 10 克，怀山药 20 克，黑豆 20 克，先将黄芪煮水，再用黄芪水将怀山药、黑豆炖烂。

（4）麦冬粥：适用于唇红干裂、易发口腔溃疡、大便干硬、脾气急躁的阴虚小儿。

做法：麦冬 15 克，粳米 100 克。麦冬洗净，放入锅中，加适量清水，煮成药汁，去渣取汁备用，将洗净的粳米和麦冬汁熬煮成粥食用。

（5）桑葚龙眼陈皮饮：适用于面色苍白，唇色、指甲淡白，手足欠温，皮肤粗糙的血虚小儿。

做法：桂圆肉 3 颗、桑葚 3 克、陈皮 1～2 克，用沸水冲泡即可饮用。

（6）紫菜萝卜汤：适用于咳嗽虽不多，长期喉中有痰声的小儿。

做法：紫菜 25 克，萝卜 250 克，陈皮 5 克，高汤、芝麻油、酱油、盐适量。紫菜放入清水中泡软，萝卜洗净切丝，陈皮洗净备用；锅中加少量高汤，放入萝卜丝、紫菜和陈皮，武火煮沸后改文火煮 20 分钟，加适量芝麻油、酱油，和盐调味。

（六）教你鉴别冬令进补药材

李 华

俗话说"冬令进补，来年打虎"，入冬后，很多家长都想着给容易生病的体弱儿进补，特别是选择中药食疗来调理。目前，市面上特别是一些贵重中药材，常常真假难辨。这里教您简单的鉴别方法。

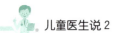

1. 冬虫夏草

冬虫夏草是珍贵的滋补佳品,有调节免疫系统功能、抗肿瘤、抗疲劳及补肺益肾等多种功效。可将其与鸭、鸡及猪肉等炖服,用于病后体虚或者自汗畏寒的体虚患儿。

鉴别要点:正品的冬虫夏草分成"虫"和"草"两部分。"虫"体表面呈深黄到浅黄棕色,在虫和草的结合部位,头尾部的颜色会发生一定程度的变化。"草"的部分即子座,则呈现枯树枝的颜色,色泽较深。正品的冬虫夏草腹面有足八对,位于虫体中部的4对非常明显。子座自虫体头部生出,上部稍膨大。长可达4~7厘米,直径约0.3厘米。正品的冬虫夏草掰开后有明显的纹路,虫草中间有一个类似"V"形的黑芯,其实这是虫的消化线。正品的冬虫夏草稍带有干燥腐烂虫体的腥臊味并掺杂有草菇的香气。这是冬虫夏草特有的气味。

2. 人参和西洋参

人参和西洋参都是比较名贵的滋补品。两者都是参,形状都很相似,都具有抗疲劳、增强人体免疫力等作用,但两者的药效、适用人群都有着天壤之别。

鉴别要点:人参表面上端横纹较粗大,其断面黄白色,具有"菊花纹"状;西洋参表面上端横纹较细小,其断面白色,形成"梅花纹"状。人参性微温,具有大补元气、补脾益肺、生津、安神益智的功效。西洋参又称花旗参,性凉,具有益肺阴、清虚火、生津止渴的功效。

进口和国产西洋参鉴别:进口西洋参主根呈圆形或纺锤形,外表横纹细密,呈浅黄色或黄白色,断面平坦,有细密菊花纹理,气香而浓,味微甜带苦,口感清爽。而国产西洋参呈长圆柱形,表面较光滑,颜色偏黑,纵纹明显,切片内层多实心,无菊花心纹理,口嚼苦重或淡。实际上,"正宗"的西洋参在市场上已很少能见到了,无论是进口,还是国产的,大多是人工种植,本质上没有显著区别。

3. 川贝

川贝具有化痰止咳、清热散结等多种功效,是常见的中药材。 正品的川贝为百合科植物,按性状不同分别称为松贝、青贝和炉贝。

(1) 松贝:外形呈类圆锥形或近球形,外层两片鳞瓣,一瓣紧抱另一瓣,形如"怀中抱月",顶端闭合,稍尖或钝圆,底部平,微凹入,偶有残存须根,称"蒜泥点"。 质地坚硬且脆,断面白色。

(2) 青贝:形状类扁球形,外层两片鳞瓣大小形态相近,相对抱合,如"观音合掌"。

(3) 炉贝:外形呈长圆锥形,在川贝中个体最大。 外表类白色或浅黄棕色,有的具棕色斑点,俗称"虎皮斑"。 质地不如上两种川贝坚实,断面较粗糙。

松贝与青贝的明显区别在于松贝的两片鳞瓣大小悬殊,而青贝的鳞瓣大小相近;炉贝个体最大,呈长圆锥形,色显黄白,或有"虎皮斑"。 川贝均以质坚实、粉性足、色白者为佳。

4. 西红花和红花

红花和西红花虽差一字,两者都有活血化瘀通经的作用,但西红花功效较强,有增强免疫力、降血压、降血脂作用,又兼凉血解毒之功。

鉴别要点:西红花又称藏红花、番红花,药用部位为其红色雌蕊,有油润光泽,细长线型,柱头三分枝,长3厘米。 红花药用部位为其干燥的管状花冠,整花入药,长约1.5厘米,橙红色。 西红花放入水中,可见橙黄色,呈直线下降,并逐渐扩散,真品一端膨大成喇叭状,一侧有裂缝,否则是其伪品。

对于补药,家长不要抱着越贵越好、越贵越有效的想法,最好能在有经验的中医医生指导下,根据孩子的体质、病情而确立适合的中药调补方法。

五、皮肤保健和常见问题

（一）冬季儿童皮肤护理

华圣元　钱秋芳

冬天是个对孩子不怎么友好的季节，除了各种呼吸道疾病外，宝宝的皮肤也面临着各种挑战：天干物燥、室外的冷风、室内的暖气，都会带走宝宝肌肤的水分，稍有护理不当，皮肤干燥起皮、反复皲裂、湿疹加重等问题就接踵而至。冬天该怎么做好宝宝的皮肤护理呢？

1. 冬天宝宝不怎么出汗，多久洗一次合适

冬季宝宝虽然出汗较少，但皮肤表面仍存在各种细菌。正常情况下处于稳定状态，一旦长时间不洗澡，细菌便大量繁殖，容易产生皮肤干燥、瘙痒等一系列问题。因此，冬季仍旧要注意适度清洁。冬季气候干燥，人体新陈代谢相对缓慢，洗澡频率较春夏季可相应减少，建议一周洗 2～3 次即可，每次洗澡时间不宜过长，一般不超过 10 分钟。洗澡时重点清洁颈部、腋下、肘窝、腘窝及腹股沟等易滋生细菌的部位。

另外，宝宝皮肤娇嫩，洗澡时水温不宜过高、不宜剧烈擦洗，以免破坏皮肤表面的皮脂膜，失去油脂保护。正常皮肤酸碱度（pH）为弱酸性，为减少对皮肤的刺激，还需避免长期大量使用碱性香皂和沐浴露，并在使用后清水彻底冲洗干净。

2. 听说冬天也会长痱子，如何预防呢

冬季寒冷，宝宝起痱子的概率很小，但给宝宝穿太多、捂太严（特别是在晚上睡觉时），也容易起痱子。这是由于宝宝汗腺功能尚未发育完全，一旦环

境过热，皮肤排汗不畅，就会造成汗孔阻塞而引起。只要让宝宝处于通风良好的环境，避免过热，及时沐浴更衣，就能很好地减少痱子的发生。

3. 冬天，宝宝湿疹也会加重吗，总担心激素的安全性怎么办

湿疹病因相对复杂，皮肤屏障受损是近年来公认的重要原因之一，当皮肤屏障功能破坏后，皮肤保湿、防御功能下降，更易受外界过敏原刺激。因此，润肤剂的使用尤为关键。有研究表明，坚持长期使用润肤剂能减轻皮肤瘙痒、红斑及干燥等皮肤问题，形成皮肤保护层以延缓水分丢失，减少刺激物质进入皮肤。同时，减少刺激性食物摄入、注意防晒、穿纯棉衣物及保证充足睡眠时间，也对皮肤屏障修复有重要意义。

对于湿疹的治疗，医生会按临床指征使用激素，但常常会碰到很多家长，对激素望而生畏。其实，激素并不可怕，只要严格遵照医嘱，正确、规范地使用激素即可。对于湿疹宝宝，外用糖皮质激素药膏是治疗湿疹的首选，一般不会使用系统性激素治疗。在使用激素药物时，要根据宝宝年龄、皮损严重程度、部位选用合适的激素药膏，最大限度发挥其药效，同时减少不良反应发生。要注意的是，激素药膏要在医生指导下规范使用，不合理使用可能引起皮肤萎缩、毛细血管扩张及色素减退或沉着，更有甚者可致激素依赖性皮炎。因此，不敢使用、盲目滥用都不可取。如果孩子皮肤比较干燥，洗澡后可以涂抹润肤剂。建议冬天使用润肤霜，春天和秋天使用润肤露。

（二）带你揭开皮肤过敏的面纱

钱秋芳

寒风瑟瑟，进入秋冬季，皮肤科门诊中最多见的是湿疹宝宝。实际上，婴儿湿疹是在遗传过敏体质基础上受到多重内在及外在因素刺激的结果。常见的致敏原包括鸡蛋、牛/羊肉、牛奶、坚果类及鱼虾蟹等食物，以及尘螨、花粉等吸入性致敏原。对于湿疹患儿，家长应注意做到以下几点：加强润肤，修复皮肤屏障;注意清洁,湿疹患儿切忌不洗澡或者不使用沐浴露,应当每周使用2次左右弱酸性沐浴产品;避免环境温度过热,避免穿太多衣物,衣物宜选用纯棉制品,避免穿易致敏的羊毛织物。

1. 哪些表现提示宝宝可能是过敏体质

过敏是一种累及多个系统的表现,如皮肤、呼吸系统及消化系统等。早期过敏症状(＜6个月)多以皮肤及消化道为主。其中,皮肤表现为由头面部首发,进而累及四肢伸侧的丘疹、干燥脱屑,严重者可有渗出、结痂等。另外,婴儿头皮及双眉部的脂溢性皮炎也是湿疹的一个早期表现。早期过敏的消化道表现包括频繁吐奶、腹泻、稀便及绿便、血便或者便秘等。随着月龄增大,免疫系统自我调节能力增强,皮肤症状大多可在1岁后缓解,但相应呼吸系统的过敏表现可逐渐显现,如过敏性鼻炎、过敏性咳嗽,甚至哮喘等。

2. 还有哪些皮肤科疾病与过敏相关

除湿疹外,其他较常见的过敏相关皮肤科疾病包括荨麻疹、虫咬性皮炎等。虫咬性皮炎又称为丘疹性荨麻疹,即为蚊虫叮咬后发生的皮肤过敏反应,通常伴有剧烈痒感,甚至疼痛感。这是由于昆虫的体液进入机体后会诱导机体产生过敏介质激活过敏反应,可在虫咬区域附近继发新的皮疹。值得注意的是,过敏体质的儿童在被蚊虫叮咬后往往会继发较严重的过敏表现,建议家长及时带孩子到医院就诊。此外,荨麻疹也是一种很常见的皮肤病,它是由于皮肤、黏膜小血管扩张充血及渗透性增加导致的局限水肿反应,临床表现为红色或苍白色风团,此起彼伏,伴有明显瘙痒。严重者会出现气急、胸闷、脸色苍白、腹痛、腹泻及发热等情况,必须立即到医院就诊。急性荨麻疹的诱因以感染和过敏为主。同样地,过敏体质及有家族荨麻疹病史的患儿更容易罹患荨麻疹。病程6周以内的荨麻疹,称为急性荨麻疹。病程＞6周的荨麻疹,称为慢性荨麻疹。需要提醒的是,不论是急性荨麻疹,还是慢性荨麻疹,建议严格遵从医嘱用药,不然容易导致反复发作。

3. 过敏宝宝常见的致敏原有哪些呢

食物性过敏原最常见的是牛奶、鸡蛋白、牛肉及腰果等,吸入性过敏原最常见的是尘螨、屋尘、猫毛、皮屑及真菌组合等。1～3岁患儿以牛奶、鸡蛋白过敏为主，而随着患儿年龄增长，食物过敏反应通常逐渐减弱，吸入性致敏原逐渐取代食物而成为主要致敏原。

（三）一起了解荨麻疹

张志红　王艺蓉　钱秋芳

荨麻疹俗称风疹块，是由于皮肤、黏膜小血管扩张及渗透性增加而出现的一种局限性水肿反应。临床上，特征性表现为大小不等的风团伴瘙痒，可伴有血管性水肿。儿童患病率为15%～20%。

孩子得了荨麻疹后，家长经常会有一些不科学的应对方法。例如，认为得了荨麻疹，不能见风，要包得严严实实；得荨麻疹肯定是对吃的东西过敏了，从现在开始只能白粥、白米饭……其实荨麻疹是一种常见的皮肤病，成人及儿童均会发生。

1. 荨麻疹的症状是什么

病情严重者伴有发热、胸闷、憋气、恶心、腹痛、呕吐、腹泻及关节痛等症状。当皮疹迁延、每周发作2次以上、连续超过6周，即为慢性荨麻疹病程。

2. 得了荨麻疹会有哪些表现

荨麻疹是由于皮肤、黏膜小血管扩张充血及渗透性增加导致的局部水肿反应。得了荨麻疹，常先有皮肤瘙痒，随即出现风团。风团呈鲜红色、苍白色或皮肤色，少数病例亦可仅有水肿性红斑。风团的大小形态不一，可互相融合成大片。皮损反复发作，时起时落。如果消化道受影响，可出现恶心呕吐、腹痛及腹泻等症状。对于儿童患者，感染和食物过敏是常见病因，多为急性重症荨麻疹。患儿起病急，皮损面积广泛，可伴有手足关节、眼睑甚至整个面部水肿，部分患儿可有喘憋、胸闷及腹痛等症状。

3. 为什么会发生荨麻疹

荨麻疹病因复杂，多数为急性荨麻疹，可找到病因，但病程反复超过6周即为慢性荨麻疹，病因很难明确。根据病因，可分为外源性和内源性。外源性因素多为暂时性，常见的有食物、食物添加剂、药物、物理刺激及运动等。内源性因素多为持续性，常见的有感染、全身性疾病、吸入物过敏、劳累、精神紧张、情绪波动及内分泌改变等；其中由感染引起的急性荨麻疹儿童比成人更常见。

4. 孩子得了荨麻疹如何护理

孩子得了荨麻疹后，家中要保持室内通风，避免过热，回避花卉、宠物等易致敏物。当患儿出现瘙痒时，可涂抹外用止痒药物或局部冷敷，减轻瘙痒感，避免过度搔抓。应避免穿粗厚、化纤织物的衣服。饮食方面，可多食用富含维生素的蔬菜及水果，拒绝辛辣、油腻，减少甜食的摄入，发作期间建议回避海鲜、河鲜、芒果及菠萝等易致敏食物，如患儿既往有过敏体质或慢性荨麻疹病史，建议完善过敏原检查以指导回避致敏原，不要盲目忌口导致营养不均衡。

5. 如何鉴别诊断荨麻疹

可根据风团时起时落，24小时内消退，不留痕迹，诊断荨麻疹并不难。儿童荨麻疹主要需与荨麻疹性血管炎、多形红斑等相鉴别。

对于急性荨麻疹和慢性荨麻疹急性发作的患儿，需进行血常规和C-反应蛋白检查，以进行有效的对因治疗。对于慢性荨麻疹可进行以下检查，如幽门螺杆菌感染指标、粪便虫卵、免疫功能、各种自身抗体及过敏原、IgE检查。

6. 得了荨麻疹如何治疗

荨麻疹基本的治疗原则是：发现和清除潜在的病因和(或)诱发因素，缓解症状；治疗目的是使症状完全缓解。

（1）急性荨麻疹，感染引起者应给予有效抗感染治疗，对于过敏引起者应避免接触过敏原。抗组胺药首选第2代非镇静抗组胺药，如西替利嗪、氯

五、皮肤保健和常见问题

雷他定和地氯雷他定等；效果不佳时可联合用药，至少用药1周。对于重症或伴有喉头水肿的荨麻疹，可使用地塞米松或甲泼尼龙静脉滴注3～5日，症状缓解后可停用。

（2）慢性荨麻疹病因复杂，寻找病因，避免诱发因素最为重要，患儿应积极配合医生，遵从医嘱。控制症状药物应选择安全有效的种类和规则足疗程使用，症状控制后逐渐减量，不可突然停药。一线治疗首选第2代抗组胺药，慢性荨麻疹疗程≥3个月，必要时可延长至3～6个月或更长时间。二线治疗：对常规剂量使用1～2周后不能控制症状，可选择更换药物品种，联合用药或在患者知情同意的情况下增加2～4倍剂量。联合应用免疫调节剂：如脾氨肽冻干粉、转移因子等，可提高疗效、控制症状。

（四）宝宝也会得银屑病

崔祥祥　钱秋芳

银屑病俗称"牛皮癣"，是一种有遗传因素、与免疫反应异常有关的、常见的慢性红斑鳞屑炎症性皮肤病。该病是一种身心疾病，严重影响患儿及家庭的生活质量。

1. 银屑病是什么原因引起的呢

银屑病按病因来分，有遗传、环境和免疫的因素。根据我国学者统计，我国约有1/3的银屑病患者有家族史。感染、皮肤外伤、精神紧张及药物等环境因素可加重或诱发儿童银屑病。咽部感染和肛门周围链球菌感染是儿童点滴状银屑病的主要原因。目前研究证实银屑病是一种免疫介导的疾病。

2. 银屑病有哪些表现

银屑病根据临床特征分为：寻常型、脓疱型、关节型和红皮病型4种类型。其中，寻常型最常见。

（1）寻常型银屑病。临床多见，占所有银屑病的90%以上，以斑块型银屑病最常见。典型的皮损为覆有银白色鳞屑的红色或棕红色丘疹或斑块,边界清楚。轻轻刮除表面鳞屑,可露出一层半透明薄膜,称为薄膜现象。刮除薄膜,则出现针尖样小出血点,称为点状出血现象,即Auspitz症。银白色鳞屑、薄膜现象和点状出血是诊断本病的特征性表现。好发于头皮、四肢伸侧(特别是肘部、膝部)、腰骶部。按病程分为进行期、静止期及退行期。进行期是指新的皮疹不断出现,旧的皮疹不断扩大,进行期有同形反应。静止期指皮疹保持稳定,无新发皮疹。退行期是指炎症逐渐消退,鳞屑减少,红斑变淡。

寻常型银屑病的特殊类型:点滴型银屑病,是儿童最常见的类型。发病前1~3周常有咽部链球菌感染史,急性起病,典型的表现为散发的或泛发直径为0.3~0.5厘米的红色丘疹、斑丘疹,覆有少许鳞屑,躯干及四肢常见。经过适当治疗,可在数周内消退,部分患者转化为慢性斑块型银屑病。

(2)脓疱型银屑病。临床少见,占1%左右。分为泛发型和局限型。表现为红斑及正常皮肤基础上播散性无菌性脓疱,常伴反复高热、寒战及关节肿胀等全身症状。

(3)关节型银屑病。该病是一种炎症性、侵袭性关节疾病,在儿童少见。表现为关节红肿、疼痛及活动受限,病情迁延反复,晚期可致残。

(4)红皮病型银屑病。临床少见,常因寻常型银屑病在治疗中外用刺激性较强或不适当的药物,或长期大量服用糖皮质激素突然停药或减药过快所致。表现为大于体表面积90%的皮肤弥漫性潮红、浸润肿胀并伴有大量的糠状鳞屑,期间可有正常皮岛。头皮毛发由于较厚鳞屑紧缩而使毛发成束状,但不脱发,指甲最常见有点状凹陷。

3. 得了银屑病,该怎么治疗呢

治疗的目的在于迅速控制病情,减缓疾病向全身发展的进程;稳定病情,避免复发;尽量减少不良反应;提高患者生活质量。轻度银屑病主要以外用药为主,中重度银屑病可用光疗或系统治疗。单一疗法不明显时,应给予联合、交替或续贯治疗。一般治疗为积极祛除诱因,比如存在链球菌感染积极

五、皮肤保健和常见问题

治疗。建议患儿规律长期使用润肤剂。

（1）局部治疗是轻中度寻常型银屑病首选局部治疗。糖皮质激素、维生素D_3衍生物作为一线用药用于临床。此外，还有钙调磷酸酶抑制剂。

（2）光疗适用于中重度银屑病、对药物治疗抵抗的寻常型银屑病。抗生素主要用于急性点滴状银屑病伴有咽部链球菌感染者，可用青霉素、头孢类或红霉素，泛发型脓疱型银屑病可用克林霉素、头孢菌素类抗生素。

（3）系统治疗。仅用于脓疱型、红皮病型、关节病型或其他治疗无效的患者。比如甲氨蝶呤、维A酸类、环孢素等，需要长期监测各种药物可能出现的不良反应。

4. 得了银屑病，日常生活该注意什么呢

急性进行期慎食牛、羊、虾、蟹及辣椒等。宜食用营养丰富，富含维生素的食品，如豆浆等豆制品、牛奶、鸡蛋、米粥、新鲜水果和蔬菜。急性期过后食用高蛋白、低盐、高维生素饮食，补充适量动物蛋白和植物蛋白，病程日久者建议吃平补、清补的食品，如扁豆、怀山药、薏苡仁米及大枣等。遵从医嘱用药，皮肤干燥时使用润肤剂。

（五）带你了解宝宝的"红胎记"

杨　芸　钱秋芳

血管瘤是婴幼儿常见疾病，发病率约4%，女性发病率约为男性3倍。大部分发生在宝宝出生后或出生后几周内。这种"红色胎记"常常给初为父母的家长带来很大困扰。下面我们就请皮肤科医生从专业的角度解答以下这些常见的问题。

1. 血管瘤是肿瘤吗，为什么会出现血管瘤

门诊上家长问得最多的就是："为啥我家宝宝会生血管瘤？"

遗憾的是，目前，血管瘤的发病原因和机制尚不清楚。家长都闻"瘤"色

变，确实血管瘤是属于良性肿瘤，但是也不必过度担心，因为血管瘤有着独特生长周期，大部分血管瘤最终会自行消退（图5-1）。

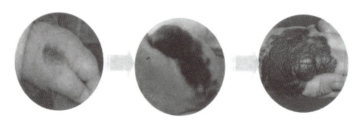

图5-1　未经干预的血管瘤的自然生长进程

2. 血管瘤需要治疗吗

很多家长甚至部分医生都认为血管瘤既然会自行消退，那么就不用治疗，任其自行消退。其实是否治疗需要医生的专业评估，血管瘤根据累及部位、面积等不同分为高、中、低3个风险等级（图5-2）。

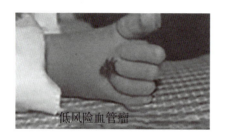
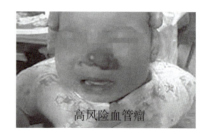

图5-2　血管瘤分级

发生在面部正中且面部较大的血管瘤或者口周、鼻周、眼周等部位的血管瘤均属于高风险血管瘤。需要积极干预和处理来控制血管瘤生长，以免影响美观和功能。如果是低风险等级血管瘤，则不用着急，可选择相对保守的治疗，如等待观察、外用药物或激光治疗。

3. 高风险血管瘤没有及时治疗会有什么后果

对于高风险血管瘤，如果不及时干预，轻者出现瘢痕影响患儿美观，生长迅速者出现血管瘤破溃、感染及出血等严重并发症。发生在眼睑的血管瘤可导致弱视或散光，影响视力；发生在鼻部、气道部位的血管瘤可影响呼吸，如果血管瘤快速生长，可能会导致气道阻塞，引起窒息，危及宝宝的生命。外耳道血管瘤可能影响宝宝的听力（图5-3）。

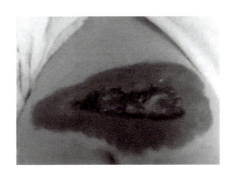

图5-3　血管瘤伴溃疡

4. 血管瘤是否很容易破溃，如果破溃会不会血流不止

很多家长担心血管瘤破溃，并出现流血不止的情况。其实这种担心是不必要的。大部分血管瘤破溃的概率与正常皮肤差不多；外阴等容易摩擦的部位或迅速生长的血管瘤确实有可能破溃。如果瘤体真的破溃了，那就要像处理普通伤口一样，按压止血，对症抗感染就可以了，一般就不会出现流血不止的情况。

"过犹不及"，避免过度治疗。随着医疗水平的进步，经济状况的提高，越来越多的父母对于血管瘤造成宝宝美观方面的影响十分关注。由于父母急于求治的心理，一些血管瘤宝宝治疗过度的问题便凸显出来，而有些过度治疗造成的长期副作用比血管瘤本身要大得多（图5-4）。

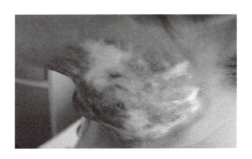

图5-4　血管瘤过度治疗后的瘢痕

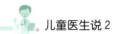

5. 如何治疗宝宝的血管瘤

目前，治疗血管瘤的方法包括口服普萘洛尔治疗、外用 β 受体阻滞剂治疗（包括噻吗洛尔、卡替洛尔等）、激光治疗、局部注射治疗及随访观察等。

总之，目前治疗血管瘤方法多，疗效确切。发现宝宝患了血管瘤不必过于担心，及时去医院血管瘤专科门诊就诊，让专业的医生来制订个体化的治疗方案。

（六）宝宝口角炎怎么办

钱秋芳

1. 什么是口角炎

口角炎俗称"烂嘴角"，医学上又称为口角唇炎、传染性口角炎，是一种好发于儿童嘴角黏膜的炎症性皮肤病。

2. 为什么会得口角炎

引起口角炎的原因有很多，主要是以下原因。

儿童喂养不当或者挑食、偏食容易引起多种营养元素的缺乏，特别在维生素 B_2（核黄素）不足、缺铁的情况下，容易发生口角炎。

外力损伤是很重要的诱发因素。有些儿童喜欢用舌头舔嘴角，吸吮手指，或者用笔、尺子等物品摩擦口角。这些不良习惯是引起口角炎的重要原因。现在越来越多的儿童接受了口腔问题的治疗，偶尔在进行口腔操作时，由于口角牵拉时间过长引起嘴角的开裂。婴幼儿可能因为唾液分泌过多，或者睡觉时流口水使得嘴角一直处于潮湿状态，也容易引发口角炎。

感染因素也是重要的致病原因。最常见的是皮肤白色念珠菌的感染，往往提示患儿身体免疫力下降。此外，葡萄球菌、链球菌等细菌感染，发生在嘴角的单纯疱疹病毒感染，也可以引起口角炎。

现在做矫正牙齿的孩子比较多，对牙科材料过敏，或者食用芒果、菠萝、怀山药等容易引起过敏的食物，也可以引起口角炎。

3. 口角炎有什么表现

口角炎一般呈对称发生，也可仅发生在一侧。嘴角部位的皮肤出现潮红、水肿、糜烂、渗液及结痂。如果是感染性口角炎，可能会有脓性分泌物。比较严重时，会出现张嘴时嘴角出血，患儿因此不敢张大嘴巴，影响说话、饮食和刷牙。缺乏维生素 B_2 往往伴发唇炎、舌炎，缺铁往往伴有贫血。创伤性口角炎多单侧发生，与较长时间的口腔操作或者不良习惯有关。过敏性口角炎往往在口角区域以外的皮肤黏膜出现皮疹。如果反复发作，口角皮肤会慢慢变得粗糙、出现裂隙和脱屑。

4. 得了口角炎该怎么办

首先要找到致病原因，不能盲目地补充维生素或者乱用抗生素，针对病因治疗一般都能很快恢复。首先要观察患儿有没有引起嘴角损伤的不良习惯，如果有，及时纠正不良习惯，往往能很快恢复。如果患儿有挑食或者生长发育较同龄人缓慢，可以去医院检测维生素和微量元素的水平，针对性地补充，同时做到均衡饮食。患儿嘴角如果有分泌物，可以到医院对分泌物进行培养，找到可能的致病菌，针对性地使用抗真菌、细菌或者抗病毒的药物治疗，避免乱用和滥用药物。如果考虑是过敏性的原因，要避免使用致敏的口腔材料、牙膏，避免进食致敏的食物。

5. 如何预防口角炎的发作

口角炎好发于秋季，可能持续整个冬春季。家长应该注意儿童在秋季的嘴角表现，一旦发现嘴角皮肤发红、疱疹，或有脓性分泌物等情况，要及时到医院就诊治疗。家长要引导和纠正儿童吸吮手指、舔嘴唇的不良习惯，要避免笔、尺子等异物对嘴角的摩擦损伤。在饮食上要注重营养均衡，多摄入富含 B 族维生素的食物，保证充足的杂粮、杂豆、蔬菜、水果和肉蛋奶。

(七)儿童斑秃,该怎么办

王艺蓉　钱秋芳

5岁的甜甜上幼儿园大班,聪明可爱、人见人爱。可是最近妈妈有点担心,因为有一天早晨梳头的时候,偶然发现甜甜头皮内有好几处头发脱落了,赶紧带着甜甜来到医院的皮肤科就诊。医生说这是儿童斑秃。那么,斑秃到底是一种什么疾病呢?斑秃,俗称"鬼剃头",是皮肤科的一种常见突发疾病,属于非瘢痕性脱发的一种。该病的严重程度不一,从任何有毛发区域的小斑块性脱发,到头发、眉毛、睫毛和体毛全部脱落都有发生。近年来,青少年、儿童的斑秃患者越来越多,不仅影响美观,严重者甚至造成患儿的心理障碍。因此,对于儿童斑秃患者必须予以重视。

1. 斑秃的发病原因

斑秃具有遗传易感性,即如果家中父母长辈曾患该疾病,其后代发生概率也较大。现代医学研究证实斑秃的发生是一种自身免疫性疾病。因此,当身体由于各种因素造成免疫紊乱时,均可能导致斑秃的发生。比如,精神紧张(孩子课外班多、学习压力大等)或情绪激动的应激因素、病菌感染甚至疫苗接种。斑秃还可继发于其他自身免疫性疾病,如甲状腺疾病、白癜风、红斑狼疮及银屑病等。其他因素如微量元素缺乏、生物素缺乏及维生素 D 缺乏也均有报道与斑秃发生有关。

2. 斑秃的临床表现

斑秃患者通常是在数周里出现分散的圆形、不规则形脱毛区域。这些区域的毛发完全脱落且皮肤光滑。毛发脱落之前可能偶尔会有瘙痒或灼热感。

脱发最常发生于头皮,但任何有毛发的区域如眉毛、睫毛、腋毛及私处都可发生。同一患者可能同时具有持续脱发的区域和毛发再生的斑片区域。在少数情况下,斑秃进展迅速可能发展为头发全部脱落(全秃)或头发和体毛全部脱落(普秃)（图 5-5）。

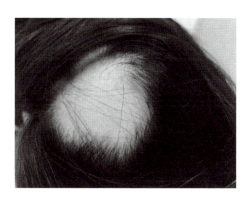

图 5-5 斑秃

3. 斑秃的治疗

治疗斑秃的方法和药物比较局限，对于儿童和青少年患者，通常根据患儿的病情及耐受性进行选择。最常用是糖皮质激素药物，可外用或局部皮损内注射，通常需要联合服用一些免疫调节类药物以辅助其疗效。通常治疗 12～24 周会出现 50% 的新生毛发。对于皮损面积较广泛局部外用疗效不佳者，需加用小剂量糖皮质激素口服治疗。一般用药 3～5 个月后视病情变化逐渐减量。中药调理也有不错的效果。

生活上，建议孩子作息规律、饮食有节、不挑食，家长多陪伴孩子，多和孩子聊天谈心，减轻孩子紧张焦虑情绪。适当地减少课外班的学习压力。

4. 斑秃的预后

作为家长最担心的应该就是疾病是否会有后遗症及药物长期使用的不良反应。斑秃属于非瘢痕性脱发，毛囊未受损。因此，经过正确的诊治后通常会得到满意的结果，但是全秃和普秃患者，及一些反复发作的面积较大的患者，由于治疗配合度欠佳、患儿长期精神压抑的因素等，会导致患者预后不佳。

斑秃的治疗采用外用激素或小剂量激素口服，通常不会造成严重的激素依赖不良反应。通常，医生会告知患者，每 3 个月进行不良反应监测，包括血尿

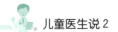

常规、肝肾功能、电解质等监测。家长们遵医嘱治疗及复查即可，不必过度担忧。

（八）用抑菌霜后成大头娃娃，激素药膏还能用吗

黄　迎　钱秋芳

使用抑菌霜导致小宝宝变大头娃娃的新闻经报道后，引起了家长的普遍关注。这不禁让我们也想到，在门诊时经常有家长拿来各种药膏询问医生，其中不乏名字带有霸气的"消"字号药膏，"无敌"的抑菌霜、宝宝霜、湿疹膏等。这些声称纯中药无激素成分，但治疗湿疹疗效显著的"神奇"药膏，真的这么神奇吗？答案当然是否定的。

"消"字号产品由地方卫生健康部门审批，审批时间短、流程相对简单，而且企业不需要标出产品所有的成分，这就让有些不法厂家有空子可钻，违规添加激素。稀里糊涂地用这些打着天然中药的幌子，实际上含有超强激素的产品，这种产品怎么会安全呢？接下来，我们就来认识一下激素。

激素是由人体自身分泌的一类高效的生物学活性物质，这些物质参与了人体生命过程中各个环节的调节。激素类药物种类很多，作用各不相同。临床工作中使用的激素，通常是指由肾上腺皮质分泌的糖皮质激素。它被广泛应用于各种疾病的治疗中，并且起着举足轻重的作用。由于激素软膏对治疗某些皮肤问题的效果"立竿见影"，且在药店也很容易买到，常使得一些家长自行随意购买使用，乃至过度使用。

但要知道，激素与很多药物一样。系统应用（口服或静滴）有积极的作用，也有一定的不良反应。例如，可能引起脂代谢紊乱、糖代谢紊乱，引起高血压、低血钾等，长期使用糖皮质激素还可以引起骨代谢的异常、影响精神系统等。外用糖皮质激素软膏使用不规范可能引起皮肤萎缩、毛细血管扩张、色素减退或沉着，诱发痤疮、毛囊炎、真菌感染及激素依赖性皮炎等。

五、皮肤保健和常见问题

认识了激素，我们再来看看平时常用的激素药膏吧。任何药物的不正确使用，都有不良反应，甚至带来严重后果。对于激素，避免恐惧和切勿滥用，是同等重要的。平时门诊时，我们经常碰到宝宝患有湿疹，家长因惧怕激素，坚持不用激素软膏，只肯外涂润肤剂的情况。结果，宝宝的皮疹反反复复，搔抓渗出，影响睡眠和生长，甚至继发细菌感染或者病毒感染（比如，卡波西水痘样疹）。对于湿疹，我们一般并不会系统性地使用激素治疗，但是外用激素药膏必需要的，也是湿疹治疗指南的首选治疗方案。

按照外用糖皮质激素的效能，一般将激素强度按7级分类：1级效价最高（新闻里提到的抑菌霜中违规添加的氯倍他索丙酸酯就是1级），7级效价最低。医生通常是针对病情、皮损部位、年龄来选择不同强度的激素软膏，既发挥激素的强大抗炎、抗过敏作用，同时又能避免其不良反应。比如，年龄较小的婴儿，我们通常会用弱效（6级）的激素软膏，大一些的宝宝我们会用强一些（5级）激素药膏，就可以很好地控制病情。

激素药膏是治疗很多皮肤病最常用的药物，家长无须惧怕，正确的使用是可以最大程度地避免其不良反应的。使用时，家长应当注意2点：用药次数和药量。一般激素类药膏每日用1～2次即可达到疗效，增加使用次数并不会增强疗效，反而会增加不良反应。在使用药膏的时候，用量怎么掌握呢？一般来说，药膏的管径5毫米，将药膏从示指第一指节末端挤到尖端，即为指尖单位的药膏量。这些药膏可用于2个手掌面积大小的皮损。当慢性湿疹需长期使用外用药时，为避免激素长期使用造成的不良反应，也可交替使用非激素类药膏。如他克莫司软膏或吡美莫司软膏，对轻度的湿疹也可以单用。

在这里也顺便科普一下湿疹宝宝的家长比较关心的关于保湿剂选择的问题。保湿剂的种类繁多，我们建议可以用相对低敏的医学护肤品。有研究显示，坚持长期使用护肤品可维持皮肤屏障功能，并减少湿疹复发和加重的次数，进而减少50%左右外用糖皮质激素的用量。哪一款保湿剂更适合，还是需要自己去试。并尽量避免使用含花生或燕麦成分的润肤剂，因为它可能增加部分患者的致敏风险。此外，也尽量不要使用含丙二醇的润肤剂。不管使用哪种保湿剂。坚持使用，并多次足量使用是关键，润肤剂每天至少使用2次，儿童的全身用量一般是100～150克/周，成人则为250克/周。

选购皮肤护理产品时，可以登录国家药品监督管理局网站（www.nmpa.gov.cn）及官方APP"化妆品监管"查询产品的真实情况，给宝宝的皮肤以安全有效的呵护！

六、眼保健和常见问题

（一）检查视力的门门道道

叶海昀

每个家长都希望孩子拥有一双明亮的眼睛，不论是孩子说看不清黑板上的字了，还是学校体检时查出了异样，家长无不忧心忡忡。然而，很多家长不太清楚孩子"视力不好"时，应该做哪些检查，或是对医生开的检查单心存疑惑，不明白各类检查的目的。本节我们就来说说，小朋友常做的眼科检查有哪些，意义何在。

1. 常见的视力检查方法

（1）屈光度检查。是大众相对比较熟悉的一项检查，可以帮助确定被检者是否有近视、远视及散光等屈光不正，以及屈光不正的程度，从而帮助确定是否需要配镜以及镜片的度数等。

（2）斜视度检查。斜视是儿童眼科的常见眼病。门诊医生会根据经验初步判断，如觉得孩子不排除斜视的可能性，就会要求进行斜视度检查。有的家长没有意识到孩子的眼睛有斜视的问题，很抗拒斜视度检查。要知道，对有临床意义的斜视度检查必须予以重视，尤其是经过散瞳后还存在内斜视，兼具远视的情况下，在配镜时必须加以考虑。

（3）眼底检查和眼底照相检查。主要用于检查发病较为隐匿的眼底疾病。由于孩子的主诉能力较弱，孩子所说的"看不清东西"，或是学校检查出视力有问题时，并不一定是近视、远视及散光等屈光不正引起，需同时检查眼底，以免漏诊。而由于高度近视（通常出现于有家族史者）的孩子眼底容易出问题，也需要进行眼底情况的定期随访。此外，由于弱视属于一种排他性诊断，即排除一切可能影响视力的问题（如眼底疾病、眼睛结构异常等）后，视力仍然得不到提高，才能诊断为弱视。所以，对于考虑弱视的孩子，眼底检查也是必检项目。眼底照相是对眼底检查的一个"历史留档"，方便在日后随访时进行眼底情况的对比。另外，由于患者流动性强，给眼底拍个照，也可以方便医生随时调看，避免不必要的重复检查。

（4）眼轴检查。有的家长对于孩子的眼轴检查非常重视，觉得这是判断孩子是否会有近视的指标。事实上，眼轴检查对于孩子是否会发展成近视虽有一定参考意义，但并不是每次眼科检查的必做项目。对于有家族遗传性近视的孩子，若眼轴变长，则可以预估其发展为近视的趋势；而对一般孩子来说，门诊医生会根据需要决定是否进行眼轴长度检查。

（5）眼压检查。由于眼压检查会稍有不适，与孩子的敏感程度和配合程度有关。因此，如非病情需要，眼压检查并非儿童眼科常规检查项目。不过，对需要进行散瞳的孩子，医生会常规性地检查眼压，以防散瞳引起的眼压高。很多孩子有时会检查出眼压偏高，常常是紧张所致或生理性的眼压高。对于生理性眼压高的孩子，需要及时与家长沟通，了解是否有高眼压或青光眼的家族史，告知家长日常生活中的注意事项，并在今后密切随访时以便尽早干预。

（6）角膜地形图。不是常规检查项目。当孩子散光的度数超过200度时，需判断散光是由角膜部分、晶体部分，还是其他什么问题引起的。这时候角膜地形图检查就有助于我们判断散光出现的部位。散光出现的位置不同，预后也不同，角膜性散光很可能和揉搓眼睛有关，改善眼部卫生习惯有望得到纠正。晶体性散光，随着生长发育也有改善的可能。另外，有佩戴OK镜病史的孩子，医生也会例行进行角膜地形图的检查。

（7）同视机检查。斜视度数较大的孩子可能需要手术纠正，这时就需要先进行同视机检查。同视机检查能客观地评判斜视度数，以明确是否符合斜视手术指征。另外，同视机在弱视的检查诊治方面也有重大意义。

六、眼保健和常见问题

（8）间接验光仪检查。有些家长可能听说，特别小的孩子可以不通过视力表检查视力，而用仪器来检查，并且觉得不需要孩子指认，就能判断视力是否正常的方式更为客观。事实上，这种手持的间接验光仪，检查结果只能作为参考。间接验光仪是利用透镜的原理，通过光线在孩子眼睛上的折射，来大致判断是否有散光或近视，但其检查结果只有大致范围，不能作为配镜和诊断的依据。检查后有可疑情况的，还需要配合进一步的其他检查和随访。

（9）特殊视力检查表。对于2岁左右或认知能力稍弱的孩子，可以用特殊视力检查表来检查视力。这种检查表上的图形不是通常的"E"字，而是各种小动物，孩子更容易理解和接受。不过在进行特殊视力检查表检查前，要给接受检查的小朋友进行描述，教小朋友如何应对。

2. 什么时候用快速散瞳，什么时候用慢速散瞳

16岁以下初次配镜的儿童须散瞳后验光。有的家长觉得慢速散瞳更安全，有的家长则觉得快速散瞳更便捷。慢速散瞳验光后，孩子的瞳孔恢复需要2～3周，其优点是测得的数据更精确、客观，不受孩子情绪影响。而快速散瞳验光后，瞳孔恢复则只需数小时，其优点是不影响孩子正常的学习生活。因此，对于7岁以上的孩子，一般选择快速散瞳，而对于年纪较小的小朋友，则更倾向于选择慢速散瞳。不过对于弱视儿童，一定要用慢速散瞳，以达到最精确的诊断。

3. 为何查了视力表还不能配镜

有些家长会问："查了视力表就能知道近视程度了，为什么还要那么多其他检查？"事实上，视力情况不等于屈光情况，同样的视力，有的人近视度数深，有的人近视度数浅，而且医生还需要判断造成视力不佳的原因是什么，这些都无法单纯通过视力表检查来判断，要结合多组数据方能决定后续处理方案。

4. 户外运动对防止近视真的有用吗

每天户外运动2小时，确实能有效地预防度数加深。其关键是"户外"而

不是"运动"。换句话说,孩子只要一天能在户外待满 2 小时,哪怕不是运动,也有用的。因为阳光能促进人体分泌更多的维生素 D,进而增加人体钙的吸收,缺钙会使眼球壁的弹性和表面张力减弱,在近距离用眼或低头时,使眼轴拉长而发生和发展近视。另外,户外晒太阳还能促使多巴胺的分泌,有效抑制眼轴的增长,从而可以抑制近视的发生和发展。另外,阳光还能使孩子瞳孔收缩,加大眼睛的聚焦力,看得更清。

(二)一文说清儿童近视防控那点事

许 凯 骆文婷 乔 彤

作为全世界范围内的主要健康问题,儿童青少年近视问题一直备受社会广泛关注,近十年来,呈现出发病早、进展快、高度近视比例增加的趋势。如何防控近视,成了父母最关心的眼科问题之一。

1. 出生后的各阶段,视力是如何生长发育的

出生时,人的眼睛大多处于远视状态。随着生长发育,角膜曲率逐渐平坦,眼轴(眼球的前后长度)逐渐延长,眼屈光度数从远视逐渐趋向于正视(远视度数逐渐降低,移到了坐标轴的原点,处于既不远视,也不近视的状态),通常到学龄期逐步完成正视化的过程。但由于遗传因素、户外活动少、近距离用眼过度,部分儿童开始出现近视并逐渐加深(从坐标轴的原点移到了"-"向)。

刚出生时,人的眼轴平均为 16 毫米,在 3 岁时增长至 21 毫米,0~3 岁是眼轴增长最快的阶段。因此,也是视觉发育的关键时期。从 3 岁至成年,眼球缓慢增长,到 15~16 岁时,眼球大小基本和成人一样,眼轴平均为 23.33 毫米(女)或 24 毫米(男)。在小学时期眼轴长度的增长相对较快,而初中时期眼轴长度的增长相对缓慢,眼轴过多、过快增长最直接的结果就是轴性近视。通常眼轴长度每增加 1 毫米,近视会增加 200~300 度。人的视力发育是

六、眼保健和常见问题

一个渐进的过程，不同年龄阶段，孩子的标准视力不一样，一般为2~3岁是0.4；3~4岁是0.5~0.7；4~5岁是0.8~1.0；6岁以上是1.0。可以简单记忆为：年龄乘以0.2（小于6岁）。如果视力低于这个标准，建议到医院进行详细检查。

2. 什么是远视储备

学龄前的儿童，双眼处于远视状态，这是生理远视，也称为"远视储备"，随着近距离用眼增加，远视度数过早地消耗，导致远视储备降低，以及近视的发生。表6-1为不同年龄段，相对应的生理远视度。

表6-1 远视储备

年 龄	生理远视度数/D
3岁前	+3.0
4~5岁	+1.5~+2.0
6~7岁	+1.0~+1.5
8岁	+1.0
9岁	+0.75
10岁	+0.5
11岁	+0.25
12岁	0

但远视储备并不是越高越好，中高度远视容易伴随内斜视、弱视以及其他视觉问题。一般认为，屈光度数＞+3.0D者，需要进行屈光矫正。

3. 日常生活中如何保护视力

孩子的近视防控，就像其他疾病防控一样，前期预防比后期的治疗更为重要。尽量保证每天2小时以上的户外活动。读写姿势正确，书本离眼睛一尺、胸口离桌一拳、握笔手指离笔尖一寸，并保证充足的光照亮度。减少电子产品的使用，看电子屏幕20分钟后，要抬头远眺6米外20秒钟以上，让眼睛得到休息，一定不能持续性地看电子产品。保持健康规律的生活方式，每天保证充足睡眠时间。出现近视的症状时，建议到正规的医疗机构就诊，进

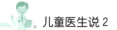

行科学矫正。

4. 孩子得了近视会有什么表现,什么情况下需要戴眼镜

近视最主要的表现是看远物模糊,而看近物是清楚的,孩子常常反映看不清黑板上的字迹,或是看电视时喜欢眯着眼睛看,有时候需要慢慢凑近了才能看清楚。

通常 100 度以上的近视需要戴镜矫正,并每 6 个月随访,度数改变≥0.50D 则需要更换镜片。除了睡觉和剧烈运动的时候,建议全天佩戴眼镜。临床上,看到很多近视孩子一开始在近视 100 多度的时候,家长不愿意孩子配戴眼镜,过半年来复查,已变成 200 度近视。因为很多家长认为,眼镜戴了就摘不下来了,所以不愿意给孩子坚持佩戴眼镜。实际情况下,戴镜之后可以提供清晰的视力,可以在一定程度上减缓近视度数的增加。而在不戴镜的情况下,视网膜一直都成模糊像,会造成近视度数的快速增长,同时还容易导致视疲劳。对于存在间歇性外斜视或者有较大外隐斜的儿童,即使近视度数低于 100 度,也建议规范地配镜并坚持佩戴。当视网膜形成清晰图像时,有利于大脑的融合,同时也辅助调节和集合平衡,有利于治疗外斜视。

5. 有哪些方法能预防近视进展

近视度数一年增加 75 度,表明孩子近视进展得较快,需要引起重视。目前,循证医学证实可以防控近视的方法包括户外活动、低浓度阿托品滴眼液和戴角膜塑形镜。

(1)户外活动:建议孩子每天户外运动 2 小时,以预防近视的发生。一项随机对照研究表明,小学生每天进行一节 40 分钟的户外体育课,可使近视的发病率降低 9.1%。有的家长会问,居家外出不方便,隔着玻璃窗远眺有用吗?应该是说远眺确实对保护眼睛有好处,但如果是隔着玻璃窗远眺,玻璃窗会阻隔紫外线,起到的就是单纯放松眼部肌肉的作用。如果是开窗远眺,或是在室外远眺,其原理与"户外活动"相同,不仅可以放松眼部肌肉,还可以有阳光进来,可补钙、促进多巴胺分泌等。不过,让孩子养成用眼一段时间就远眺的习惯也是好的,不管是不是隔着玻璃窗,都能放松眼部肌肉,缓解视疲劳。

（2）低浓度阿托品滴眼液：0.01% 阿托品滴眼液可以使 6～12 岁儿童青少年近视增长平均减缓 60%～80%，近视降低约 0.53D/年，眼轴减缓量为 0.15 毫米/年。每晚睡前使用 1 次。有部分孩子会出现畏光、视近模糊和过敏性结膜炎。如果畏光明显，可以考虑点药时间提前或隔天使用。若无法缓解，可以先仅一侧眼睛点阿托品眼药水，每日一次，连续 1 周，再换另一侧眼睛连续点阿托品眼药水 1 周。循环往复，直至逐渐适应。

（3）角膜塑形镜（OK 镜）：角膜塑形镜是一种硬性透气性接触镜，镜片中央平坦、旁中央区陡峭，通过重塑角膜形态来暂时性降低近视屈光度数，从而可以提高裸眼视力。夜间配戴，白天不需配戴框架眼镜或角膜接触镜。多项研究显示角膜塑形镜可延缓 35%～60% 的近视进展，有效减缓近视眼眼轴增长。配戴 OK 镜较为适宜的条件：年龄在 8 周岁以上，近视度数低于 600 度，散光度数低于 150 度，角膜曲率在 40.00～46.00D 之间，且儿童依从性好，卫生习惯良好。OK 镜和 0.01% 阿托品滴眼液联合使用，近视防控的效果可以叠加。

多焦点软性接触镜也具有一定的延缓近视进展的作用，近视控制效率仅次于角膜塑形镜，但还需要更多的临床数据来验证其安全性和有效性。

6. 居家期间如何科学护眼

即使在居家期间，也要通过阳台、窗边、庭院等尽量多地暴露在阳光下；读写姿势要正确，书本离眼睛约 33 厘米、胸口离桌一拳、握笔手指离笔尖约 3 厘米，并保证充足的光照亮度；减少电子产品的使用，看电子屏幕 20 分钟后，要抬头远眺 6 米外 20 秒钟以上，让眼睛得到休息，一定不能持续性地看电子产品；保持健康规律的生活方式，每天保证充足睡眠时间；出现近视的症状时，建议到正规的医疗机构就诊，进行科学矫正。

0～6 岁建立儿童的视力档案尤为重要，特别是屈光档案，为医生追踪近视发展趋势提供数据；低龄的高度近视儿童需配软性多焦镜或者角膜硬性接触镜来防控近视加重；6 岁左右或者度数较浅的患儿，可佩戴多焦镜片来防控近视加重；8岁以上近视在 0～500 度之间，散光在 150 度以下的儿童，可佩戴 OK 镜，但需要在医生检查合格的情况下才能佩戴。

（三）蓝光会导致近视吗

李 雯

蓝光是近几年大众关注热议的一个名词。一方面体现了大家对眼健康重视程度的提高，但另一方面与蓝光被过度渲染及商家对防蓝光产品的炒作不无关系。

1. 何谓蓝光

蓝光是指波长在 380～500 纳米的高能可见光，存在于我们每天都要接触的太阳，手机及电脑等电子产品的显示屏，及发光二极管灯、荧光灯等发出的光线中。这种高能、短波长的蓝光会透过我们眼睛的角膜、晶状体，进而被视网膜吸收。体外实验研究显示，在一定照射强度和照射时间下，蓝光可通过光化学机制损伤视网膜的感光细胞和色素上皮细胞，导致视力下降，并增加年龄相关的黄斑变性的风险。

但要注意的是，蓝光伤害视力的前提是达到一定的照射强度和时间，而电子产品终端产生的蓝光强度，比自然光中的蓝光强度弱几百倍。而且有研究发现，人眼自带光保护机制，可以抵消蓝光对视网膜的损害。美国眼科学会明确指出，没有科学证据表明手机、电脑等设备发出的蓝光会对眼睛造成伤害。

2. 蓝光也有益处

现在很多家长谈蓝光色变，深信蓝光是导致孩子近视的罪魁祸首。但家长可能不知道的是：部分蓝光还是有益的。自然光中的蓝光能调节人体的生物钟节律，刺激皮质醇生成，抑制褪黑素分泌，维持我们在日间的注意力集中和清醒状态，并具有产生暗视力、影响屈光发育的重要作用。

美国眼科学会认为，阳光中的蓝光对儿童眼睛的发育有积极作用。有研究证据表明，每天适当暴露在户外的阳光下，能有效预防儿童发生近视或降低近视发病率，其中短波长的蓝光可能起重要作用。因此，蓝光可能有预防近视的作用。事实上，近视的发生与遗传、环境因素有关，更与长时间、近距离用眼等不良用眼习惯有关，但与蓝光无关。

3. 慎重选择防蓝光产品

防蓝光产品是在基材中加入可吸收有害蓝光的防蓝光因子，或是通过表面镀膜将有害蓝光进行反射，实现阻隔蓝光的目的。但目前，防蓝光产品市场混乱，产品质量良莠不齐，普通百姓难以判断鉴别，更何况其防护效果也并没有经过充分的临床研究论证。

事实上，对于电子产品发出的蓝光是否需要防护，目前还存有争议。美国眼科学会认为，现在对蓝光采取预防措施还为时过早，可能会带来意想不到的后果。因此，对于一些有黄斑病变的人群，可以考虑户外蓝光防护，但不建议儿童及正常人群防护。尤其正处于眼球正视化发展关键期的儿童，在没有充分科学依据的情况下，盲目进行干预防护，可能会导致眼睛屈光发育的不平衡，得不偿失。

（四）OK 镜真的有用吗，与框架眼镜的区别在哪里

1. 框架眼镜治疗原理

戴框架眼镜时，在中央眼底视网膜影像会呈现清晰，而周边眼底视网膜影像形成过度矫正，类似于远视状态，从而促使眼轴增长。

2. OK 镜治疗原理

通过给眼睑压力，在矫正中央视网膜视力时，同时也可能在眼底周边视网膜影像产生轻度近视状态。OK 镜确实能延缓近视进展，每天晚上入睡前佩戴，第二天白天看东西确实会感觉更清晰，能比较有效地控制近视度数增长。

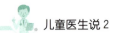

国际角膜塑形镜协会建议，OK 镜每年更换一次。原因有 3 点：第一，逐渐磨损；第二，蛋白沉积；第三，形状可能改变了（弧度不圆润了）。OK 镜最安全，且最有效的治疗范围是 -4.00 度以内，散光 150 度以内。

从经济角度考虑，框架眼镜比 OK 镜实惠，但对于控制近视的效果，OK 镜更好，比如同样是佩戴一年，戴框架眼镜可能近视度数增长 100 度，而戴 OK 镜能控制一半的速度，也就是仅增长 50 度。但 OK 镜对护理的清洁程度要求很高，这点比佩戴眼镜麻烦。

3. OK 镜多大能使用，有不良反应吗

OK 镜的建议使用年龄段在 8~14 岁，因为这是近视度数增长最快的年龄段。在这个年龄段进行干预，帮助孩子度过这段快速增长期，等过了 14 岁，近视度数增长就会逐渐放缓了。5~8 岁，还是以戴框架眼镜为主，低浓度阿托品辅助控制。阿托品的原理是放松睫状肌、阻止眼轴增长。但如果光点阿托品不戴框架眼镜，孩子看远处会看不清楚，同样会造成视疲劳、加深近视度数。因此，阿托品和框架眼镜是作用不同的手段，阿托品是延缓近视度数增长，戴眼镜是屈光矫正。而 OK 镜既能屈光矫正，又能控制近视度数增长。综上，OK 镜综合效果是更好的。

一般建议 8 岁以后佩戴 OK 镜。这个年龄段的孩子比较懂事了，伤害性也会降低。家长普遍担心角膜伤害问题，一是角膜缺氧，二是角膜磨损。首先，睡觉闭眼时，氧气主要来源于眼睑的毛细血管。睡觉时戴的 OK 镜处于眼睑和角膜中间，只要材料透氧性够高，睡觉也不缺氧。目前，我国现售的 OK 镜，其中的氟硅丙烯酸酯让氧气通行无阻，只要是正规渠道购买，不管是哪个厂家，哪种设计，材料的透氧性都会经国家食品药监局认证，符合要求的 OK 镜，长期戴也不会造成缺氧。其次再说说会不会导致角膜感染。其实佩戴任何隐形眼镜都有导致角膜感染的风险。但这种风险主要和卫生习惯、镜片护理习惯有关。比如，不洗手、用自来水冲洗镜片、护理液重复使用等。正确佩戴 OK 镜，一般是不会导致角膜感染的。

六、眼保健和常见问题

（五）斜视的问与答

刘晴雨　乔　彤　许　凯

1. 什么是斜视

正常情况下，我们的双眼是同时朝同一个方向注视，斜视是指一只眼注视时，另一只眼视轴偏离平行的异常眼位，两眼不能同时注视目标。斜视在儿童中的患病率为0.8%～6.8%，也是导致儿童视觉发育障碍的常见眼病。

斜视不仅影响双眼外观，还会影响视功能，导致立体视觉减弱或丧失，甚至引起弱视，垂直斜视的患儿会出现歪头。未治疗的斜视导致儿童双眼视功能下降，社会交往受损，从而可能影响儿童的社交和生活质量。

2. 儿童为什么会发生斜视

儿童发生斜视的原因有很多，常见于以下情况：先天性神经肌肉发育不良、基因变异、屈光异常、遗传因素及出生及发育过程中缺氧感染等。早产、出生体重低、Apgar评分低、染色体异常、胚胎期有乙醇接触史或母亲吸烟及有斜视家族史是斜视的风险因素。屈光参差和（或）远视是儿童发生内斜的高危因素，且随着远视度数增加而增加。目前已明确将近视加入到外斜视的风险因素中，预防和控制近视加深可降低外斜视发生风险。

3. 斜视分哪些种类

斜视的分类比较复杂，根据眼位偏斜方向分为水平斜视、垂直斜视和其他斜视。水平斜视分为外斜视和内斜视，其中间歇性外斜视是儿童最常见的斜视类型，"斗鸡眼"也是斜视的一种，它指的就是内斜视。垂直斜视包括上斜视、下斜视。其他斜视还有旋转斜视、混合斜视等。根据斜视发生年龄可以分为先天性斜视和后天性斜视。先天性斜视是指出生后早期发生的斜视。先天性内斜视多见于出生后6个月内，先天性外斜视多见于出生后1岁以内，与宝宝出生时存在的缺陷有关。后天性斜视指出生6个月或1岁以后发生的斜视。

4. 儿童斜视诊断需要做哪些检查

斜视的诊断较为复杂，医生详细询问患儿病史和全面细致的检查是做出准确诊断的关键。医生需要仔细询问家长及患儿斜视的发病时间和发生频率，是单眼斜视，还是双眼交替斜视，斜视是恒定的，还是间歇发作的，是否有复视，是否有伴随的头位改变，是否有诱发因素（比如，发热、外伤、疾病或长时间玩手机等）。还需要知道患儿是否有全身性疾病，以及既往治疗情况。接下来医生需要对患儿进行视力、验光、角膜曲率及眼轴等方面的检查，来评估孩子的屈光状态。同时还需要进行外眼、裂隙灯、眼压及眼底照相等眼部检查，是否有上睑下垂、先天性白内障、儿童眼底疾病等器质性疾病。

5. 儿童斜视的治疗方法有哪些

斜视治疗的主要目标是恢复双眼视觉功能，儿童斜视一经确诊即应立刻治疗。非手术治疗包括光学矫正、弱视治疗和三棱镜治疗。对于内斜视患儿，在 1% 阿托品散瞳后，远视度数需要足矫（完全矫正）；对于调节性内斜视，初始需要足矫远视度数，在后期随访过程中，在眼位控制良好的情况下，可尝试逐年减小远视戴镜度数。对于外斜视合并近视的患儿，近视度数需要足矫。患儿弱视一旦诊断明确，必须尽早治疗，不仅可以提高视力，还可以改善融合控制情况，提高斜视手术的成功率。三棱镜治疗主要应用于急性共同性内斜视、连续性内斜视等。外斜视行斜视矫正术后发生的内斜视称为连续性内斜视。在排除下斜肌异常后，可行三棱镜治疗，一段时间后，内斜视的度数可逐渐减少。此外，肉毒杆菌毒素注射可用于急性共同性内斜视、展神经麻痹等疾病，但鉴于肉毒素潜在的医疗风险，肉毒素在儿童中的应用仍需慎重。

斜视手术包括肌肉减弱术、肌肉加强术以及水平肌肉垂直移位术等。

（六）儿童斜视手术的问与答

李 雯 许 凯

1. 宝宝是脖子歪，为什么要做眼睛斜视手术

宝宝喜欢歪着脖子看东西，家长往往以为是脖子出了问题，但临床上有一定比例是由于眼睛斜视引起的歪头，颈部肌肉没有异常，这种情况称为"眼性斜颈"。这是由于眼部肌肉麻痹造成双眼复视（把1个物体看成2个），而宝宝通过改变头部位置（歪头、斜颈）来减轻复视带来的不适，维持双眼视觉。长期歪头会给孩子带来许多不良后果，如果存在这种眼性斜颈，就需要做眼睛斜视手术了。因此，如果宝宝脖子歪，家长要注意除了去骨科就诊，也要到眼科检查，尽早明确诊断，以免疏漏。

2. 斜视手术安全吗，会不会引起视力下降

斜视手术是目前矫正斜视安全而有效的方法之一。通过在眼球表面（球结膜）做个小切口，用斜视钩勾出附着在眼球壁上支配眼球转动的肌肉（眼外肌），调整眼外肌位置，使偏斜的眼球恢复到正常位置。此外，斜视手术是调整眼球表面的肌肉位置，属于外眼手术，不会进入到眼球里面去，一般不会伤及眼球内部及视神经。因此，斜视手术并不会破坏眼球内部结构，是相当安全的。通常情况下也不会引起视力下降。

3. 为什么有时斜视需要分次进行手术治疗

斜视手术的关键和难点是手术方案的设计。设计合理精准的情况下，一般是不需要分次手术的，特别是对于儿童斜视。但斜视本身是由肌肉、支配肌肉的神经或大脑多方面的问题所导致的，再加上个体差异、解剖发育异常等，临床上存在少部分患儿需要二次手术的情况。

4. 戴眼镜时没有斜视、摘眼镜后明显内斜视的患儿，需要手术吗

医学称这种情况为调节性内斜视，主要原因是远视引起了眼球过多的集合

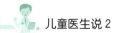

内聚。如果通过佩戴合适度数的眼镜就可以完全纠正斜视，是不需要手术的。如果戴镜后内斜有所改善，但没有完全纠正，称为部分调节性内斜视，戴镜后残留部分的内斜，需要通过手术来矫正。

5. 斜视手术术后为什么会有重影

斜视手术术后出现重影是由于大脑为了适应原来的斜视状态，避免复视，会主动抑制一只眼睛，只使用另一只眼睛看东西。斜视手术矫正两只眼睛位置后，双眼开始同时使用，此时大脑反而不能适应，一时不能达到正常的融合，双眼视觉尚未恢复看东西就会出现重影。适应一段时间后，一般会自行恢复，不必过于担心。

6. 儿童斜视手术的最佳时期是什么时候

儿童的共同性斜视如果不及时治疗，可能丧失双眼视觉功能，有些错过最佳治疗时机的患儿即使通过手术解决了斜视，也只能起美容效果。因此，斜视应该及时治疗。先天性内斜视儿童若通过配戴眼镜和弱视治疗，眼位还没有恢复正位，应尽早(2岁之前)行手术治疗。对于部分调节性内斜视，需要评估患儿戴镜后残留的内斜视度数以及双眼视觉功能，再手术治疗。

所有类型的外斜视均应随访观察，评估间歇性外斜视病情严重程度应结合以下情况：斜视度数、眼位控制能力、立体视功能、生活质量及融合功能。对于融合控制情况良好的间歇性外斜视幼儿可以暂不手术而进行随访。而当出现恒定性外斜视、眼位频繁偏斜、眼位偏斜度数过大等情况时，需尽早手术，恢复患儿的眼位，并减轻对患儿及家长社会心理方面的影响，改善生活质量。

斜视术后需积极门诊随访，包括视力、眼位、屈光状态和双眼视功能检查。根据屈光状态变化决定是否调换眼镜。积极开展斜视术后双眼视功能的重建，对于复发的斜视或连续性斜视，若斜视度数较大，眼镜、三棱镜或药物治疗均无反应时，需再次行斜视矫正手术。

六、眼保健和常见问题

（七）孩子总爱揉眼睛，警惕过敏性结膜炎

许 凯 乔 彤

每到春季，眼科门诊因频繁眨眼睛、揉眼睛、眼红及眼痒等症状来就诊的小朋友明显增加。有些孩子除了上述症状外，还伴有畏光、流泪等表现，经诊断，这些孩子大多是患了过敏性结膜炎。

1. 为什么眼睛也会发生过敏

过敏性疾病包括食物过敏、特应性皮炎、过敏性鼻炎、过敏性结膜炎和过敏性哮喘等。我们眼睛的白眼球表面是一层结膜组织，由于暴露在外，因而容易与环境中的过敏原接触，产生过敏反应。按照发病原理的不同，过敏性结膜炎可以分为季节性过敏性结膜炎、常年性过敏性结膜炎、春季角结膜炎及特应性角结膜炎等。其中季节性过敏性结膜炎的致敏原大多是花粉，常年性过敏性结膜炎的致敏原主要是尘螨。除了花粉和尘螨，还有其他常见的吸入性致敏原，如：动物毛发、皮屑、霉菌及灰尘等。

2. 过敏引起的眼睛红，是红眼病吗

红眼病是由于细菌或病毒感染引起的急性结膜炎，眼睛充血比较严重，会有大量分泌物，并有很强的传染性。而过敏性结膜炎属于自身免疫反应，不具有传染性。但由于过敏时眼睛会痒，孩子会经常不自觉地揉眼睛。一不小心就会把手上的细菌揉到眼睛里。因此，过敏期间更要注意勤洗手，尽量少揉眼睛以免感染。当孩子出现眼睛红、频繁眨眼等症状时，家长需要尽早带孩子到医院就诊，判断原因，并对症治疗。

3. 过敏性结膜炎怎么治疗呢

当孩子得了过敏性结膜炎，需要尽量避免或减少接触过敏原、改善生活环境。可以每天冷敷眼睛（用干净的毛巾，包裹冰袋），它可以抑制血管扩张、减少局部炎症因子的释放，从而缓解眼痒等不适症状。且需要在医生的指导

下使用抗过敏的眼药水。很多家长喜欢去药房自行购买眼药水，如复方牛磺酸滴眼液等，虽然它可以缓解眼睛充血的症状，但药品成分比较复杂，而且既没有抗过敏作用、也没有抑制细菌的作用。在医学上，我们不太建议把它用于治疗过敏性结膜炎或细菌性结膜炎。

儿童首选的抗过敏药是具有抑制组胺释放以及稳定肥大细胞功能的双效制剂。比如，0.1% 奥洛他定滴眼液，或 0.05% 氮卓斯汀滴眼液，也可以联合使用"非甾体抗炎药"或"人工泪液"；在症状较重的情况下，可以联合使用低浓度的"糖皮质激素"或者"免疫抑制剂"。患儿若同时伴有湿疹、过敏性鼻炎，还可以口服抗组胺药，如氯雷他定或西替利嗪。

过敏性疾病容易反复发作，对于过敏体质的孩子，家长应尽早带孩子去医院做过敏原检测，从而针对性地回避过敏原，做到积极预防和早发现、早治疗。对于季节性过敏性结膜炎，可以预防性地使用抗过敏药物。

大多数过敏性结膜炎都有自限性，始于儿童期，青春期后部分患者病症可消失。日常生活中，要注意儿童的营养和锻炼，生活作息规律，保证充足的睡眠，保持乐观的心态。

七、口腔保健和常见问题

（一）宝宝的刷牙方法正确吗

卫　超　原工杰

刷牙是使用牙刷去除牙菌斑、软垢和食物残渣，保持口腔清洁的重要口腔保健方法。也是清除菌斑，预防牙周病发生、发展和复发的最主要手段。儿童的口腔健康是一件非常重要的事情，牙齿刷得好与坏，会影响宝宝的营养摄入与健康。选择合适的牙刷、牙膏、刷牙方法可以最大程度地帮助控制牙菌斑滋生，维护口腔健康或延长口腔修复体的使用寿命。如果刷牙方法不当，不但达不到刷牙的目的，反而会引起各种不良后果。

儿童的牙缝很大，不清洁干净很容易造成龋齿。儿童应选择刷毛软的儿童牙刷，同时推荐使用圆弧刷牙法（Fonts 刷牙法）。这种刷牙方法最易为年幼儿童学习理解和掌握。刷牙要领是：闭口（即上下牙咬在一起）时，将牙刷放入口腔前庭，刷毛轻度接触上颌最后磨牙的牙龈区，用较快、较宽的圆弧动作，较小的压力从上颌牙龈拖至下颌牙龈。前牙切缘对切缘接触，作连续的圆弧形颤动，舌侧面与腭侧面需往返颤动，由上颌牙弓到下颌牙弓。

刷牙应该在餐后 15~20 分钟。早起刷牙是一种常见的习惯，但不尽科学，因为牙膏里的有效护齿成分并没有太多机会留在牙齿上，而是随着早餐吃到了肚子里。起床后先用清水漱口，吃早餐后 20 分钟再刷牙是最健康的，否则吃早餐后又会有牙菌斑形成。每次刷牙时间至少坚持 2~3 分钟才能有效清洁口腔。另外，服用碳酸饮料和酸味的食物后，为避免损伤牙齿，建议用水漱口或刷牙。

刷牙并非力气越大就越好，刷牙的时候用力太大，可能会损伤牙齿，还可能伤害到牙龈，引起口腔溃疡等口腔疾病。刷牙用力的大小因人而异，不轻不重，以刷干净牙面为宜。另外，若有牙齿、牙龈等疾病，或牙齿敏感，可以用温水刷牙。

（二）什么是涂氟，宝宝有必要涂氟吗

卫　超　原工杰

凡事预则立，不预则废，防蛀牙也是如此。当孩子的第1颗牙齿萌出后，应当每3～6个月带孩子看一次牙医，每天2次认真刷牙，控制甜食摄入，除了这些常规措施之外，美国牙医协会还(ADA)建议，儿童每6个月至少涂氟1次。

美国儿科学会的建议，当孩子萌出第1颗牙齿的时候，就应该带孩子去看牙医了，最迟不应该超过1岁生日时。此后，应该定期看牙医。而牙齿是否需要涂氟，什么时候涂，则要根据孩子牙齿的具体情况，听从牙科医生的建议。造成蛀牙的原因很多。因此，牙齿涂氟并不能完全防止蛀牙，但如果孩子每天坚持正确有效地刷牙，保持口腔健康的话，牙齿涂氟可以很好地预防蛀牙。

牙齿涂氟必须由专业医生进行。牙医会把氟化物涂到牙齿面部和侧面，随后氟化物会迅速硬化。即使孩子用舌头舔到，一般也不会舔掉。整个涂氟过程几分钟就可完成，无痛。一般涂完氟后孩子就可以立即吃东西(但一般建议半小时内不要进食，如果要进食，也请注意要给孩子较软的食物或者流食，温度要凉或者温，不要吃太热的食物)。至少4～6小时内不要刷牙或用牙线；第2天再刷牙。刷牙时要提醒孩子吐掉嘴里的漱口水，不要吞下去。

七、口腔保健和常见问题

（三）窝沟封闭知多少

卫 超　原工杰

窝沟封闭是世界卫生组织向全球儿童推荐的一种牙齿保护措施，能有效地降低龋齿的发生率。简而言之，就是用一种高分子材料涂在牙咬合面一些难以清洁的深窝沟内，保护牙齿不受细菌及代谢产物侵蚀的一种方法。

窝沟封闭最佳适用年龄是儿童牙齿完全萌出、龋齿还未发生的时候。一般来说，乳磨牙在 3～4 岁，第 1 恒磨牙在 6～7 岁，第 2 恒磨牙在 11～13 岁。当然，并非每个儿童都适合做窝沟封闭，以下情况父母可以考虑给孩子做窝沟封闭：窝沟特别深，特别是可以插入探针；其他牙齿特别是对侧同名牙患龋齿，或有其倾向者。

如果儿童的殆面无深的窝沟点隙，自洁作用好，牙萌出 4 年以上未患龋，牙齿尚未正常萌出被牙龈覆盖，患儿不合作或者已做完充填的牙，则不适合做窝沟封闭。

窝沟封闭的过程很简单，通过清洁牙齿、酸蚀、冲洗干燥、涂布封闭剂和固化几个步骤即可完成。做完窝沟封闭后，24 小时内不要吃核桃等过硬的食物，也不要吃口香糖类过黏的食物，一个星期后就可以随意进食了。不用担心封闭剂脱落，3 个月复查，半年做一次口腔检查，掉了可以根据宝宝的具体情况，重新封闭，就算表面磨损一些，也可以帮助宝宝的牙齿阻挡一些细菌。

（四）牙齿不齐知多少

徐淑桦　原工杰

8 岁的西西放学回到家告诉妈妈，同桌轩轩的牙齿上戴上了一个很特别的东西，听说叫牙套，西西问妈妈："妈妈，牙套是干什么用的呢？"

"牙套是用来矫正不整齐的牙齿的。"妈妈说。

"牙齿不齐？"西西跑到镜子前，咧开嘴，呲起自己的一口小白牙，连珠炮式地发问："牙齿不齐是什么？ 为什么会牙齿不齐？ 牙齿不齐那又怎么样呢？ 我要不要也戴牙套？"

妈妈回答不出来了，她记下了西西的问题，第二天带着西西一起去找医生解答。

1. 牙齿不齐是什么意思

牙齿不齐是一种通俗的说法，学名叫做错𬌗畸形，包括牙齿拥挤、牙列间隙等形式。

（1）牙齿拥挤，表现为间隙不足，牙齿挤不开，一前一后乱糟糟地挤在一起（图7-1）。

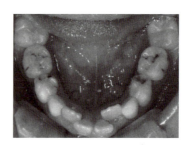

图 7-1 牙齿拥挤

（2）牙列间隙：与牙齿拥挤相反，它指牙弓中有多余间隙，牙齿间有缝隙（图7-2）。

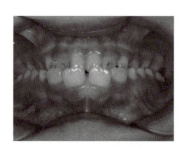

图 7-2 牙齿间隙

（3）地包天：下前牙反向盖住了上前牙（图7-3）。

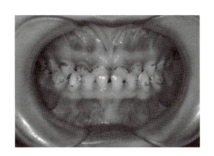

图7-3 地包天

（4）龅牙：虽然正常情况下是上牙盖住下牙，但有些小朋友上牙过度前凸，或者下颌后缩，引起上牙盖住下牙过多，变成"龅牙"（图7-4），甚至下牙会咬在上颌腭侧的牙龈上，咬伤牙龈。

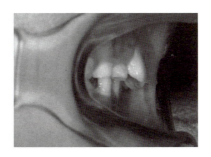

图7-4 龅牙

（5）深覆䫌：上前牙盖住下前牙超过一半，甚至一眼望过去看不到下前牙（图7-5）。

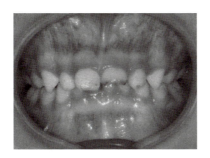

图7-5 深覆䫌

(6)开𬌗：上下牙齿在垂直方向上不能接触，上下牙齿咬不上，不能用门牙咬断面条（图7-6）。

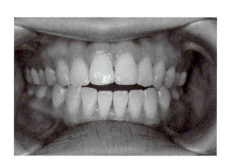

图7-6 开𬌗

2. 为什么会发生牙齿不齐

除了遗传因素（也就是亲属的牙齿状况会遗传给孩子），后天因素的影响也很重要。比如。

（1）婴儿期不良的喂养习惯：如躺着喝奶，可能会导致地包天。

（2）不良的口腔习惯：如吮指、吐舌及啃指甲等，可能导致开𬌗。

（3）食物太精细：颌骨未经过充分的咀嚼锻炼，导致发育不足，牙弓宽度不够，不能容纳足够多的牙齿，从而导致牙齿拥挤。

（4）乳牙由于严重蛀牙而提早脱落，还没到恒牙该长的年龄，间隙被其余牙齿挤没了，恒牙长出来时没有位置了，只能歪七扭八地长在边上，同样会导致牙齿拥挤。

（5）腺样体扁桃体肥大，鼻呼吸不通畅，长期张口呼吸，导致嘴唇外翻，龅牙，下巴后缩，形成所谓的"腺样体面容"。

（6）舌系带短、舌低位可能会引起地包天。

3. 牙齿不齐会带来什么影响

牙齿不整齐，对口-颌系统的局部健康乃至全身健康，都会造成危害。首先是影响吃饭和语言功能。错位不齐的牙齿无法形成正确的咬合关系，导致吃饭时咀嚼效率低，食物未经充分咀嚼就进入胃肠道，也对消化吸收形成负

七、口腔保健和常见问题

担。而且,开𬌗等牙齿不齐还会影响发音,尤其是一些外语发音中会用到的唇齿音。

其次,可导致清洁卫生问题。不整齐的牙齿会在嘴巴里形成许多卫生死角,难以清洁,长期藏污纳垢会导致蛀牙,甚至牙结石堆积,导致牙周疾病,牙龈退缩,牙槽骨吸收,对牙齿的健康不利。

此外,牙齿整洁度还对个体的容貌乃至心理健康产生影响。整齐洁白的牙齿是美丽自信的笑容不可或缺的部分,而不整齐的牙齿,不仅影响美观,还可能引起小朋友的心理健康问题,而更为严重的是,牙齿不齐有可能还伴有骨骼发育异常,如地包天常常是下颌发育过长,上颌发育过短。龅牙常常伴随下颌过小,甚至伴有气道阻塞,缺氧等。

早发现、早治疗能早期排齐牙齿,改善面型,提高颜值,解决因牙齿不齐带来的口腔卫生、咀嚼、发音及通气等功能问题。最重要的是,由于小朋友有生长发育的潜力,早期矫治可以解除一些牙齿对骨骼发育的限制,对骨骼发育进行良性引导和干预,防止错𬌗畸形乃至骨骼畸形进一步加重。

综上,当家长发现孩子有上述牙齿不齐的问题,建议到专业的口腔诊疗机构就诊,由医生进行全面细致的检查。常见的检查项目包括 X 射线检查,做咬牙齿模型,拍照片等,医生会结合孩子的年龄、换牙状态等具体情况,和父母讨论是否需要开始早期干预,以及采取哪种方法。

(五)宝宝"地包天"怎么办

段阿竹　原工杰

前牙反𬌗是一类常见的错𬌗畸形,俗称"地包天"即下牙包住上牙,可导致"月牙脸"。常伴有颌骨发育与颅面关系异常,即下颌前突、上颌后缩或两者皆有。

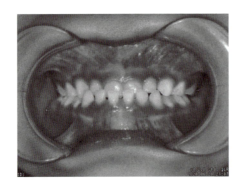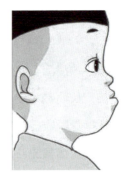

图 7-7　地包天

前牙反𬌗多由于不良的哺乳姿势，乳前牙滞留或早失，上恒切牙先天性缺失，不良习惯如伸舌、吮指及咬上唇等所致。一些呼吸道疾病如腺样体肥大、扁桃体炎，为了保持呼吸道通畅，舌体向前伸而带动下颌向前也会造成前牙反𬌗。还有一些舌系带短，导致舌体运动受限，舌体位置过低也会形成前牙反𬌗。前牙反𬌗有明显的家族倾向，作为一种多基因遗传病不论是"骨骼性"，还是"功能性"都会受到遗传和环境的双重影响。

乳牙时期的治疗。一般在3～5岁，因为这个阶段小朋友的恒牙还没有萌出，乳牙的牙根还没有吸收，牙齿相对稳定。疗程一般在3～6个月。一些骨骼畸形比较明显的病例治疗比较复杂，需要配合使用口外力，疗程也长一些。此期的治疗目的在于恢复下颌正常咬合位置，改善骨面型，解除前牙反𬌗，促进上颌发育，使这段时期内上颌发育不受限制、抑制下颌过度发育。一般认为，乳牙反𬌗不经矫治多数将发展为恒前牙反𬌗，且症状会有所加重；乳前牙反𬌗矫治后，恒牙反𬌗的可能性减小，即使发生，症状也大多较轻。

替牙列期的治疗。一般在7～11岁，新生恒牙开始萌出，是错𬌗畸形的多发期。在此阶段，需要破除不良习惯，也需要根据不同情况，应用不同的矫治器通过上下前牙的移动解除反𬌗关系以利于上下颌骨的生长趋向正常，防止骨性前牙反𬌗的发生或发展。

恒牙早期的治疗。此时，颌骨和牙𬌗的发育大部分已经完成，此期或多或少伴有骨畸形，很难通过改变生长来调整颌骨关系，移动颌骨的可能性也不

七、口腔保健和常见问题

大，正畸治疗的目的是通过牙齿位置的改变建立适当的覆合覆盖关系，掩饰已存在的骨畸形。对于骨骼严重畸形的患者需要成年后行正颌外科正畸联合治疗。

前牙反𬌗的预防包括：哺乳期间，纠正不良的哺乳姿势，避免婴儿下颌过度前伸。保持早失乳牙的间隙，拔出滞留牙。由于扁桃体慢性炎症而引起者，应及时治疗扁桃体疾患。由乳尖牙磨耗不足而引起的前牙反𬌗，可通过调磨过高的𬌗干扰，而使下颌位置恢复正常。由于口腔不良习惯引起者，应及早纠正不良习惯。

（六）错𬌗畸形的早期矫治有必要吗

王晓曚　原工杰

1. 什么是早期矫治

早期矫治是指在儿童的生长发育阶段，尤其是在生长发育高峰期前后，对可能导致错𬌗畸形的病因进行预防，对已出现的错𬌗畸形进行阻断和矫治，为日后牙颌面发育创造更有利的环境。

早期矫治，主要是在以下两个阶段完成：①乳牙时期（3～5岁）。这个阶段小朋友的恒牙还没有萌出，乳牙的牙根还没有吸收，牙齿相对稳定。②替牙时期（7～11岁）。新生恒牙开始萌出，是错𬌗畸形的多发期。在此阶段，需要破除不良习惯，也需要根据不同情况，对相应的错𬌗畸形进行早期干预。

2. 需要进行早期矫治的情况

（1）前牙反𬌗即地包天，下牙包住上牙，可导致"月牙脸"。无论是乳牙期的反𬌗，还是替牙期的前牙反𬌗都需要早期矫治，尽早解除反𬌗，去除上下颌的锁结关系，引导上下颌骨正常生长发育，以改善面型。

（2）月牙脸：口腔功能异常，咀嚼效率下降，严重时可导致面部凹陷，下巴明显突出,表现为"月牙脸"(图7-8,图7-9为反𬌗治疗后)。

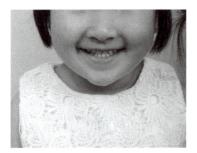 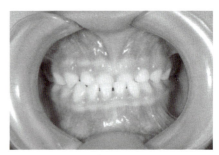

图7-8 反𬌗治疗前

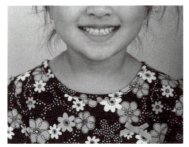 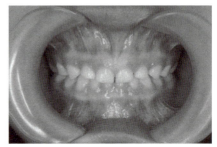

图7-9 反𬌗治疗后

(3)乳牙滞留:牙齿替换中,如果乳牙牙根没有完全吸收就会出现乳牙滞留(图7-10)。如果恒牙牙冠已经可见,则应拔出滞留的乳牙。错位萌出的恒牙多能自行调整到正常位置。

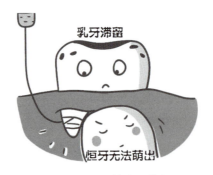

图7-10 下前乳牙滞留

(4)乳牙早失:乳磨牙或乳尖牙早失后需要采取预防性措施来维持遗留

七、口腔保健和常见问题

的间隙，否则相邻的恒牙或乳牙有可能发生移位，侵占间隙，导致继替恒牙萌出间隙不足而出现萌出错位。

（5）多生牙：所谓多生牙，即除了正常牙齿之外存在的额外牙齿。多生牙常见于上颌前部，X射线检查即可进行诊断。多生牙会阻碍邻近牙齿的正常萌出。因此，在发现多生牙后应尽早拔除，拔除越早对邻近牙齿的正常萌出影响越少。

3. 口呼吸等不良习惯

儿童口呼吸的原因多与腺样体肥大、扁桃体肥大及鼻炎等有关。现在口呼吸问题已经引起了家长的广泛关注，主要表现在孩子睡觉时张口呼吸，打呼噜。长此以往会严重影响面部发育，造成上颌前突、下颌后缩的"腺样体面容"，甚至影响智力发育。除口呼吸外，还有一些小朋友有吮指、吐舌及咬笔等其他口腔不良习惯。这些不好的习惯会导致相应的牙齿甚至骨骼变形。如果家长发现孩子有上面提到的习惯，一定要尽早带孩子到口腔科就诊，进行检查，以便干预治疗。

总的来说，错𬌗畸形的表现多种多样，每个小朋友都不尽相同。作为家长，既不要不闻不问，听之任之，也不要过分担心。最好的办法，就是定期带小朋友到口腔科检查，和口腔科医生一起，为孩子的牙齿保驾护航！

（七）牙齿矫治器种类知多少

于巾涵　原工杰

矫治器是一种治疗错𬌗畸形的装置，通过矫治器的作用力使畸形的颌骨、错位牙齿及牙周支持组织发生变化，以利于牙颌面正常生长发育。

1. 常见矫治器的分类

（1）矫形力矫治：力量较大，主要作用在颅骨、颌骨上，能改变一定的骨形态、打开骨缝。以直接影响颌骨生长为目的,改善颌骨关系与颜面形态。

(2)功能矫治器:是指通过改变口腔颌面部肌肉的功能,从而促进牙颌面生长发育来达到治疗或预防畸形目的的一类矫治器。主要是通过矫治器的作用对颌骨的生长方向和生长量产生影响,从而达到协调的上下颌骨关系的目的(图 7-11)。

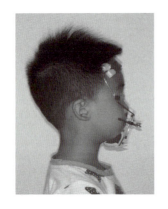
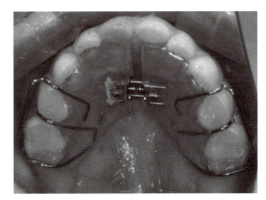

图 7-11　功能矫治器

(3)活动矫治器:可由患者自行摘戴,根据需要在矫治器上增加弹簧等附件以产生矫治力,达到矫治错𬌗畸形的目的。操作简便易行,对于乳牙期、替牙期儿童早期正畸治疗中的阻断矫治具有良好效果(图 7-12)。

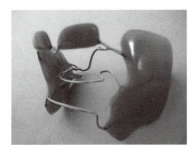
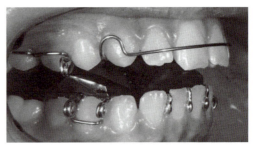

图 7-12　活动矫治器

(4)固定矫治器:是由托槽和弓丝两部分组成。托槽粘结在每个牙面上,通过弓丝把每个托槽串联在一起,传递矫治力,从而实现牙齿的移动。

适用于各种类型的错𬌗畸形,不妨碍正常咀嚼、发音等功能。疗程一般在1~2年的时间,每1~1.5个月复诊一次,患者要与医生密切配合,按时复诊(图7-13)。

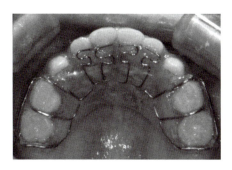
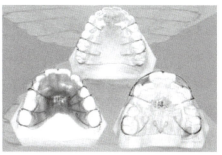

图7-13 固定矫治器

(5)无托槽隐形矫治:这就是我们常说的"透明牙套"。它是通过计算机模拟矫治过程,并用弹性透明高分子材料为牙齿移动的每一个阶段,制作一副可以自由摘戴的矫治器。每副牙套牙齿的移动量很小,疼痛感较传统牙套低,从而达到矫治牙齿的目的。优势在于美观,可自由摘戴,对进食无要求,口腔易清洁。

2. 无托槽隐形矫治器的优点

(1)美观:几乎完全隐形,解决了患者对矫正牙齿持有是否影响美观的顾虑。

(2)舒适:由于没有传统意义上的托槽、钢丝等矫正装置,矫正过程不再痛苦。对牙周组织的刺激及不适感降至最低。

(3)方便:可自行摘戴,不影响社交、进食及运动等。同时复诊次数减少,节约时间。

(4)清洁:口腔卫生容易维护,矫治器容易拆卸,很容易清洁,可减少牙龈炎、牙齿脱矿及变色等问题。

3. 无托槽隐形矫治器的适合人群

无托槽隐形矫正适用于儿童替牙期的早期矫正,在早期间隙管理及控制牙齿三维方向的移动中具有优势。适用于个别牙错位、牙列拥挤、牙齿不整齐、牙间隙、前牙反𬌗（地包天、凹面型）、前牙深覆盖（龅牙、凸面型）、前牙深覆𬌗（或深覆盖）、下颌短缩面型、双颌前突及口唇前突和前牙开𬌗（窄长面型）等错𬌗畸形。

4. 无托槽隐形矫治的治疗流程

无托槽隐形矫治在治疗前需要进行全面的口腔检查，拍摄全口曲面断层片和头颅侧位片或CT片，制取寄存模型，拍摄照片（口内、面部），制订方案后制取硅橡胶模型或口内扫描。收集到上述资料，医生将为你量身定制3D治疗方案。作为治疗方案的一部分，你能够看到治疗过程中及治疗后的牙齿排列状况，认可医生的治疗方案后便可生产个性化矫治器，随后开始治疗。一般的治疗周期为1～2年，根据错𬌗畸形的难易程度有所不同。

5. 早期矫治的意义

家长需要改变儿童12岁以后才能进行牙齿矫正的传统观念，替牙期甚至更早也可以进行正畸治疗。0～12岁是颌面部生长发育的关键阶段，面部生长发育在4岁完成60%，12岁便完成90%。早期干预能借助外力给牙齿、颌骨和颜面创造最佳的发育环境，在良好的环境中释放牙齿的自然生长，起到事半功倍的作用。选对时间开始处理，不但可以缩短治疗时间、简化治疗方法，还可以得到更好的治疗效果。但矫治最佳时机因人而异，需要专业的牙科医生予以评估。

（八）学龄前儿童常见口腔疾病的防治

卫　超　原工杰

很多父母知道，孩子的乳牙出了问题，很可能会影响恒牙的健康。那么，除了龋牙外，学龄前儿童还会得哪些口腔疾病呢？父母要留心孩子的口腔状况，做到早诊断、早治疗。

七、口腔保健和常见问题

1. 蛀牙危害大,要重预防、早治疗

学龄前儿童,龋齿发病率较高,危害性相对比较大。乳牙龋齿易形成的因素主要是此阶段牙齿的解剖结果、组织形态以及饮食和口腔卫生习惯多种原因造成的。且部分儿童龋病发展迅速,短时间内乳牙就会出现较大龋损。龋齿会影响咀嚼功能,牙体的大面积缺损使食物残渣、软垢等易堆积在口腔内,造成口腔内环境恶化,增加新萌出的牙齿龋坏的风险。若乳牙龋齿较为严重,发展成根尖周炎,损伤恒牙胚,剩余残根、残冠易损伤口腔黏膜软组织。因此,家长要注意预防儿童龋病,包括认真为孩子刷牙,督促其少吃黏性大,且含糖量高的食物,合理膳食,定期带孩子检查牙齿。

2. 说话含糊,检查系带长度

舌系带短即当舌头伸出时,舌尖成"W"形,且有牵引感。由于舌尖不能向上翻,部分孩子会出现卷舌音发音不清楚。出现这种情况应到医院进行检查,视症状进行舌系带放松和舌系带延长的手术治疗,并积极进行语音训练,纠正发音。

唇系带过短,会导致门牙正中缝不能按时关闭,门牙之间会出现较大的间隙,影响口腔颌面部的美观及功能,并且可能会影响其他牙齿的排列。此时,应该到医院进行检查,选择唇系带成形手术。

3. 地包天,早期干预是关键

地包天,医学上称为"乳前牙反𬌗",是儿童中比较常见的一种错𬌗畸形。乳牙时期的地包天,如果得不到及时矫正的话,随着年龄增长,乳牙地包天的咬合关系就会使上颌骨的发育受限,而下颌因为没有上牙的限制而过度地前凸,导致凹面型,从侧面看呈月牙状。有的还可使上颌骨出现缩窄畸形,使新换出来的恒牙拥挤重叠而形成其他牙列不齐的现象,影响儿童颜面的美观。若得不到及时矫治,可继发换牙期骨性地包天,表现出来的畸形程度甚至比乳牙期还要严重。

地包天的矫治涉及到牙、颌及面等多个方面。各个阶段治疗的衔接非常关键,错过了时机,下颌的骨骼过度生长,不仅导致矫治难度增加,有些甚至

可能要配合正畸手术才能解决。因此，对有地包天的孩子，建议尽早就诊，3~5岁是矫正的最佳年龄。尽早矫治可以维持口颌系统的正常发育，促进儿童的身心健康发展。

（九）口呼吸会影响儿童面貌吗

段阿竹　原工杰

口呼吸是一种习惯性的张口式呼吸，即空气完全或部分地通过口腔而不是鼻腔进入体内。引起儿童口呼吸有许多原因，多数患儿是由于鼻部疾患而引起呼吸异常，长期的口呼吸不良习惯，极易造成口周肌功能的改变。

正常情况下，在不讲话、不进食的时候，上下唇应处于自然闭合的状态，舌头应顶在上腭的位置。当孩子口呼吸时，舌头位置也会改变，位于口腔中较低位置，会导致上颌硬腭失去了扩张力而变得狭窄高拱，同时会限制上颌骨的横向生长，造成上前牙前突、牙齿反𬌗等问题。口周肌肉组织也随之发生改变，如上唇松弛无力、肥厚外翘，造成开唇露齿。随着孩子的生长发育，会导致一种特殊面型——腺样体面容。该面型常伴有典型的面部特征：面部窄长，鼻孔狭窄，上唇短，上前牙前突，下颌后缩、牙弓狭窄，自然状态上下唇呈分离状态等，面部肌肉不易活动，缺乏表情，影响美观。相关研究表明3/4口呼吸患儿有牙齿拥挤和下颌骨异常等面部错𬌗畸形的情况，从5岁左右开始变得更加明显。

口呼吸引起的腺样体面容不仅影响颅面部美观、咬合功能，更会对心理健康造成不良影响。因此，对患有口呼吸并引起口颌系统异常的儿童，建议进行早期的相关检查和专业的治疗，对患儿进行闭口呼吸训练，纠正张口呼吸的不良习惯，并配合专业的口唇肌功能训练等方式来进行纠正，阻断颅颌面畸形的进一步发展。

八、耳鼻喉健康与常见问题

（一）突发性耳聋是怎么回事

赵锦秀　倪　坤　浦诗磊　董菲菲

妈妈带着5岁的小涵来医院就诊。小涵半年前曾说自己左边耳朵忽然听不见了，当时妈妈觉得是孩子调皮，就没相信，但昨天小涵在家玩耳机，耳机里明明有声音，小涵非说没有声音。妈妈这下急了，赶紧带孩子来医院。一查听力，右耳完全正常，左耳极重度耳聋，后续的治疗效果不佳。

还曾有这样一个新闻：14岁的中学生佳佳，学习勤奋，几乎每晚学习到11时睡觉，前一天晚上耳朵忽然长时间耳鸣，第二天睡醒，发现自己听不见了，家长马上带佳佳去医院就诊，听力检查结果显示双耳重度耳聋。及时治疗后，听力恢复至正常水平。

以上两个案例都是突发性耳聋，可两者预后完全不同，取决于是否早期干预治疗。

1. 什么是突发性耳聋

突发性耳聋是指突然发生的、原因不明的感音神经性听力损失。以单侧听力下降最常见，可伴有耳鸣、耳堵塞感、眩晕、恶心及呕吐等。突发性耳聋好发于50~60岁年龄段人群，但近年来发患者群趋于年轻化。

2. 为何会出现突发性耳聋

突发性耳聋的发病原因及发病机制尚不明确，多认为与病毒感染、肿瘤性病变、自身免疫疾病、药物中毒及内耳缺血等因素相关。精神及心理因素等被认为是常见的诱发因素。

3. 突发性耳聋的症状有哪些

突发性耳聋除了有不同程度的听力下降外,常伴有耳鸣、耳闷胀感、眩晕及头晕等不适症状,部分患者会出现精神心理症状,如焦虑、睡眠障碍等,影响生活质量。

4. 孩子得了突发性耳聋,家长怎么办

一定要马上去正规医院检查! 突发性耳聋的治疗,多以糖皮质激素及改善内耳微循环的药物为重要手段。 早期积极综合治疗有利于预后和恢复听力,少数患者可自愈。 中耳炎造成的中耳积液,在一定程度上也会造成孩子听力下降,可是孩子们无法准确地向家长表达,只能简单地描述为"听不清楚声音"。 有时候家长会以为是孩子闹着玩,再加上很多家长简单地认为中耳炎就一定会耳朵痛,耳朵不痛就不会是中耳炎,对中耳炎问题也就此被忽视,导致错过最佳治疗时机。 其实,中耳炎是个很常见的疾病,家长一定要在思想上重视、及时就医。

人人享有听力健康,尤其需要关爱儿童青少年的听力健康。 家长应该多观察孩子的听力情况,不能一味地觉得孩子是调皮、乱说话。 此外,青少年学习以及升学等各方面的压力较大,使一部分青少年长期处于精神紧张、睡眠不佳的亚健康的状态。 这也是导致突发性聋的原因之一,更值得家长们重视!

(二) 说话晚,警惕儿童听力问题

孙 莹 倪 坤 浦诗磊 董菲菲

曾有家长带着不会说话的宝宝来耳鼻喉科就诊,说:"宝宝2岁了,会叫爸爸妈妈,问他什么都能懂,就是不讲话,只肯用手比划。 出生时两次听力测试没通过,后来感觉开门、关门宝宝也有反应,也会叫爸爸妈妈,就没有再查过。"现在医生建议检查听力,为什么啊?

八、耳鼻喉健康与常见问题

经检查，宝宝的听力检查结果显示是双耳听力损失，也就是耳聋。宝宝学说话，必须首先要听到外界的声音，然后逐渐模仿并学会讲话。然而不是所有人都这么认为的，耳鼻喉科的门诊几乎每天都会接诊因为听力损失而语言发育迟缓的孩子。

家长反映宝宝很小的时候会发出以叠词居多的声音，例如"ba""ma"等，就认为孩子听力正常，殊不知这可能只是孩子无意识发出来的。有时候孩子看起来好像听懂了家长的指令，殊不知孩子是根据家长的眼神、手势及肢体动作等猜出家长的意思。还有一些孩子并非听不见（双耳极重度听力损失），而只是听不清：当父母近距离跟孩子交流时，孩子还是有反应的。即使是重度听力损失儿童，对比较大的声音也是有不同程度的反应。

在应该会说话的年龄阶段不会说话，常见的是语言发育迟缓，表现为：开口讲话时间晚。大部分语言发育迟缓儿童在 2～3 岁期间开口说话，有的甚至要到 4 岁或者更晚才会开口说话。语言发育迟缓儿童的语言内容过于简单，往往只能表达单一且固定的内容。如生活中常见的物品、家人的称谓等。语法知识缺乏，部分语言发育迟缓儿童表现为语言不连贯，只能说单词。许多患儿至 3～4 岁时仍只能说 2～3 个字的短语。语音不清、发音不准、吐字不清也是语言发育迟缓患儿的重要表现。

语言发育迟缓的儿童都应该接受听力检查，只有听得见、听得清、听得懂，才能正确模仿并学会讲话。如果一开始听觉通路异常，感受不到外界刺激，无法接收有用信息。那么，就可能会导致语言发育缓慢。宝宝说话晚必须警惕听力问题，听力检查不可忽视！

（三）警惕中耳炎，你的孩子可能也中招了

1. 什么是中耳炎

中耳炎，指发生在中耳部位的感染，可分为急性中耳炎、慢性化脓性中耳

炎、分泌性中耳炎。该病好发于儿童。根据流行病学调查显示，10岁以下儿童中，80%的孩子至少得过一次中耳炎。孩子可能会出现耳痛、耳道流水或流脓、听力下降、耳鸣等情况，或者出现孩子将电视机声音开得特别大的情况，家长也要及时关注。有些小朋友太小还不会表达，当出现频繁地抓耳朵、摇头及心情烦躁等情况时，家长就应该警惕起来，及时去医院就诊。

2. 哪些情况下孩子更容易得中耳炎

（1）耳道异物。小朋友在玩玩具的过程中，出于好奇心，可能会把一些玩具小部件放入耳道，而家长未及时发现。时间一久宝宝可能会出现耳痛、抓耳朵等症状，需要及时就医。

（2）过多耳垢堆积。有些小朋友耳朵分泌物比较多，宝妈宝爸们不敢掏，平时给小朋友洗头洗澡或者带其游泳时，一些污水进入耳道内，时间一久过多的分泌物堵塞耳道，也会导致中耳炎。

（3）季节或气候变化引起的感冒。6岁以前儿童咽鼓管尚未发育完全，与成人相比，儿童的耳咽管较短、宽，且走向较水平。孩子一旦感冒，带有细菌或病毒的鼻咽分泌物会比成人更容易经由耳咽管进入中耳，导致中耳腔发炎。

（4）婴儿哺乳体位不当。婴儿的咽鼓管比较短，而且趋于水平，躺着吸奶时，奶容易经过咽鼓管反流到中耳内，继发感染。

（5）腺样体肥大。腺样体肥大导致中耳炎的病例不在少数。在发现儿童有张口呼吸等症状时，还应考虑孩子的中耳情况。

3. 孩子得了中耳炎，应做什么检查和治疗

儿童中耳炎主要的检查方法就是耳内镜检查和听力检查。耳内镜检查可以直观地看到孩子的耳道和鼓膜情况。听力检查比如声导航检查、耳声发射检查、纯音测听检查可以帮助我们判断孩子的听力情况，及时治疗。当然必要时还可以行中耳CT扫描来排除其他病变。

不同类型的中耳炎，治疗方法也不相同。急性非化脓性中耳炎可以通过局部使用滴耳剂缓解疼痛，或者口服解热镇痛药，减轻耳痛。急性化脓性中

八、耳鼻喉健康与常见问题

耳炎就需要应用抗生素，如氧氟沙星滴耳液来控制感染。慢性化脓性中耳炎儿童应避免感冒或耳道进水等。分泌性中耳炎如果保守治疗效果不理想，可通过鼓膜穿刺、鼓膜切开置管等方式清除中耳积液。

4. 中耳炎长期不愈影响听力怎么办

有些小朋友中耳炎长期不愈，做了鼓膜置管后听力还是未能恢复，长此以往对小朋友的言语发育也会造成一定影响。因此，必要时可为其选配助听器，一般建议选配耳背式助听器，既能改善听力，又能防止分泌物流入耳道式助听器内，损坏助听器。

5. 如何预防儿童中耳炎

提高婴儿免疫力，推荐坚持母乳喂养至少6个月。中耳炎常在感冒后发作。因此，在气候变化迅速及流感高发期，注意防护，及时接种流感疫苗。看护好孩子，避免其往耳道内塞入异物，避免损伤耳道。

（四）远离噪声，保护听力，耳聪一生

随着科技快速发展，电子娱乐产品所带来的各种噪声严重影响儿童的日常生活，噪声性耳聋的发病率也逐年增加。噪声性聋是指暴露在一次短暂的强脉冲环境，或长期在反复噪声环境中所致的听力下降，统称为噪声性聋。听力损伤程度与接触噪声时间、噪声强度与性质等诸多因素有关。

1. 哪些日常噪声会影响儿童听力呢

（1）家庭噪声。简单讲，就是居住环境中存在不恰当或者不舒服的听觉刺激，也称为室内噪声污染。例如，电视机、平板电脑、收音机以及家人高声吵架等所产生的噪声。长时间家庭噪声会造成儿童内耳毛细胞不可逆损伤，故可能导致儿童永久性听力下降。

（2）耳机噪声。在嘈杂的环境中，如地铁、公交车里，戴耳机时会不自觉地调高音量。当耳机音量超过85分贝时，时间较长可造成听觉疲劳；当音

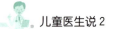

量高达110分贝以上时，严重者可造成不可逆性听力损伤。

（3）玩具噪声。各种有声电动玩具，例如，电动机车、大型音乐枪、挤压吱吱叫的空气压缩玩具等，在启发儿童智力的同时，过大的声响可能对儿童听力造成伤害。

（4）娱乐场所噪声。商场、游乐园、影剧院等娱乐场所，环境噪声时常严重超标，经常暴露在这种噪声环境中，儿童的听力会受到严重的损伤，各项身体功能也会受到影响。

2. 儿童耳聋初期都有哪些症状

看电视或听收音机时明显比家人要求的音量大；经常将手拢放在耳后，增大接收音量的效果；经常注意不到别人在和自己打招呼；经常向家长诉说耳内疼痛、头痛、头晕及注意力不集中；面对面交谈时经常打岔或要求对方重复，经常误解对方语意。习惯将头偏向一方或总是用一侧耳朵接听电话。

3. 如何预防噪声伤害

应尽量让儿童远离强噪声源；在儿童听力没有发育成熟前尽量不佩戴耳机，青少年如需佩戴，选择头戴式耳机，尽量不要在嘈杂环境下用耳机。使用"60-60-60"原则，世界卫生组织建议：使用耳机时，音量一般不要超过最大音量的60%；每天连续听声音不超过60分钟，以间歇收听为宜；周围环境声音最好不要超过60分贝。尽量少带孩子去吵闹的游乐场所，或者缩短在游乐场逗留的时间，建议家长带孩子去参加一些比较安静的活动。

（五）春暖花开，孩子总鼻塞流涕，是感冒了吗

浦诗磊　徐宏鸣

春天本该是孩子接触美妙大自然的最佳时节，然而有些小朋友却接连鼻塞、鼻痒、流涕、打喷嚏……孩子没少受罪，家长看在眼里，急在心里……到医院一看，鼻子过敏啦。

八、耳鼻喉健康与常见问题

1. 为什么鼻子会过敏

有些儿童接触到过敏原后，体内的炎性细胞因子会引发一种鼻黏膜的非感染性慢性炎性疾病，称为过敏性鼻炎。这是儿童鼻部的常见病。在我国，儿童过敏性鼻炎不仅发病率较高，并呈逐年升高趋势，而且程度多为中重度。生活中可能导致过敏性鼻炎的过敏原可大致分为两类：一类是吸入性过敏原，如尘螨、花粉、动物皮屑及霉菌等；另一类是食入性的过敏原，如鸡蛋、牛奶、牛羊肉及鱼虾蟹等。

2. 哪些症状提示孩子可能是得了过敏性鼻炎呢

过敏性鼻炎的症状多种多样，典型症状主要表现为鼻塞、鼻痒、流涕及打喷嚏，很多家长会误以为孩子感冒了。因此，有很大一部分过敏性鼻炎的患儿是因感冒症状而就医的。近年来，儿童过敏性鼻炎的不典型表现也越来越多。例如，眼睛痒、眨眼睛、夜间咳嗽、清嗓子、鼻出血及头痛等。这些症状常使家长担心孩子的眼睛、喉咙等部位存在问题，实际上疾病的根源在鼻子（表8-1）。

表8-1 过敏性鼻炎鉴别

典型临床表现	非典型临床表现	特异性体征
清水样鼻涕	眼痒、眨眼	变应性黑眼圈：指由于淋巴和静脉回流受阻、慢性鼻塞以及眼眶下水肿，因而形成的眼下发黑的症状
鼻痒、喷嚏	咳嗽、睡眠障碍	变应性皱褶：指鼻顶部附近的横行褶痕，由于频繁揉鼻子引起
鼻塞	头痛、面部疼痛	变应性敬礼征：一种用手掌揉鼻子以止痒、以暂时开放鼻道的特殊姿势

3. 过敏性鼻炎的"兄弟"们

（1）哮喘：该病是与过敏性鼻炎相关的常见疾病，两者本质上是"同一气道、同一疾病"，约80%的哮喘患者会合并发生过敏性鼻炎，约40%的过敏性鼻炎患者会合并发生哮喘，在18岁以下的人群中，两者伴发更为常见。

（2）中耳炎：这是过敏性鼻炎经常诱发的另一种疾病。鼻子和耳朵间有个通道叫咽鼓管。过敏性鼻炎容易导致咽鼓管堵塞，这就好比耳朵的"下水道"堵塞了，因而可能造成分泌性中耳炎的发生。

其他相关的疾病还有鼻息肉、鼻窦炎、腺样体肥大及反复发作的支气管肺炎等。除此之外，过敏性鼻炎也可能导致睡眠不佳，影响孩子的情绪和注意力，甚至影响学习成绩。

4. 哪些方法可以查出过敏原

过敏原的检查包括皮肤点刺试验和血清特异性 IgE 检查。皮肤点刺试验是将小量的不同过敏原刺入皮肤表层，观察皮肤反应。如果机体对某种过敏原过敏，那么皮肤就会出现红肿块。这种方法的优势是疼痛度低、简单快速、经济，2 岁以上的儿童完全可以接受。另外，还可以通过静脉抽血检查血清特异性 IgE 来进行过敏原检测。一般说来，皮肤点刺试验属于体内实验，比验血（体外实验）要准确，但皮肤点刺试验能查的过敏原种类比血液化验能检测出的少，并且会受抗过敏药的干扰。

5. 过敏性鼻炎的预防和治疗

过敏性鼻炎的变化发展是因人而异的。有些孩子的症状会随着生长发育而逐渐消退，有些则会持续到成人阶段。在我国，通常以花粉和螨虫等过敏原引起的季节性的过敏性鼻炎较多，建议从以下几方面开展预防和治疗。

（1）避免接触过敏原。针对食入性过敏原，建议小朋友不吃或者少吃致过敏的食物；针对吸入性过敏原，应保持家庭环境清洁卫生，尽量避免接触宠物、毛绒玩具等。

（2）药物治疗。可采用鼻部局部给药方式，以最小不良反应来控制炎症症状。使用生理性海水清洗鼻腔，避免过敏原长期留存在鼻腔；也可使用一些阻隔剂以隔绝花粉或螨虫等，减少鼻黏膜与过敏原的接触，从而减少发作；在鼻炎发作时，还可以使用抗过敏药物和鼻用激素来缓解症状，提高生活质量。

（3）免疫治疗。这是一种对因治疗的方法，是世界卫生组织（WHO）公认的唯一针对过敏性疾病病因的治疗方案。其目的在于减轻或消除过敏症状、减少抗过敏药物的使用、阻断过敏进程、减少过敏相关疾病的发生。如针对螨虫过敏,采取舌下含服脱敏或皮下注射脱敏,对于特定患儿能够在很大程度上降低过敏性鼻炎的发作频率,显著提高生活质量。

(六)家有"呼噜娃"怎么办

金 蕾 徐宏鸣

1. 宝宝睡觉时喉咙呼噜响,是怎么回事

呼吸时,气流从鼻腔进入到达肺部的这条通路上有狭窄的部位,当气流通过不顺畅时,就会引起打呼噜。小朋友在感冒时,鼻塞、喉咙红肿,会打几天呼噜,等感冒好了就不打呼噜了。如果孩子不感冒,睡觉时也打呼噜,或是虽然鼾声不响,但长期张着嘴巴睡觉,家长们就要引起重视了。可能的原因是:过敏性鼻炎,或者腺样体和扁桃体肥大。如果孩子平时常有连续打喷嚏、鼻子痒及流清鼻涕等表现。那么,很可能是孩子患上了过敏性鼻炎,而过敏性鼻炎发作时鼻腔黏膜水肿导致鼻塞,会引起打呼噜。

2. 睡觉时出现哪些症状需要警惕

睡眠打鼾,医学上叫作阻塞性睡眠呼吸暂停,顾名思义,就是睡着时呼吸暂停,造成孩子夜间缺氧。我们知道,睡眠是儿童长身体的黄金时间,长期的睡眠打鼾所伴随的缺氧可能会影响儿童的生长发育和情绪行为。特别是孩子打呼噜且出现呼吸暂停,过几秒后又憋醒,长舒一口气的现象,家长应当警惕,因为这可能是缺氧的表现。有的孩子鼾声虽然不响,但是长期张口呼吸的气流会影响颌面部骨骼发育,引起上牙突出、下颌后缩的腺样体面容。如果家长发现孩子脸型有改变,一定要尽早找医生治疗。

3. 什么是腺样体、扁桃体肥大,什么情况下需要切除

腺样体和扁桃体都是咽部的淋巴组织,儿童时期是腺样体和扁桃体的增生期，10岁以后就慢慢萎缩了。基本上每个孩子都有不同程度的腺样体和扁桃体增生。如果孩子在头颅 CT 或 MRI 检查时发现腺样体肥大，家长无须过分紧张。如果腺样体和扁桃体肥大没有引起睡眠打鼾和张口呼吸，也不存在扁桃体反复化脓的表现，通常无须处理，待其慢慢萎缩即可。但有部分孩子的腺样体或扁桃体增生肥大引起了阻塞，导致睡眠打鼾和张口呼吸，则就需要治疗了。

轻到中度的腺样体肥大特别是合并鼻塞、流涕及打喷嚏等鼻炎症状的孩子，鼻用激素喷剂治疗效果很好。或许家长一听激素两个字常常会感到紧张。其实鼻用激素只对鼻腔局部起作用，不会对孩子全身造成影响，它是很安全的。对于重度腺样体肥大，合并扁桃体肥大，或者药物治疗效果不佳的情况下，可以选择腺样体和扁桃体切除术。手术使用低温等离子射频消融系统，几乎不出血，全身麻醉不到 30 分钟，也不会对孩子的生长发育造成影响。

（七）腺样体肥大，不同情况不同治疗

金 蕾　徐宏鸣

涵涵（化名）是个 2 岁 5 个月的小女孩，最近 1 个月打呼噜加重，而且出现憋气憋醒状况，睡觉不安稳，妈妈很担心，看了一些网络短视频，感觉孩子可能是腺样体肥大，心急如焚地带涵涵前往医院就诊，她既担心疾病的危害，又担心要手术。

医生仔细检查了涵涵的鼻腔和口腔，发现清鼻涕比较多，双侧扁桃体Ⅰ度肿大，并从妈妈这里了解到，涵涵早晨起床常常连续打好几个喷嚏，平时也会经常揉鼻子。随后，医生给涵涵做了纤维鼻内镜检查，用一根直径 2.8 毫米的软管摄像头伸入涵涵的鼻腔，看到涵涵的鼻黏膜水肿，鼻咽部腺样体肥大，堵塞后鼻孔 75%。

医生给出的诊断是"腺样体肥大、过敏性鼻炎"，建议使用糠酸莫米松鼻

八、耳鼻喉健康与常见问题

腔喷剂加上口服盐酸西替利嗪滴剂治疗，两个星期后复查。用药后，涵涵的鼻痒、喷嚏症状明显减轻，夜间不再憋醒，虽然有时还有呼噜声，但睡觉安稳许多。医生建议继续药物治疗，定期复查。因为涵涵不到 3 岁，且生长发育正常，药物治疗效果良好，所以暂时并不需要手术治疗。

另一个腺样体肥大的男孩明明（化名），由于年龄、程度、疾病影响程度不同，和涵涵的治疗并不一样。明明 7 岁 3 个月，4 年来总是睡眠打鼾、张口呼吸，但家人没当回事。最近明明开始换牙，因牙齿不整齐去看口腔科，医生说明明有些下颌后缩，建议请耳鼻喉科医生检查是否有腺样体肥大。耳鼻喉科医生看到明明上牙列微突，下巴略后缩，体格检查发现双侧鼻道畅，双扁桃体Ⅲ度肥大，鼻内镜检查发现鼻咽部腺样体肥大，堵塞后鼻孔 90%。由于明明的病程时间长，扁桃体和腺样体重度肥大，且已出现面容的改变，医生建议明明尽早行扁桃体腺样体射频消融术。

手术顺利做完，明明经过精心护理，术后 2 周复诊恢复得很好，妈妈也说他睡觉时的呼噜声已经没有了，只是嘴巴还有微张。医生告诉妈妈，下一步还需要做唇肌锻炼改掉长期口呼吸留下的坏习惯，并且在口腔科进行牙齿正畸治疗。

（八）哪些腺样体肥大必须手术

倪　坤

如今，腺样体肥大的知名度在家长群中越来越高。但家长们对腺样体肥大的认知还存在一知半解的现象。对于腺样体肥大特别严重，保守治疗无法达到满意疗效的孩子，医生会通过判断，为患儿行手术治疗。也有的孩子经过药物治疗，情况有了明显改善，可是仍有一些症状。比如，偶尔睡觉打呼，有时还张口呼吸，这时家长就会纠结孩子的腺样体肥大到底算不算治好了呢？要不要继续治疗？继续治疗是用药，还是手术呢？

首先，可以看孩子腺样体肥大症状的复发频率。家长可观察孩子半年至1年，看睡觉打呼、张口呼吸等情况在这段时间里发生了几次；是不是每逢感冒就发生；是不是每次感冒都会伴发鼻炎、鼻窦炎；感冒次数是否过于频繁（如每月1次）。如果感冒发作频繁，症状经常发作，即使药物治疗有效，但还是建议手术。因为频繁发作可能影响孩子的生长发育。

其次，可以做睡眠监测。有些小朋友的症状似乎看起来控制得不错，但家长始终不能确定孩子是否算痊愈。这时建议患儿做一次睡眠监测，全称是多导睡眠监测（polysomnography，PSG）。睡眠监测观察的指标主要有两个。一是孩子睡觉时缺不缺氧。小儿睡眠时血氧饱和度在92%以上才是正常的，若低于这个数值，则说明在睡眠状态下存在缺氧现象。另一个指标是看孩子睡觉时是否出现不良呼吸事件。不良呼吸事件是指：睡眠时出现呼吸暂停现象、低通气现象，或是费力呼吸的症状。这些都属于不良呼吸事件。对于孩子腺样体肥大是否需要手术的判断标准是，哪怕有一次呼吸事件，也需手术干预。

家长们一般能理解为什么呼吸暂停和低通气现象需要手术干预，而对于费力呼吸也要手术会觉得不解。这是因为当孩子费力呼吸时，脑电图上会提示孩子的睡眠变浅了，导致孩子处于一种微觉醒的状态。儿童睡觉时，深度睡眠需要达到一定时间才能保证生长发育。如果小儿长期处于浅睡眠状态，会影响其生长激素的分泌，不利于生长发育。

（九）腺样体肥大的药物治疗通常是怎样的

倪 坤

对于腺样体肥大，医生一般首选药物治疗。如今网络发达，不少家长都会自己上网查询医药知识。现在就解答几个家长关心的腺样体肥大的用药问题。

（1）对症治疗。造成腺样体肥大的常见原因有过敏和感染两种因素。

八、耳鼻喉健康与常见问题

抗过敏药物分为局部用药和全身用药。现在，临床上常用的全身抗组胺类药物有第二代抗组胺类药物（如氯雷他定、西替利嗪）和第三代抗组胺类药物（如左西替利嗪、地氯雷他定）。具体使用何种药物，需根据患儿的年龄和实际需求判断。例如，第三代抗组胺药的不良反应比较小，基本没有犯困的不良反应，对于大孩子一般使用第三代抗组胺类药物；但由于第三代抗组胺类药物目前只有粉剂，对于还不会服用粉剂的小儿来说，只能使用滴剂，而目前抗组胺药物有滴剂类型的只有第二代抗组胺类药物（氯雷他定、西替利嗪）。抗过敏的局部用药通常使用抗组胺喷鼻剂，常用的有盐酸左卡巴斯汀鼻喷剂。另外，对于过敏还可以使用鼻用激素类药物，如糠酸莫米松鼻喷雾剂、丙酸氟替卡松鼻喷雾剂。鼻用激素类药物对过敏和炎症都有效果。

（2）抗菌治疗。对于鼻炎、鼻窦炎等感染引起的腺样体肥大，在有明确细菌感染证据时，可以用抗菌药物治疗。常用氧氟沙星滴眼液或林可霉素滴眼液进行局部滴鼻治疗，配合口服抗菌药物，对鼻炎或鼻窦炎等急性感染能达到比较理想的控制目标，通常1周左右可得到明显疗效。对于明确合并鼻窦炎的患儿，首选阿莫西林克拉维酸钾口服治疗。对于青霉素过敏者，可选用二代或三代头孢，或阿奇霉素。需了解的是，抗菌药物只可用于治疗腺样体肥大合并的炎症感染（如中耳炎、鼻窦炎急性感染等），对于单纯的腺样体肥大没有治疗作用。

有时家长看到氧氟沙星滴眼液、林可霉素滴眼液时会有疑惑，为什么鼻病要用眼药水？没有滴鼻剂吗？确实，现在我国暂时没有氧氟沙星和林可霉素的滴鼻剂，在需要使用时，一般是用滴眼液或滴耳液来代替，其治疗效果是一样的。有时候家长会问：听说沙星类抗菌药物有很多不良反应，用它滴鼻会影响孩子的生长发育或肝肾功能吗？实际上，沙星类抗菌药物滴鼻时，对全身的影响非常小。有研究显示，在眼、耳、鼻等处局部用药，血药浓度最高只达到口服用药时最低剂量的1%。这么低的浓度下不会发生全身严重不良反应，更不会影响孩子的生长发育或肝肾功能。当然，药物的使用一定要在医生指导下进行，不能自行增加剂量。

（3）消水肿。有的患儿腺样体水肿充血明显，可以局部使用一些减充血剂，如呋麻滴鼻液。有的家长听说，呋麻滴鼻液连成人鼻炎都不推荐使用，因为该药不良反应较大，所以看到医生给孩子的处方里有呋麻滴鼻液，不敢给孩子使用。事实上，在儿童鼻炎的治疗指南中，对于鼻塞问题特别严重，明显影响呼吸的患儿，呋麻滴鼻液可在医生的指导下根据患儿具体情况酌情使用，且使用时间一般3~5天，最长不得超过7天。

九、内分泌系统与泌尿系统常见问题

（一）妈妈患甲状腺疾病，如何养育健康宝宝

周莎莎 李 嫔

甲状腺功能减退症（简称甲减）和甲状腺功能亢进症（简称甲亢），是孕期最常见的两类甲状腺疾病，如若不引起重视、治疗不规律或者治疗不当，会对胎儿产生不利影响。孕期甲减可以导致早产、胎儿窘迫、低出生体重儿、围产期死亡率增高，还可以导致胎儿生长发育迟缓以及神经智力发育受损。而孕期甲亢可以导致胎儿和新生儿多种并发症，包括宫内生长停滞、早产、死胎、先天畸形、新生儿甲亢及新生儿甲减等。正因为如此，患甲状腺疾病的妈妈，会非常担心宝宝的健康，围绕妈妈们的常见困惑，来听听内分泌科的医生怎么解答。

1. 孕期甲亢导致的新生儿甲亢有哪些临床症状，严重吗

孕期甲亢最常见的是毒性弥漫性甲状腺肿（Graves 病），这是一种自身免疫性疾病。Graves 病孕妇所生的新生儿，甲亢患病率约为 1%。新生儿甲亢的临床表现包括多汗、易激惹、心动过速、特殊眼征及甲状腺肿大等。新生儿持续性甲亢可引起心力衰竭、甲亢危象等严重并发症，病死率可高达 30%。因此，新生儿甲亢一旦确诊，必须给予及时正确的治疗。

2. 孕期甲状腺疾病导致新生儿甲减，如何做到早期发现

孕期甲减或甲亢，都可能导致新生儿发生甲减。孕期甲减母亲所生的新生儿，如果母亲在怀孕期间一直规律治疗，孕期甲状腺功能检查监测一直正常，新生儿足跟血检测（新生儿筛查甲状腺功能中的促甲状腺激素刺激激素）

未发现异常，通常无须进一步抽血检测甲状腺功能检查。对于新生儿筛查发现促甲状腺激素刺激素有异常的，则需进一步检测甲状腺功能检查，确诊甲减的新生儿要及早、及时治疗。妊娠合并甲亢引起的新生儿甲减，可分为永久性甲减、暂时性甲减和垂体性甲减。对于垂体性甲减，新生儿筛查是无法发现的，需要抽血检测甲状腺功能才能明确。

3. 甲减母亲正在服用相关治疗药物，是否可以哺乳

甲减母亲正在服用治疗药物，是可以哺乳的。因为甲状腺激素通过乳汁的量极少，况且优药物替代的量只是替代到甲状腺功能检查正常水平。不过我们还是建议母亲定期检测甲状腺功能检查，及时调整剂量。抗甲状腺药物在乳汁中的排泌量较低。因此，甲亢母亲服用低至中等剂量抗甲状腺药物治疗，待甲状腺功能控制正常后可予哺乳。需注意哺乳完毕后再服药，然后间隔3~4小时再进行下一次哺乳。如需使用大剂量 ATD 治疗时，不建议哺乳。

（二）别让甲亢"黏"着孩子

周莎莎　李　嫔

巧巧的爸爸妈妈最近十分伤脑筋：一向听话乖巧的巧巧，突然间变得一反常态——特别爱生气，动不动就和父母闹别扭；虽然吃得多，但越吃越瘦；就连老师都反映，孩子常常在课堂上开小差。经检查发现，巧巧竟是患上了甲亢。

甲亢可以发生于任何年龄，儿童也会得甲亢。相对成人来说，儿童甲亢的发病率比较低。儿童期、青春期是甲亢的多发阶段，尤其是女孩子更为多见。儿童甲亢症状个体差异很大，一般是症状逐渐加重，不像很多成人得了甲亢突然发病，也没有成人甲亢的症状表现得严重。

1. 儿童甲亢的原因有哪些

新生儿发生甲亢，往往是因为有甲亢病史的母亲体内有引起甲亢的抗体，

在怀孕期间通过胎盘进入胎儿体内，导致婴儿生下来就得了甲亢。免疫异常导致儿童自身免疫系统异常，使得体内出现本不应出现的刺激甲状腺功能的抗体，使甲状腺激素增多，这是儿童甲亢最常见的病因。亲属中有人得甲亢，儿童患甲亢的概率会高于其他儿童。在这种遗传背景下，一些环境因素如精神刺激、情绪波动、青春期发育及感染等，都可诱发甲亢。还有一些儿童甲亢是因为甲状腺长了高功能性腺瘤、结节或甲状腺炎等导致的。

2. 得了甲亢的孩子常有哪些表现

甲亢患儿的常见表现是，吃得多却体重不增，甚至比之前更瘦；情绪不稳定，容易激动，好生气；手抖、很容易出汗；有些孩子会觉得自己心脏跳得很快、不舒服或者胸闷；上学的孩子上课坐不住、注意力不集中、记忆力变差、学习成绩下降；青春期的女孩子还有可能出现月经不调，甚至闭经的现象；有些孩子的眼球会比以前凸出，突然变得炯炯有神；脖子前面凸出一个肿块或者表现为脖子增粗。需要说明的是，患甲亢的孩子不一定上述症状都会出现，如果有部分症状且家长怀疑孩子患甲亢时，需及时到儿童内分泌专科就诊。

3. 儿童甲亢如何治疗

儿童甲亢的治疗方法与成人类似，常见的有 3 种治疗方法，分别是口服抗甲状腺药物治疗、放射性碘-131 治疗和手术治疗。儿童甲亢首选口服抗甲状腺药物治疗。治疗中需定期复查甲状腺功能，根据复查指标的情况调整药物剂量。通常，药物治疗就能较好地控制甲亢。有些儿童服用抗甲状腺药物治疗效果不好，甲亢反复或出现严重的药物不良反应，这时要选择放射性碘-131 治疗或手术治疗。有些孩子的疾病症状是由于甲状腺的腺瘤或者可疑恶变的甲状腺结节导致，或者甲状腺腺体比较大，出现声音嘶哑、吞咽困难，甚至呼吸困难等压迫症状，出现这些情况时就需要手术治疗了。

4. 甲亢患儿的日常生活如何调养

患儿的日常饮食需要多加注意，不能吃含碘多的食物，如含碘盐、海带、紫菜及贝类等海产品。甲亢因为甲状腺素增多，导致孩子代谢亢进，消耗增多，故饮食中要注意多摄入富含糖、蛋白质、脂肪类的食物，以补充身体的消耗。同时还需要多吃新鲜蔬菜及水果来补充维生素，如花菜、菠菜、青菜、橘子、橙子及猕猴桃等。不吃辣椒、蒜等辛辣刺激性食物。平日要保持愉悦放松的心情，避免精神过度刺激，保持作息规律和劳逸结合。注意增强自身抵抗力，避免感染。

（三）儿童性早熟知多少

许丽雅　李　嫔

随着生活水平的提高，越来越多的孩子出现性早熟。有些家长对儿童性早熟的认识还存在误区。例如，对女孩子的肥胖不以为然，待孩子比同龄儿童较早出现月经，才想到来就诊；有的家长一听到性早熟就非常紧张，非要打针治疗。那么，究竟什么是性早熟？如何早期发现性早熟？是否所有的性早熟都需要治疗呢？

1. 什么是性早熟

正常女性青春期发育的年龄为 10～13 周岁，最早征象是乳房增大，极少数可以从阴毛出现开始。正常男性青春期发育的年龄为 11～14 周岁，睾丸增大是最初的征象。

性早熟顾名思义，即性发育提早成熟，提前进入青春期。这段时间儿童身体会提早发生一系列的变化：性器官发育，生长突增，身体从儿童状态逐步变为成人状态。性早熟的年龄界定在不同国家、不同种族之间略有差异。目前，我国的性早熟标准为：女孩在 8 周岁之前乳房发育或 10 周岁之前出现月经，男孩在 9 周岁之前出现睾丸发育。

2. 性早熟有哪些分类

中枢性性早熟也叫促性腺激素释放激素依赖性的性早熟，也就是常说的"真性性早熟"。足性腺轴提前启动。性腺轴是指由于下丘脑及垂体中促性腺激素分泌增多调动起了卵巢发育，促使卵巢分泌雌激素，引起了第二性征的发育。

外周性性早熟，也是我们常说的"假性性早熟"。它并没有性腺轴的启动，是缘于靶器官的激素分泌增加造成的，同样表现为女孩的乳房发育、阴道出血，男孩的第二性征发育等表现。

其他类型的性早熟，包含：单纯乳房早发育、单纯阴毛早现、单纯早初潮等。要早期明确孩子是哪种性早熟，可通过促黄体激素释放激素激发试验、骨龄、性器官发育程度综合判断。

3. 性早熟会给孩子带来哪些危害呢

个子矮小是性早熟最明显的危害，尤其是中枢性性早熟患儿，会出现性发育提前，身高突长，提前骨骺闭合，导致成年后身材矮小。性早熟会引起孩子不同程度的心理问题。如，月经初潮提前或者乳房发育提前，导致儿童心理问题；中枢性性早熟的孩子怀孕的风险加大。此外，有报道显示，过早的性早熟会造成乳房的过度雌激素刺激，长期的刺激可能会增加乳腺疾病的发生风险，甚至会增加乳腺肿瘤的发病率。

4. 有哪些性早熟的诱发的因素是家长可以避免的

性早熟近几年发病率越来越高，尤其是特发性中枢性性早熟，和儿童的环境以及饮食结构密不可分。如：肥胖、过量的雌激素饮食（黄鳝、甲鱼、蜂王浆）、咖啡因、家长的化妆品及情绪紧张等，都可能会引发孩子性早熟。

5. 如何早期发现性早熟

在日常生活中，家长要多留心观察孩子身体上的早期变化。如：女孩出现乳房肿痛、变大；男孩出现睾丸、阴茎变大。除此以外，孩子突然出现身高增长加速，胃口变大，体重明显增加，这些往往也是一些信号。相比而言，女孩乳房增大易被早期发现，而男孩发育早期常被忽视，往往等到孩子出现胡须、阴毛、变声了才被发现，而这些已经均属于男孩发育后期的表现了。所以，对于孩子身体上的早期变化，家长应当重视，及早去小儿内分泌科就诊。

6. 如何辨别孩子是正常长高，还是性早熟的长高

经常有家长认为，父母的高个子会遗传给孩子，但实际情况并不一定。

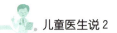

一般来说,孩子身高的 70% 取决于遗传身高。遗传身高可以根据公式简单计算:(爸爸身高 + 妈妈身高)/2±6.5(男生+,女生-)。但如果孩子出现性早熟,骨骺就会存在提前闭合的风险,小时候身高高只是暂时的,一旦骨骺闭合,孩子的身高基本就无法逆转。因此,医生用药都是在骨骺闭合前使用的。当发现孩子身高突然长高,要及时通过其他第二性征的表现,来判定孩子是否已经"性早熟",一旦确诊要早干预、早治疗,等到孩子骨骺闭合为时已晚。

7. 性早熟的诊断需要通过哪些检查

(1)超声检查:女孩应查子宫、卵巢、乳腺 B 超,男孩应查睾丸 B 超,可判断各部位发育程度以及排除器质性病变,怀疑肾上腺增生或器质性病变时可行肾上腺 B 超检查。

(2)核磁共振成像检查:怀疑中枢神经系统病变时,施行下丘脑-垂体-鞍区平扫,必要时行增强扫描。

(3)骨龄检查:中枢性性早熟患儿的骨龄常高于同龄儿童。

(4)性激素检查:中枢性性早熟时,垂体激素如促黄体生成素、卵泡刺激素增高,雌激素也增高。外周性性早熟时,雌激素增高,垂体激素如促黄体生成素、卵泡刺激素不高。

以上检查有助于明确孩子是真性早熟,还是假性早熟以及其严重程度,从而帮助医生制订合适的治疗方案。

8. 是否所有的性早熟都需要治疗呢

不是所有的性早熟都需要吃药或打针,不同类型的性早熟治疗方法不同,一般共有 3 种:观察随访、口服中成药和使用促性腺激素释放激素类似物(GnRHa)打针治疗。对于中枢性性早熟的治疗,首先需进行垂体 MRI 检查以排除颅内病变,再决定采用何种治疗方法。

除了区分中枢性和外周性性早熟,对儿童性发育的进展快慢也要给予足够的重视。快进展型性早熟的孩子,生长速度加快、骨龄迅速成熟,有骨骺过早闭合的潜在风险,严重影响成年时最终身高,需尽早使用 GnRHa 药物打针治疗。而慢进展型性早熟对于身高和性腺发育的影响比较缓慢，可随访观察，也可考虑中药干预，但必须严密监测身高、骨龄及性腺发育的进展速度，一旦进展变快，也需考虑予 GnRHa 药物打针治疗。

当然，有一部分首次出现乳房早发育的女孩，仅有乳房增大而无其他第二性征变化，骨龄也正常，那么临床观察随访即可。大部分的这类患儿，发育的乳房会自行退缩，当然有一小部分患儿会逐渐发展成为真性性早熟，故密切观察随访，随时根据病情变化及时调整治疗方案，至关重要。

9. 家长如何预防性早熟

（1）饮食控制：避免太过油腻的食物导致孩子肥胖，避免雌激素过量的食物（保健品、黄鳝、甲鱼及蜂王浆等）、含咖啡因食物等。

（2）气候相关：天气过热、避免阳光暴露时间太长。

（3）塑料制品：塑料加热后会作用于类雌激素代谢物，可促进性早熟。

（4）早发现：家长需要早发现，及时治疗，刚发育的孩子建议测骨龄，避免骨骺闭合才发现疾病。

（四）如何早期发现孩子身材矮小，并改善身高

许丽雅　李　嫔

现代的家长对孩子健康的期望远超以往，不仅仅是吃饱穿暖不生病，更期望孩子能有全面、良好的发展。身高作为儿童健康的一个显著指标，越来越受到家长们的关注。关于孩子"长个"的问题，也一直被家长们津津乐道。在临床中我们遇到非常多的父母，他们非常关注孩子的身高问题，害怕孩子得矮小症，希望孩子能长高，甚至高于遗传身高。

1. 影响儿童的身高有哪些因素，什么叫矮小症

正常的身高生长是受遗传、营养、代谢、环境和内分泌因素相互作用的影响。儿童的身高主要是由父母的身高决定，生长潜力在很大程度上取决于遗

传（约占70%），同时受其他家族成员一定的影响。是否个子不高就是矮小症呢？答案是否定的！

矮小症是指在相似环境下，身高较同种族、同年龄、同性别的正常人群身高均值低于2个标准差或低于第3百分位（P_3）以下。

2. 如何早期发现孩子身高的异常

正常情况下，儿童在不同年龄阶段的生长速度是不同的：出生后第1年身高增长25厘米左右，1～2岁增高10～12厘米，3岁后至青春期前，每年递增5～7厘米不等。青春期身高的增长明显加速，男孩每年可增长7～9厘米，女孩每年可增长6～8厘米，峰值可达10厘米左右。如果青春期前，生长速度＜5厘米/年，青春期生长速度＜6厘米/年，则提示生长缓慢。需要强调的是，即使儿童的身高仍处于同种族、同年龄、同性别的正常人群的正常范围内，但经过一段时间观察，发现孩子的生长曲线偏离了原先的百分位线，向下降落或快速提升，那么需要警惕孩子的生长是否存在问题，必须尽早到医院检查。

3. 孩子被诊断为矮小症，如何改善身高

对于诊断为矮小症的孩子，家长第一关心的问题就是如何能让孩子长高。很多家长会在门诊咨询有关"打针"改善孩子身高的事宜，也就是指注射重组人生长激素。但我们想说的是，并非所有长不高的孩子都适合这种治疗方法，医生需要根据孩子的情况，综合判断是否采用此种疗法。

目前，重组人生长激素有短效（每晚皮下注射一次）和长效（每周皮下注射一次）两种规格。可用重组人生长激素治疗的导致身材矮小的疾病有：生长激素缺乏症、特发性矮小、小于胎龄儿、Turner综合征、Prader-Willi综合征、短肠综合征、SHOX基因缺失及Noonan综合征等。对于大多数矮小症患儿来说，重组人生长激素治疗可有效提高患儿的生长速率、改善最终成年身高。为改善成年身高，重组人生长激素治疗需持续使用至少1年。

4. 重组人生长激素治疗是否安全呢

有的家长对重组人生长激素的不良反应有所顾虑，使得部分应接受重组人生长激素治疗的患儿，迟迟得不到治疗。一旦孩子进入青春期，就错过了最

佳的治疗时间。其实，重组人生长激素治疗的总体不良反应发生率低于3%。已报道的相关不良反应包括：良性颅高压、糖代谢异常、亚临床甲状腺功能减退、股骨头滑脱、脊柱侧弯、色素痣、手脚变大及局部红肿和皮疹等。为了将不良反应发生率降至最低，内分泌科医生会根据患儿的具体病史及检查结果，综合评估治疗风险后再决定是否用药。且应用重组人生长激素治疗期间，患儿应每3个月在儿科内分泌门诊接受随访，以评估治疗的有效性和安全性。

5. 没有达到矮小症诊断或不能使用重组人生长激素治疗的患儿，有哪些方法可帮助长高呢

这部分孩子要实现长个子，要从合理营养、充足睡眠、适度运动三个方面入手。合理摄入有助于成长的营养物质，包括蛋白质、多种维生素和矿物质、微量元素等。生长激素在夜间深睡眠状态下才有分泌高峰，保证孩子充足的睡眠很重要。一般，4～6岁孩子每晚需要11～12小时的睡眠，中小学生最好保证每晚9小时以上睡眠。多进行有利于长高的运动锻炼，包括跳绳，打篮球、排球及伸展运动等。

（五）谈谈儿童性发育异常

李　嫔　吕逸清　谢　华

鹏鹏（化名）出生后，由于尿道开口不在正常位置，去医院被诊断为尿道下裂，他做了手术，但手术疗效并不令人满意。后来经过检查发现，鹏鹏双侧没有睾丸，虽然外观看着是男生，但缺少男性性腺，真正的性别可能为女性。为确保诊断的准确性，医生还进行了染色体检查，结果为46，XX（女性核型），又做了B超检查，发现鹏鹏的腹腔内有卵巢和子宫。最后在内分泌科做了激素评估，确诊鹏鹏其实为女孩，只是由于肾上腺异常，分泌了大量的雄性激素，从而刺激外生殖器表现为男性特征。最终，鹏鹏被诊断为性发育异常。

1. 什么是性发育异常

性发育异常（disorder of sex development，DSD）是性染色体核型、性腺表型以及性腺解剖结构不一致的一大类遗传异质性疾病的总称。此类与性发育相关疾病统称为性发育异常，而"两性畸形""性反转""间性"等有歧视性含义的术语不再使用。DSD 临床表型多种多样，不同类型 DSD 发病率与人种关系较大。据统计每 300 名活产婴儿中，就可能有 1 例外生殖器表型性别特征不典型，患儿的外生殖器可兼有男、女两性特征，甚至性别模糊难以确定，但最终检测确认为 DSD 的患者，每 5 000 名活产婴儿中约为 1 例。

2. 孩子出生后，靠外生殖器判断性别一定正确的吗

仅靠外生殖器来判断个体的性别，不一定正确。因为人类的性别不仅有表型性别（即通常看到的外生殖器，也叫解剖性别），还包括遗传性别、性腺性别。在正常情况下，遗传性别控制着性腺性别的分化，性腺性别又支配着表型性别的分化。但是在一些性发育异常疾病中，遗传性别和（或）性腺性别可能与外生殖器表型并不一致。比如，完全性雄激素不敏感的患者，外生殖器为女性表型，但是性腺性别和遗传性别（染色体）均为男性；又比如先天性肾上腺皮质增生症的患者虽然外生殖器表现为男性，但是性腺性别和遗传性别（染色体）可能为女性。

3. 如何早期发现儿童性发育异常

患儿出生后至儿童期有阴茎短小、尿道开口异常（尿道下裂）、有单侧或双侧阴囊内未触及睾丸、阴蒂肥大、阴唇阴囊融合、外生殖器不对称、性别不确定或外生殖器模糊难以明确是男性，还是女性等表现时，需要警惕可能是性发育异常，必须尽早就医。性染色体异常的 DSD 患儿可能出现身高和体态异常，如 Turner 综合征患者表现为矮小、颈蹼、盾状胸、两耳低位及两乳头距宽；克氏综合征表现为高身材、男性乳房发育和认知异常；超雄综合征表现为高身材和攻击行为。在青春期，如果男孩子出现乳房发育或年龄在 14 周岁后仍然没有第二性征（主要是睾丸增大、变声、喉结及阴毛）出现；女孩子出现明显阴蒂肥大，甚至出现阴茎、声音变粗、出现喉结或 13 周岁以后仍无第二

性征（主要是乳房发育）出现，都需要警惕性发育异常的可能。

4. 儿童性发育异常的临床表现、类型有哪些

儿童DSD的临床表型具有高度异质性，临床表现差异显著。男孩常常表现出小阴茎、隐睾、尿道下裂，女孩常表现出阴蒂肥大，严重的孩子会出现外生殖模糊，性别判断困难。

国际上，将DSD分为3类：①性染色体异常DSD，主要包括47,XXY（klinefelter综合征及变异型）、45,X（Turner综合征及变异型）、45,X/46,XY嵌合（混合型性腺发育不良）、46,XX/46,XY（嵌合体，卵睾型DSD）。②46,XYDSD，主要包括睾丸发育异常、雄激素合成障碍、雄激素作用异常、药物和环境影响等；③46,XXDSD，主要包括卵巢发育异常，母亲或者胎儿因素的雄激素增多等。

5. 儿童性发育异常未能及早发现时，会给患儿带来哪些影响

儿童性发育异常如未能及早发现，会对孩子造成极其不利的影响。比如，患有女性核型的肾上腺皮质增生症患儿，家长可能一直是按男孩抚养的，但是孩子没有睾丸，仅仅表现为阴蒂增大类似阴茎，患儿可能会在呕吐、腹泻等疾病发生时因肾上腺皮质功能减退而危及生命；如果在3岁以后尤其是青春期才发现异常，手术治疗后才按女性抚养，则可能会导致患儿严重的心理问题和性别焦虑。

6. 哪些情况下必须尽早做性别选择

从医学角度而言，一般可以在婴幼儿期决定性别，但对于诊断不明确、决定性别和推荐性别不符合、涉及切除有生育功能的性腺、预期青春期可能出现性别焦虑、性别冲突等情况时，可推迟做决定，直到患儿可以参与决策并决定性别。比如男性核型的完全性雄激素不敏感综合征，孩子有睾丸和女性阴道盲端，不必太早做决定并切除睾丸，可以等孩子有决断能力时，让孩子参与选择，可推迟性腺切除至少到青春期晚期。这样，不需要外源性激素补充，既可以优化乳房和骨骼发育，也有助于提高青春期女孩的自尊心。而部分型雄激素敏感综合征患儿的腹股沟或者腹内睾丸由于存在恶变可能，如果按女性抚

养需要将其切除，按男性抚养则需要通过手术将睾丸固定在阴囊内。

7. 儿童的性发育异常需要做哪些检查来明确诊断

通常来说，包括体格检查、实验室检查、影像学检查和腹腔镜探查。除腹腔镜探查有创伤性、不作为DSD诊断的必需检查外，其余检查均无危害，且基本上所有患儿均需要完成这些检查，才能初步明确诊断。

（1）体格检查：首先是对外生殖器进行评估。男孩仰卧位，拉直后的阴茎长度如低于同年龄或相同性发育状态人群的平均值－2.5个标准差以上，可诊断为小阴茎。女性如发现阴蒂样组织的宽度＞4毫米，长度＞5毫米，可诊断为阴蒂肥大。接着查看尿道开口的位置，评估阴茎有无弯曲及弯曲程度，查看会阴是否合并有阴道开口、阴囊是否像大阴唇一样存在分裂等情况。最后用Prader分级或外生殖器男性化程度评分对外生殖器进行整体评估。除生殖器外观外，还应记录有无特征性的畸形体貌、是否存在智力低下、身材矮小及骨骼异常等特殊症状。

（2）实验室检查：染色体核型和SRY基因是确定染色体性别的必需检查；血清性激素水平是最基本的评估指标；肾上腺激素的检测有利于排除肾上腺疾病；血清抗缪勒管激素和抑制素B测定可以评估睾丸功能；血、尿类固醇激素检测有助于类固醇代谢障碍疾病的鉴别诊断。GnRH激发试验用来检查下丘脑—垂体—性腺轴功能，人绒毛膜促性腺激素激发试验检查睾丸间质细胞功能；部分孩子需要行基因检测来协助诊断。

（3）影像学检查：阴囊、腹股沟区或盆腔B超检查，以确定子宫及性腺的结构和位置；泌尿系超声检测肾上腺结构。

（4）腹腔镜探查：适用于常规体格检查或影像学检查无法明确性腺位置与性质，高度怀疑腹腔内存在发育异常的性腺，尤其是存在睾丸的情况；对于无法通过核型和血清检测获得准确诊断，鉴别诊断必须依赖于性腺组织学检测的情况；腹腔内疑似存在发育不良的性腺、卵睾，需要对性腺做纵向取样活检，甚至早期切除以预防性腺恶变的可能。

8. 儿童性发育异常的治疗原则

性别决定的原则是诊断明确后,需多学科诊疗团队、家属和(或)本人共同探讨决定。 同时,要降低性别认同混乱的风险,减小家庭的压力,降低患儿的羞辱感和心理创伤。

(1)内分泌激素治疗原则:维护男性或女性性器官的正常发育,改善并维持其基本的生理学功能,并且尽量将激素不良影响控制在可控的最小范围。根据病情可选择雌激素或者雄激素替代治疗。

(2)手术治疗原则:腹腔内的睾丸需移出腹腔放到腹股沟,最好是阴囊内,以便监测恶变,若不能移出腹腔而又存在较高恶变风险,必要时需切除;男性外生殖器整形的目标是接近正常的外生殖器外观和功能,近端型尿道下裂更重视重建阴茎及尿道的功能(站立排尿、勃起正常等),远端型者的目标重在整体外观;女性外生殖器整形最终目的是重建一个正常或接近正常的女性外生殖器外观,并兼顾今后性生活乃至生育的需求。

(六)孩子尿道下裂,一定是泌尿系统的问题吗

吕逸清

随着产前诊断和基层妇婴保健服务水平的不断提高,产科和社区保健医生对儿童健康问题的敏感性也越来越高,新生儿外生殖器异常的发现率也随之提高。 尿道下裂、性发育异常、性别畸形这些原来非常专业的医学名词,开始渐渐走入大众视野。 这里我们来谈谈孩子尿道下裂的问题。

1. 什么是尿道下裂

尿道下裂是小儿男性泌尿系统中常见的先天性畸形。 据国内外报道的发病率,每125~250名出生男婴中就有1例患儿。 这是一种男性尿道开口位置异常的先天缺陷,尿道口有不同程度的下移,可分布在正常尿道口至会阴部连线上的任何一个位置,多数患者同时存在阴茎向"下"(腹侧)弯曲,以及包皮

堆积在阴茎的"上面"（背侧），而在"下面"（腹侧）则没有包皮等典型特征。尿道下裂根据尿道开口的位置不同、阴茎弯曲程度不同、及有无合并其他外生殖器畸形，可将尿道下裂分为轻度、中度和重度等类型。

2. 尿道下裂和性发育异常是不是一回事呢

应该说两者既有联系，又有区别。这两种疾病好比两个相对独立而又有部分重叠的圆圈。在某些情况下两者合二为一，在同一个患者身上同时表现出来；而在另一些情况下两者又是毫不相干的，不能混为一谈。

单纯从外观上来看，重度的尿道下裂由于常合并阴茎阴囊反位、阴囊纵裂，甚至看到未退化的阴道开口，这些本身就是性别模糊的特征表现，易引起家长甚至医生对孩子性别的困惑与误判。所以，重度尿道下裂常被直接归为DSD。而轻度和中度的尿道下裂则一般不存在这些外观特征，但也往往因为外观上病变较轻，使得患者潜在的性腺与染色体异常被忽视。事实上，从既往病例来看，有不少DSD患者也会表现为轻度或中度的尿道下裂，经过长时间诊疗甚至多次手术之后才被确诊。

最特殊的一种情况是：一些原本应该是女性的患者，由于在胎内或者自身体内存在超量的雄激素，导致外生殖器呈现出不同程度的尿道下裂改变。此类患者很容易被误诊为普通的尿道下裂，甚至进行男性生殖器整形手术治疗，并按照男性的社会身份生活学习。而一旦患者发现被误诊，其生理与心理都要经历翻天覆地的转变，对患者及其家庭带来的冲击可想而知。因此，要精确分辨尿道下裂与DSD，不能先入为主地判定性别并下诊断。这对患儿的诊疗是否能取得理想结果至关重要。

3. 尿道下裂的孩子，什么情况下要当心同时患有性发育异常呢

尿道下裂的孩子一般常规建议做染色体检查，当检查结果不是传统意义上的正常男性核型（46，XY）时，就要考虑DSD的诊断。体检发现尿道下裂的孩子，如果有一侧甚至双侧睾丸都摸不到的情况，也要高度怀疑是否合并有DSD。因为DSD的患者很多存在性腺发育异常，进而导致了尿道下裂的发生。当阴茎发育明显小于正常男性，甚至小于同类型尿道下裂患者的时候，也属于

需要排除 DSD 的范畴。阴茎发育差可能是由于雄激素合成不足，也可能是由于雄激素作用异常，这两种都是 DSD 常见的病因。重度尿道下裂本身就是 DSD 的一种类型，这种情况需要泌尿外科、内分泌科和遗传学等专家一起参与孩子的诊疗。

（七）浅谈小儿包茎

陈 艳

1. 什么是包茎

包茎是指包皮外口狭小，包皮无法上翻显露龟头，可分为先天性和后天性两种。先天性包茎可见于每个正常男宝宝，一般到了 3～4 岁，小男孩的包皮大多数可以部分或完全上翻，龟头可部分或完全外露。后天性包茎大多是由于龟头、包皮发炎导致的，也称之为病理性包茎。这种类型的孩子，包皮外口皮肤有瘢痕性挛缩，皮肤失去弹性因而无法扩张，在体检时可明显地看到包皮外口局部呈环状、发白僵硬，因而包皮不能上翻。这种情况下，包茎不会自愈，还会因反复感染而使包茎程度加重。

2. 包茎有什么危害吗

包茎使小朋友的包皮外口呈针尖样，容易导致包皮及龟头炎症、引起包皮和龟头溃疡，甚至引起尿道口狭小。包茎可导致排尿费力、尿频及尿线细，排尿时包皮头端还会出现鼓起；长期排尿费力甚至可能影响膀胱和肾脏功能。包茎另一大危害是可能诱发阴茎癌，因为包茎患者的包皮和龟头长期处于慢性刺激环境中，并且有一定概率感染人乳头瘤病毒（human papilloma virus, HPV），而 HPV 是目前公认的引起阴茎癌变的重要因素之一。

3. 什么是包皮口狭窄

有些小朋友的包皮可部分翻起，但翻起后的包皮会看到一个明显的狭窄环。这种包皮口的狭窄，可以让家长通过轻柔的手法来干预：每天将包皮上翻，可逐渐使包皮口扩大，从而改善狭窄。但不能操之过急，避免包皮上翻导致疼痛、裂开及出血等，进而导致小朋友及家长对包皮上翻产生恐惧。

另一方面，将包皮完全上翻后应及时将其复位，否则可能因为狭窄环压迫包皮局部的血液淋巴回流，从而导致包皮发生嵌顿。一旦发生包皮嵌顿，表现为上翻的包皮水肿，水肿的包皮上缘可见明显的狭窄环，龟头可呈暗紫色肿大，小朋友疼痛较剧烈，如时间过长，嵌顿的包皮和龟头可发生坏死、脱落。因此，包皮嵌顿应立刻就诊，大部分情况下可手法复位，复位成功后应择期行手术治疗；如手法复位失败，应进行手术治疗。

4. 什么是包皮过长或包皮粘连

包皮过长或包皮粘连是小朋友另一个常见的问题。严格来说，青春期前包皮覆盖在龟头上是一种正常现象，如果通过上翻包皮可以显露部分龟头的话，大多不会有包皮口狭窄或包茎。如果无法完全外翻，常常是因包皮与龟头间有粘连。同样，家长也可以通过轻柔的手法尝试每天将包皮上翻，随着粘连逐渐松解，多可使龟头完全外露。

包皮过长是指包皮除覆盖龟头及阴茎外，有明显多余冗长的皮肤，过长的包皮会导致在排尿后有一定的尿液残留，并刺激产生分泌物，若平时不注意清洗，也可引发反复的包皮感染。

5. 小朋友包皮下的疙瘩是什么

包茎容易导致包皮垢，它是一种看起来像白色的小肿块，积聚在包皮与龟头之间，常常被家长误认为是肿瘤而就诊。

这种包皮垢是由于尿液积留于包皮囊内，经常刺激包皮及龟头，使其产生分泌物以及表皮脱落形成的。有时包皮垢也可呈乳白色豆腐渣样并排出，严重者，包皮垢还会诱发炎症，甚至引起包皮和龟头溃疡。

6. 急性龟头包皮炎是怎么回事，怎么治疗

包茎容易导致急性龟头包皮炎。龟头包皮炎急性发作时，可表现为包皮红肿明显，伴疼痛感。家长可使用金霉素或红霉素软膏或莫匹罗星软膏来涂抹红肿的包皮，一般数天后龟头包皮炎可以明显缓解。初次急性龟头包皮炎

痊愈后，就建议到小儿泌尿外科医生处检查，明确是否需要行包皮手术。反复龟头包皮炎可使尿道外口狭窄，引起排尿受阻，甚至可导致尿路感染，应尽早就诊。

7. 什么样的包皮问题需要手术治疗

包皮手术的目的是切除包皮最远端的部分，使龟头可以完全显露。从医学的角度来讲，以下情况可能对小朋友的外生殖器健康或生活质量造成影响，应进行包皮手术：后天性包茎，包皮口有瘢痕挛缩者；包皮口狭窄，小朋友对手法处理有抵触情绪或经一定时间的手法尝试效果不佳者；炎症反复发作，无论是包茎、包皮口狭窄，还是包皮过长者。

8. 如何进行包皮环切手术

包皮手术可以采用包皮环套或包皮环切方法。包皮环套手术的优点是无须住院、不需要缝线、手术时间短、麻醉时间短，但术后包皮环套器需要一定时间才能脱落。包皮环切手术的机制与包皮环套相似，但麻醉及手术时间较包皮环套术稍长，伤口使用可吸收线缝合，术后1周愈合，无须拆线。

9. 同样是包茎，为什么手术方式不一样

包皮环套手术适用于大多数包茎、包皮过长等情况。如果小朋友合并哮喘、严重过敏体质等具有一定的麻醉风险，或阴茎已经开始发育，容易勃起导致包皮套环嵌顿、脱落等情况时，应避免采用包皮环套手术，而需要采用包皮环切手术，手术当天住院留观。

对于病理性包茎，如果炎症程度不是很严重，可通过包皮环套手术切除瘢痕狭窄环及多余的包皮；如果炎症较严重，可能会导致包皮与龟头甚至尿道口粘连，必须通过精细的手术分离、修整包皮，完全去除不健康的组织，否则就可能引起包茎复发，甚至尿道狭窄等后遗症。这类手术并没有所谓的最佳治疗时间，根据包茎的严重程度以及家长的态度等可以择期手术。

10. 哪些疾病容易与单纯包茎或包皮过长混淆

（1）隐匿阴茎。这也是小朋友较常见的一种外生殖器异常，家长很容易将其和包茎或包皮过长混淆。隐匿阴茎是指阴茎发育正常，但由于小朋友肥

胖或耻骨前脂肪过度堆积造成阴茎埋藏于皮下脂肪内，导致外观看上去阴茎短小。对于隐匿阴茎的小朋友，如果包皮可上翻完全显露龟头，则不必手术；阴茎外观短小的情况可以随年龄增长，也会随着阴茎发育或减肥成功而有不同程度的好转。如果同时合并包茎，则不能单纯做包皮环切或环套手术，而应由小儿泌尿外科医生通过特定的包皮整形手术予以矫治。单纯包皮环切可能会导致局部包皮缺损，造成阴茎勃起受限，从而加重小朋友的心理负担。

（2）尿道下裂。正常孩子的尿道口位于龟头前端，尿道下裂的小朋友的尿道开口位置异常，其尿道口可能位于阴茎腹侧、阴囊或会阴部，部分可合并阴茎下弯。典型尿道下裂患儿的包皮外观与正常男孩有明显差异，无法完全覆盖龟头，而呈头巾样堆积在阴茎背侧，这种类型的尿道下裂很容易发现，患儿往往会及时就医。但是，有些不典型的尿道下裂常表现为包茎，只有将包皮上翻外露龟头时才发现尿道开口异常。这类情况在进行包皮环套或环切手术时最多见，一旦发现，往往需要立即暂停手术，由手术医生与家长及时沟通，更改手术方案。

总之，包皮问题是一个非常普遍，但又较为复杂的问题，家长对小朋友的外生殖器有疑问时，应由专业的小儿泌尿外科医生进行体格检查，制订正确的处理方案，切莫抱着自觉问题不大或病急乱投医的想法，以免延误诊治，给小朋友带来不必要的痛苦和心理负担。

十、呼吸系统常见问题

（一）入秋怎样呵护儿童呼吸道健康

高 沛 吴蓓蓉

秋冬季节是儿童青少年呼吸道感染的高发季，保护呼吸道免受感染，日常预防与居家护理都不可放松。呼吸道传染病的传播途径主要有空气、飞沫、气溶胶等方式，故预防措施主要有以下两个方面：避免接触病原体和维护自身抵抗力。

（1）避免接触病原体。在呼吸道感染高发季节，不要带孩子到人多拥挤、空气浑浊的公共场所，也不要让孩子接触其他感冒的小朋友，外出戴好口罩，避免交叉感染。家人患有感冒时，也应尽量减少与孩子接触，并经常开窗通风，保持家里空气新鲜流通，必要时也可使用消毒剂进行室内消毒。注意手卫生，洗净手后再去接触孩子，如果哺乳期的母亲患有感冒或发热，最好避免接触孩子，如一定需要哺乳，可用肥皂洗净双手后戴上口罩喂奶。

（2）维护自身抵抗力。根据具体温度及时增减衣物，避免着凉或过度包裹。健康合理饮食，避免油腻辛辣食物。注意居家环境，床品清洁除螨，卧室不放花草，家长避免喷刺激味道的香水、发胶等。适度的身体锻炼，室外多晒太阳，充足休息，避免过度劳累。

1. 三种症状，家庭巧护理

呼吸道感染在日常生活中经常发生，家庭护理是治疗的第一站。一旦发生感染，建议立刻在家中展开基础的护理。

（1）发热。第1阶段体温上升期，小朋友觉得很冷，甚至会不自觉地打寒战。若小朋友四肢冰冷，可以给予温水擦浴。比如，温毛巾暖手，温水泡脚等，不要用冰水。注意此时正在发热，不要穿过多的衣服或者用被子包裹，以免不利于散热。如果测量体温超过38.5℃，建议给予布洛芬或者对乙酰氨基酚等药物进行退热。第2阶段高温持续期，小朋友觉得很热、很干，面色发红，高温不退。此时，可以继续给予全身温水擦浴，同时减少衣物，降低室温，可以使用空调，之前服用的退热药可能需要半小时左右才能起效，进行物理降温的同时等待退热药物起效。第3阶段体温下降期，主要表现是大量出汗，小朋友可能觉得口渴，体温开始下降。此时，需要给孩子补充水分，白开水、果汁等孩子喜欢喝的都可以适量饮用，确保小朋友有足够尿量，避免脱水及电解质紊乱。

（2）流涕。最多见的是清鼻涕，稀薄透明且源源不断地流出来。常见于呼吸道感染的早期。清鼻涕有助于尽快冲走鼻腔处的病原体，不需要立即处理。另外，过敏性鼻炎的患儿也会有这种清水鼻涕，超过1周不愈则建议就医治疗。如果孩子排出黄脓鼻涕或者绿鼻涕，大多是与病原体战斗过后的白细胞，也是排出病原体的过程。如果合并有头痛头晕、恶心，甚至发热等情况，就可能提示存在鼻窦炎，需要抗感染治疗。

（3）咳嗽。呼吸道感染大多通过空气及飞沫传播，家中应每天定期通风，保持室内空气流通，防止病菌聚积，从而减少感染性咳嗽。对于过敏性咳嗽的患儿，尽可能避免香烟及油烟的刺激，对日常使用的床褥毛巾等用品要进行除螨清理，使用空气净化器改善空气，避免食用过敏性食物。

2. 了解秋冬季的急性上呼吸道感染

秋冬季的急性上呼吸道感染通常可以分为两种。一种是常见病原体引起的普通感冒；另一种是流感病毒引起的流行性感冒。一般病原体引起的普通感冒，也就是俗称的感冒，是儿童最常见的疾病，多由病毒感染引起，如鼻病毒、呼吸道合胞病毒及腺病毒等，部分病毒感染可合并或者继发细菌感染。常表现为咽部不适或流鼻涕、打喷嚏等症状，进展后可出现发热、咳嗽、咳痰及喘息等情况。

对于一般的感冒，通常只需要充分休息，服用对症药物，3~5 天即可自行痊愈。

而流行性感冒是由流感病毒引起的，具有很强的传染性，可造成大规模流行，且流行性感冒除了具有普通感冒的局部症状外，常伴有较严重的全身症状，可能出现发热不退，四肢乏力，肌肉酸痛等表现。其中，有一部分流行性感冒来势凶猛，为重症流感，病情进展迅速，高热不退，引发全身多脏器损伤危及生命，需要尽快住院治疗。

（二）孩子反复呼吸道感染怎么办

袁 浪 蒋 鲲

1. 什么是儿童反复呼吸道感染

反复呼吸道感染是指 1 年以内发生上、下呼吸道感染的次数频繁，超出正常范围。

2. 儿童反复呼吸道感染的病原体有哪些

多种病原体都与反复呼吸道感染有关。80% 以上的呼吸道感染由病毒引起，常见的引起呼吸道感染的病毒为鼻病毒、呼吸合胞病毒、腺病毒和流感病毒。此外，病毒性呼吸道感染常合并/继发细菌感染。

3. 反复呼吸道感染与哪些因素有关

社会和环境因素：儿童对呼吸系统病原体的暴露增加（家庭，日间托儿所，其他人口密集地区）和环境因素（吸烟、污染）等因素。免疫系统不成熟或缺陷：如 IgA 和（或）IgG 亚型缺陷、尚无免疫记忆。遗传因素的家族史：过敏性疾病史，如哮喘、过敏性鼻炎等。反复下呼吸道感染多数与基础性疾病有关。如：先天性心脏病、肺发育异常、原发性纤毛运动障碍及肺囊性纤维化等。

4. 反复呼吸道感染如何治疗

对症治疗是关键。 保证充分的液体摄入；按需服用退热药；按需吸氧。 多数情况无须使用抗生素，但以下情况需使用抗生素：链球菌性扁桃体炎；急性中耳炎（特别是年龄＜6个月）；鼻窦炎；可疑/确诊的细菌性下呼吸道感染，如肺炎，气管炎等。

5. 如何预防反复呼吸道感染

生活要有规律，保充足睡眠，适当的户外活动，多晒太阳，加强体格锻炼。 天气变化季节，加强护理，孩子穿着衣服冷暖要适宜。 幼儿园和家里保持新鲜空气，经常通风。 注意空气和玩具、桌椅消毒。 注意卫生，勤洗手、戴口罩，避免接触感染病患者。 流感流行季节，避免带孩子到公共场所去，尽量不要让孩子接触已感染的儿童和成人。 平衡膳食，合理营养。 营养摄入应多样性，并做到饮食均衡，吃富含蛋白质、碳水化合物、微量元素、维生素、纤维的食物，饮水量要充足，少吃甜食、冷食，少喝饮料，控制油炸食物。

（三）哮喘患儿的居家健康管理要点

高 沛　吴蓓蓉　王 超

1. 为何要强调哮喘患儿的居家合理用药

哮喘是由各种诱发因素导致的发作性支气管痉挛狭窄和慢性气道炎症。 其主要症状包括发作性呼吸困难、咳嗽、喘息和胸部压迫感等。 可发作数分钟或十几分钟，严重者可持续数天。 哮喘患儿的气道敏感，存在气道高反应性。 一些对常人无明显作用的刺激如冷空气、刺激性气味等，都可能引起哮喘患儿的气道剧烈收缩，诱发哮喘。

在哮喘患儿的治疗中，非常强调居家用药。 因为哮喘是一种慢性疾病，并非几天或几周就可以治愈，需要长期治疗。 如因控制不佳而导致反复发

十、呼吸系统常见问题

作,可并发肺气肿、肺心病等,严重者还可导致死亡。所以,哮喘患儿到医院专科就诊后,医生会基于全面评估,为患儿制订个体化治疗方案。但制订方案只是第一步,要维持患儿病情的长期稳定,关键是在家中遵从医生的治疗方案,掌握正确的药物使用方法并且按疗程用药。患儿的依从性是影响治疗和疗效的重要因素。很多患儿哮喘控制不理想,与不能很好地完成居家治疗有很大关系。因此,医院就诊只是哮喘治疗的开端,坚持居家合理用药才是治疗哮喘的基石。

2. 哮喘患儿居家用药中,哪些做法是不合理的

(1)谈激素色变。在治疗中我们常常会遇到谈激素色变的家长,由于种种原因比如担心孩子早发育、担心影响身高等,就擅自减少药量甚至停药,从而导致哮喘控制不佳。其实,吸入糖皮质激素是目前国际公认的最有效,也是最主要的哮喘治疗药物。吸入后,药物以较高浓度快速到达靶器官,抑制炎症损伤,从而降低气道高反应性,减少腺体分泌,改善呼吸功能,缓解哮喘症状,防止病情进一步恶化。

(2)轻信偏方/秘方乱服药。实际上,所谓的秘方/偏方中往往加入了大剂量糖皮质激素、氨茶碱等,可导致严重的不良反应,无法达到有效治疗的目的。其实,目前针对哮喘的治疗,国际上已有非常成熟和统一的治疗方案,专科医生会依据患儿病情严重程度选择初始治疗方案,并在随访中,可根据患儿的哮喘控制情况调整。

3. 为何建议哮喘患儿做居家雾化

雾化吸入治疗是指通过雾化装置将药物溶液雾化成微小颗粒,随呼吸进入鼻咽喉、气管、支气管及肺等部位,使药物沉积在病灶以达到治疗效果。相较于传统的口服或注射给药方式,雾化治疗可使药物直接到达患病部位。因此,具有起效更快、药量少、全身毒副作用小的特点,且具有湿化气道、稀释痰液等作用,可以用于治疗多种呼吸道疾病。

对不存在缺氧的患儿,居家雾化和在医院雾化治疗的效果一致。雾化操作简便易行且患儿易于接受,这些都使居家治疗成为可能。此外,居家雾化

让患儿在熟悉的环境中接受治疗，能更好地配合吸入，避免因恐惧造成哭闹，节省家长反复去医院的时间，并可避免交叉感染；当哮喘急性发作时，亦能在家中第一时间给予雾化治疗，控制症状，避免病情进一步加重。

4. 哮喘患儿居家雾化的注意事项

雾化吸入时最好选坐位，不能采取坐位的儿童，应抬高头部并与胸部呈30°夹角，以利于药物到达病灶。治疗前先清除口腔分泌物、食物残渣等；吸入前不要抹油性面霜，以免部分药物吸附于面部。面罩式喷头有助于药物到达呼吸系统所有部位，适合年幼儿或病情较重的年长儿。口含式喷头可使药物更多地沉积在呼吸道深部，适合病情较轻的年长儿。手持喷雾器应保持与地面垂直，雾化时面罩必须紧贴口鼻部，避免漏气导致疗效下降，需注意患儿烦躁时易使面罩移位。

每次雾化推荐总液量为3～6毫升，若药物量不足，可用生理盐水稀释。初次进行雾化，部分患儿会感觉难以把握正确的呼吸节律，很容易因呼吸过快（换气过度）导致眩晕或恶心，应对这种情况，可以拿开喷雾器，用鼻部轻松呼吸几次，待不适感消失后再继续治疗。此种方法也适用于在吸入过程中突然想要咳嗽的儿童。治疗时应平静呼吸，或间隙性深吸气，使雾滴吸入更深。幼儿哭闹时吸气短促，药物微粒主要以惯性运动方式留存在口咽部，从而影响疗效；哭闹厉害的婴幼儿可暂停治疗，待其安静后或安抚入睡后再进行雾化治疗。

雾化吸入后及时用清水漱口或喝水，减少咽部不适及药物在口腔中的残留。雾化器使用完后为防止药物结晶堵塞喷嘴，可加入少量清水雾化数十秒，然后再冲洗喷雾器。

5. 哮喘患儿的居家运动怎么做

哮喘患儿不能运动其实是个误区。除运动性哮喘以外，适当的运动对哮喘患儿的肺功能是一种很好的锻炼。比如，游泳就是一项很好的有氧运动，对哮喘患儿的肺功能锻炼很有益处。因此，对病情控制稳定的哮喘患儿来说，只要运动量适当，通常不会出现危险。

十、呼吸系统常见问题

哮喘患儿运动要注意哪些方面呢？从运动类型来说，哮喘患儿选择户外运动的方式有游泳、散步、慢跑及骑车等，这些都是比较单一的有氧运动，相对安全。运动过程中要量力而行，可以运动5～10分钟就休息一会儿，练练停停，逐渐增加运动量。如果患儿在运动过程中出现不适，马上停止运动。如果要尝试新的运动类型且对安全性不确定，运动前可预先吸入平喘药。需要提醒的是，哮喘患儿无论去做什么，随身携带吸入型速效平喘药是安全的最大保障。

6. 孩子在家哮喘发作，家长该采取哪些措施应对

当孩子出现喘息发作时，需评估患儿的发作严重程度。部分哮喘患儿在哮喘发作之前会有一些常见的先兆症状，如咳嗽、打喷嚏等。当孩子出现这些先兆症状时，如果家中有备用药物，可自行在家中使用吸入性糖皮质激素。如布地奈德混悬液1毫克/次，2次/日，连用7日，雾化吸入，预防哮喘急性发作。

轻度哮喘发作一般不影响患儿活动，如孩子精神好、说话成句、能平卧、无发绀，首选吸入速效支气管舒张剂（沙丁胺醇或者特布他林）与高剂量吸入性糖皮质激素（如布地奈德混悬液）联用雾化吸入治疗，疗程一般维持7天。

若孩子出现中重度急性发作，如精神烦躁、焦虑或嗜睡、呼吸和（或）心率加快、呼吸困难、说话不成句、口唇发绀、难以平卧中的任何1项，或轻度发作初始治疗后反应不佳，或症状虽有缓解但维持时间短于4小时等，应联合使用吸入速效支气管舒张剂和高剂量吸入性糖皮质激素，同时尽快前往急诊科就诊。

（四）哮喘患儿如何安然过冬

钟海琴 董晓艳

儿童呼吸系统疾病具有明显的季节特点，秋冬季节比较干燥，天气忽冷忽

热,早晚温差大,是各种呼吸道疾病的高发期,也是支气管哮喘儿童易复发或加重的时期。哮喘是支气管哮喘的简称,在现实生活中并不少见。很多哮喘孩子每到秋冬季节,就会饱受呼吸道不适的困扰,哮喘发作会妨碍儿童的日常活动和学习,对其肺功能产生不同程度的不良影响,尤其是重度哮喘发作的儿童,甚至会引起呼吸衰竭进而危及生命。那么,哮喘患儿,如何才能安然度过秋冬季节呢?

(1)关注天气变化,及时添减衣服。积极防治感冒,外出戴口罩,尽量不到人多的地方去,在雾霾天、寒冷或风大时尽量减少外出及运动的频率。

(2)保持良好的室内居住环境,养成良好的卫生习惯。家里要保持室内通风,避免在家里面吸烟,尤其是孩子在场。控制好室内的相对湿度,尽量让孩子的呼吸道保持较湿润的状态,减少受病原菌侵袭的概率。家长外出回家后应当首先换掉外套和裤子,洗脸、洗手。家里有人出现流涕、咳嗽等症状时,尽量减少和哮喘孩子的接触。让孩子勤洗手,避免脏手揉眼揉鼻。积极回避可能引发孩子过敏的物质。

(3)秋冬季节的饮食要点。秋冬季主张清淡饮食,少吃辛辣等刺激性食物,不挑食、不偏食,多吃新鲜水果蔬菜,多吃豆腐,营养元素的摄取要均衡。可以适当吃一点润肺的梨,胡萝卜富含维生素A和β胡萝卜素,能增强呼吸道免疫功能。多喝水,保持气道湿润。

(4)及时识别哮喘发作征象。哮喘孩子的家中要常备缓解哮喘的药物,带孩子外出时也要随身携带药物,以备不时之需。当孩子因接触过敏原、刺激物或呼吸道感染等因素,出现咳嗽、喘息、气促及胸闷等症状,需要选择快速缓解药物,如果症状不能缓解或进行性加重,要尽快送往医院就诊。

(5)合理接种疫苗。秋冬季是各类感染性疾病和传染病的高发季节。为了提高哮喘孩子的免疫力,我们推荐孩子在这个季节需接受计划外的预防接种,如流感疫苗、水痘疫苗等。

(6)正确适时地参加体育活动。如果天气晴朗适合外出。那么,尽量多带孩子进行户外活动,鼓励孩子参加体育锻炼。在孩子身体允许的范围内，让孩子适当地选择如游泳、骑自行车等运动，增强孩子心肺耐受能力，改善肺功能，提高对疾病的抵抗力。

（7）保持愉悦心情。情绪对孩子的免疫功能有一定影响，家长要帮助孩子调整好心情和心态，正确分配好学习和休息时间，做到劳逸结合。

（五）如何应对无处不在的过敏原

王 超

万物复苏、百花争艳的时节，带来了春的气息，但也让很多孩子纷纷过敏，甚至诱发哮喘。即使孩子长时间待在家里，也要警惕家中无处不存在的过敏原。

1. 家中的常见过敏原有哪些

家中常见过敏原包括：尘螨、花粉、霉菌、蟑螂、烟味、油漆及宠物毛发等，还包括物理化学刺激物，如雾霾、油烟、二手香烟烟雾、消毒剂、香水、空气清新剂及蚊香等。此外，消毒剂也是要引起重视的一种化学刺激物。

2. 怎样帮助哮喘患儿摆脱家中的致敏原呢

对室内变应原的暴露进行干预时，需要根据变应原的种类采取针对性措施，通过减少室内环境因素暴露，减少过敏诱发的哮喘发作。如：使用防螨床罩、枕套等家居用品；非防螨的床上用品（被褥、枕头、床单等）每2周洗1次；使用除螨仪器；教儿童不要在床上蹦跳；避免接触毛绒玩具；避免猫狗等宠物；保证室内通风及充足的阳光；使用空气净化器，减少空调和加湿器的使用等。

需要特别提醒的是，有哮喘患儿的家庭，务必重视消毒剂的正确使用。不可使用高浓度含氯消毒剂，也不可将含氯消毒剂与其他种类的消毒剂或者清洁剂混合使用；正常家庭使用含氯消毒剂消毒，最多每日1次；使用消毒剂期间，要打开所有窗户通风；可分区域消毒，消毒时让患儿到门外或在单独房间

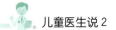

里闭门活动，待通风换气后，再到已消毒区域。

另外，居家期间，勤洗手、勤通风等措施既有助于预防病毒感染，也有助于减少哮喘儿童的发病诱因；合理应用药物、积极调整患儿及家长心理状态、适度进行运动等系列措施，都有助于控制好哮喘患儿的病情。

3. 哮喘的孩子如何预防药物过敏

预防药物过敏，首先要严格掌握药物适应证，不要随便用药。曾经发生过敏反应的药物，不可继续使用。另外，一定要把各种药物归纳放置好，放在孩子无法够取到的地方，以防误服药物。一旦发生过敏反应，除停止用药外，还应根据当时的情况积极采取措施，如口服抗过敏药物等，若情况严重，必须尽快就诊。

（六）聊聊螨虫过敏的危害

高　沛　吴蓓蓉

由螨虫过敏引起的过敏性疾病很多，如哮喘、鼻炎、湿疹等。螨虫以我们的皮屑为生，且广泛影响生活的各个方面，我们很难完全摆脱螨虫及其带来的健康问题。

1. 螨虫的分类有哪些

尘螨最常见，与多种过敏性疾病相关。比如，哮喘、过敏性咳嗽、过敏性鼻炎、荨麻疹等。蠕形螨生活于颜面部毛囊和皮脂腺内，可引起酒渣鼻、脂溢性皮炎及毛囊炎等面部问题。疥螨可在人体活动，也会在床单被褥衣服上生存，可引起疥疮等皮肤传染性疾病。

2. 螨虫过敏的危害是怎样的

与过敏性疾病相关的螨虫主要是尘螨，除了引起反反复复的咳嗽、喘息以外，更影响颜值，如黑眼圈+眼袋、大龅牙、酒渣鼻及脱发等。

（1）咳嗽及喘息。尘螨过敏在临床上最常见的呼吸道症状，包括反复发作的喘息、咳嗽、胸闷及流涕等。许多哮喘或者慢性咳嗽的小朋友都有尘螨过敏的情况，严重影响小朋友的身体健康和生活质量。

（2）黑眼圈+眼袋。过敏性鼻炎大多与尘螨相关，眼周静脉丰富，长期鼻炎时导致鼻甲肥大压迫，静脉回流不畅，眼眶周围出现瘀血、水肿、发黑，还会有下眼睑皮纹加重，称为过敏性黑眼圈。

（3）影响面容。鼻炎长期不愈，长期鼻塞呼吸不畅导致张口呼吸，时间久了可能出现腭部高拱，牙齿咬合畸形，导致腺样体面容。

（4）痤疮。蠕形螨感染率也是很高的，其数量过多时会四处觅食，导致毛囊炎，皮脂腺分泌增多，表现为皮肤油腻、痤疮样丘疹、脂溢性皮炎及酒渣鼻等，直接导致油光满面、满脸痘痘。

（5）脱发。还有毛囊螨刮吃发根的毛根壁，使头发的根部变细，根部动摇，开始脱发，成为头屑、头部瘙痒、和脱发的原因，最终使人头秃。

3. 如何诊断尘螨过敏

典型的临床表现可以提供线索，但诊断尘螨过敏更多的需要依靠过敏原检测。过敏原检测主要包括以下两种。

（1）皮肤点刺试验。其原理是变应原作用于局部皮肤发生Ⅰ型变态反应，检测部位出现风团反应，根据风团大小判断阳性级别。需要注意的是，测试的皮肤部位存在显著皮疹或皮肤划痕症阳性可能影响结果判读。此外，不得涂有护肤品或药品，所测变应原既往曾出现过严重过敏反应者不宜进行检测。该检测需要孩子和家长的配合，一般大于3岁以上进行。检测前需停用下列药物：第二代抗组胺药（停7日，如西替利嗪、氯雷他定等），糖皮质激素类（停7日，如甲泼尼龙、地塞米松及泼尼松等），第一代抗组胺药（停3日，如酮替芬、马来酸氯苯那敏等），含第一代抗组胺药类制剂（停3日，如双扑伪麻片、酚麻美敏混悬液、复方福尔可定口服液等）。

（2）血清特异性 IgE 检测。变应原血清特异性 IgE 是判断变应原致敏的标准，适用于任何年龄的患儿，不受服药情况限制，抽取静脉血即可检测。测定等级共分为 0～6 级，0 级为无致敏，1 级以上随浓度增高，致敏程度也逐渐增高，是临床最常用的检测手段。另外，关于特异性 IgG 检测，不作为诊断过敏性疾病的标准，也不作为药物治疗的依据。

（七）儿童螨脱敏治疗知多少

李 芮 蒋 鲲

针对螨引起的过敏性疾病，避免接触过敏原是治疗气道过敏性疾病的有效措施。对床单、被褥、毛巾及枕巾等物品进行除螨清理，除螨仪、除螨洗涤剂等方法都可以使用。尽可能不使用毛绒玩具，不使用地毯、挂毯，保持室内清洁，空气流通，降低室内湿度，定期清洗空调滤网等。除此之外，螨特异性治疗（allergen immune therapy，AIT，俗称脱敏治疗），也是家长的选择之一。

1. 什么是螨特异性免疫治疗

螨特异性免疫治疗是让宝宝从低剂量开始接触螨变应原提取物，并逐渐增加剂量直至维持剂量，诱导其对变应原的免疫耐受，使其再次暴露变应原时不产生或减轻过敏症状的治疗方法，是目前最常见的特异性免疫治疗方法。

作为目前唯一能够改变过敏性疾病自然进程的治疗方法，变应原特异性免疫治疗可获得长期疗效。治疗停止后有持续效果，使免疫系统趋于正常，减少新的过敏原发生。使哮喘和（或）鼻炎的宝宝过敏症状减轻或者消失，对症用药量减少甚至停用。可以阻止过敏性鼻炎儿童发展为哮喘。研究发现，宝宝在进行螨特异性治疗 4 个月～1 年内，过敏症状明显好转，在第 2 年及第 3 年的维持治疗中，症状改善并保持稳定。

2. 常用的螨特异性免疫治疗方式有哪些，疗程是怎样的

临床上，最常用的为皮下注射特异性免疫治疗和舌下含服特异性免疫治疗。治疗过程分为剂量递增和剂量维持 2 个阶段，总疗程推荐 3～5 年。皮下

注射的间隔逐渐延长，从最初的每周注射，到每1~2月进行1次，不需要每天注射。

3. 哪些儿童可以进行螨特异性免疫治疗

螨引起的过敏性鼻炎、哮喘、咳嗽及结膜炎等，或者同时存在以上表现的宝宝，经过敏原皮试或者血液检查证明有螨是唯一或主要的变应原，都可以考虑螨特异性免疫治疗。国内外目前最新的过敏性疾病指南指出，在应用药物对症治疗及避免过敏原的同时进行变应原特异性免疫治疗，不需要以药物治疗无效为前提。另外，尽早应用可以防止受累气管黏膜发生不可逆的损伤。值得注意的是皮下注射免疫治疗通常在≥5岁的儿童中开展。

4. 哪些宝宝不能进行螨特异性免疫治疗

有以下情况的，不能接受螨特异性免疫治疗：患有严重的和（或）未控制的哮喘患儿；免疫治疗期间连续2次发生不明原因的严重过敏反应螨特异性免疫治疗；正在使用β受体阻滞剂或血管紧张素转化酶抑制剂治疗的患儿；患严重的心脑血管疾病、免疫性疾病（包括自身免疫性疾病和免疫缺陷病）、恶性病及慢性感染性疾病的宝宝；患有严重的心理疾病，缺乏依从性及无法理解治疗的风险和局限性。

5. 螨特异性免疫治疗的不良反应有哪些，怎么发现及处理

不良反应可分为局部不良反应和全身不良反应。局部的不良反应为注射部位的瘙痒、红肿及硬结等。轻度的局部反应可不处理，也可以酌情口服抗组胺药物，局部冷敷，外涂药物。全身的不良反应，如皮疹，胃肠道反应等，严重的全身不良反应表现为过敏性休克。皮下注射引起的严重的全身不良反应少见，一般出现在用药30分钟内。因此，患儿用药后要留院观察至少半小时。

6. 螨特异性免疫治疗时能接种疫苗吗

螨特异性治疗不影响疫苗接种，但是在单次注射前接种其他疫苗，需暂停皮下注射。

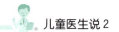

（八）宝宝总是咳咳咳，可能是咳嗽变异性哮喘

董 娜 董晓艳

1. 什么是咳嗽变异性哮喘

咳嗽变异性哮喘是以咳嗽为唯一或主要表现，无喘息、气促等典型哮喘的症状或体征。其临床特征和诊断线索有以下方面。

（1）咳嗽持续时间＞4周，常在夜间和（或）凌晨发作，运动、遇到冷空气后咳嗽加重，以干咳为主，不伴有喘息。

（2）临床上无感染征象或经较长时间抗生素治疗无效。

（3）支气管扩张剂诊断性治疗有效。

（4）排除其他原因引起的慢性咳嗽。

（5）支气管激发试验阳性和（或）峰流速日间变异率（连续监测2周）≥13%。

（6）孩子有过敏疾病史，或者家族成员有过敏疾病史。

2. 咳嗽变异性哮喘和典型哮喘一样吗

咳嗽变异性哮喘是一种不典型哮喘，属于哮喘的特殊类型。部分咳嗽变异性哮喘患者会发展为典型哮喘，但可以通过早期干预来预防。咳嗽变异性哮喘发展为典型哮喘的风险因素包括：病程长、气道反应性高及诱导痰嗜酸性粒细胞高。

咳嗽变异性哮喘与典型哮喘的病理生理学特征均存在气道慢性炎症及气道高反应性，治疗原则两者也相似。咳嗽变异性哮喘需按抗哮喘治疗原则长期规范化治疗。选用吸入性糖皮质激素或口服白三烯受体拮抗剂，抑或两者联合用药，疗程不少于8周。长期吸入性糖皮质激素治疗有助于预防典型哮喘。因此，要重视咳嗽变异性哮喘的早期发现，积极配合医生规范化治疗，才可以良好地控制疾病发展。

十、呼吸系统常见问题

3. 咳嗽变异性哮喘患儿的家庭健康管理怎么做

如果你的孩子被诊断为咳嗽变异性哮喘，需要遵从医嘱，规范、持续、按疗程开展抗哮喘治疗，不能自觉症状好转了就自行减药或停药。此外，以下非药物治疗也很重要。

（1）规避过敏原。生活中，家长可以细心观察总结，孩子每次咳嗽发作前是否有接触或食用过什么？咳嗽有没有什么规律？比如，吸入过冷空气、二手烟等，若有，以后尽量避免接触。如果生活中难以自行判断过敏物质，可以给孩子完善过敏原检测，发现阳性过敏物质后积极规避。

（2）螨虫、猫狗毛、霉菌及花粉等是儿童常见的吸入性过敏原，需要格外关注。家中尽量不要养宠物、花草；房间要勤通风，勤换洗床上用品；打扫卫生时尽量避开孩子，减少孩子接触过敏原的机会；减少毛绒玩具及地毯的使用；梅雨季节或阴暗潮湿的房间可以使用除湿机降低室内相对湿度，减少螨虫繁殖和霉菌生长的机会。

（3）营养均衡，加强体育锻炼。注意营养均衡，避免冷食和甜食。作息规律、适当户外运动，增强抵抗力，改善肺功能；季节更替或早晚温差较大时，注意及时增减衣物；避免到人流量较大的场所，减少交叉感染的风险；及时接种疫苗，降低呼吸道感染发生的机会，也可以减少咳嗽变异性哮喘急性发作的风险。

（九）小儿腺病毒肺炎，不一样的肺炎

王贵清　董晓艳

大部分家长都知道儿童肺炎的危害，但对于肺炎中的一种特殊类型——小儿腺病毒肺炎却一知半解。什么是小儿腺病毒肺炎？有哪些特点呢？

1. 腺病毒肺炎的特点

一般来说，孩子出现咳嗽、发热、气急、呼吸困难就要考虑肺炎了，而腺

病毒肺炎有什么不同呢?

临床表现为起病急,持续高热,体温达 39℃以上,一般可持续 1 周以上,抗生素治疗无效。肺部湿啰音、呼吸困难往往出现在发病后 3 天。常常伴有肺外表现,部分患儿伴精神萎靡或者烦躁,腹泻、呕吐,少数患儿有结膜充血、扁桃体有分泌物。重症患儿即使肺炎好转,亦有半数以上留有反复咳嗽、喘息等肺功能不全的后遗症。

2. 腺病毒肺炎的护理要点

腺病毒肺炎患儿往往需要住院治疗。其护理要点是:卧床休息,保持室温 20℃左右、相对湿度 60%。同时室内应定时通风换气,保证空气新鲜。让患儿少量多餐,吃富含维生素和蛋白质易消化的半流质食物,定时帮孩子翻身拍背,以利于排痰。痰多、黏稠时可服用一些止咳化痰药物,久咳不止时也可到医院做雾化吸入治疗。

3. 腺病毒肺炎的预防

腺病毒多通过呼吸道传染;也可通过接触传播。比如,手接触腺病毒污染的物体或表面后,未经洗手而触摸口、鼻和眼睛;还可通过粪口传播。比如,隐形感染者的粪便。因此,经常开窗通风,避免去人群聚集场所,是预防腺病毒肺炎的有效方法。人腺病毒感染潜伏期一般为 2~21 天,一旦接触了腺病毒感染的患儿,需观察 21 天,若无发病,才能解除警报。若当地社区或幼儿园发现腺病毒感染病例,即高热持续 3 天以上、面色苍白、精神反应差、肺部有啰音、心率增快,需高度警惕本病的可能,应尽早去医院诊治。

十一、消化系统常见问题

（一）夏季到来，谨防常见消化道疾病

李悠然　张　婷

夏季气温升高，天气变得炎热潮湿，蚊虫增多、病菌繁殖也快，这些都使得食物容易发生变质。此外，夏季食用生冷食物的次数增多，尤其是小朋友们，饮食安全卫生知识欠缺，容易罹患各种消化道疾病。

消化道疾病轻则造成孩子身体上的痛苦，重者延缓孩子的生长发育，甚至危及生命。预防夏季常见消化道疾病，是入夏后家长照护孩子的必修课。

1. 急性胃肠炎

儿童消化系统尚不成熟，局部抗感染能力较差，且生长发育快，胃肠道负担重，稍有不慎就容易患病。夏季来临，小朋友食用冷饮的机会也增多，过食冷饮可能导致胃肠道痉挛、引起胃黏膜损伤。

急性胃肠炎可表现为恶心、呕吐，随后发生腹泻、水样大便，可伴有腹部绞痛等。剧烈的呕吐、腹泻可引致休克，需要特别注意。患急性胃肠炎的儿童需及时补充水分和电解质，注意清洁臀部，合理的护理可缩短病程，缓解不适。

2. 细菌性腹泻

夏天最常见的消化道疾病就是细菌性腹泻，通常是由不洁饮食引起，常见病原菌是沙门氏菌。一般情况下，孩子感染后会有发热、肚子痛的表现，婴幼儿则表现为哭闹，大便可见白色果冻状黏液，甚至有血丝等。预防细菌性腹泻，要严防病从口入，食物尽量煮熟加工，不食用剩饭、剩菜。叮嘱孩子饭

前、便后都要洗净手，也要给婴幼儿勤洗手。细菌性腹泻一般为急性，应及时发现并前往医院就诊，早期接受正规治疗，并保证液体的摄入。

3. 消化不良

小儿消化不良主要表现为厌食、腹胀、呕吐及大便腥臭等症状。消化不良的原因较多，除卫生、饮食习惯等，精神因素在其发病机制中也占重要地位。儿童的情绪不好也可能导致消化不良。家长在注意饮食之外，还应适当调节孩子的情绪，让孩子保持快乐和自然的心情。

家长如何帮助儿童预防夏季消化道疾病呢？记住合理饮食、讲究卫生、锻炼身体、劳逸结合的原则。也就是：合理安排饮食，均衡膳食营养，夏季食物应以清淡为主，不宜贪吃冷饮；注意饮食和个人卫生，让孩子养成饭前、便后洗手的好习惯；加强孩子的身体锻炼，增强抵御疾病的能力；注意劳逸结合，合理安排时间，做到学习休息两不误。如果孩子出现消化道疾病，尤其是感染性腹泻，应及时治疗，把腹泻对患儿造成的损害降到最低，同时避免发生营养不良、缺乏多种维生素、并发多种感染等不良后果。

（二）腹泻大作战

李小露　葛　婷　张　婷

1. 什么是"拉肚子"？

"拉肚子"在医学上称为腹泻，主要是指大便次数比平时多，一般≥3次/天，并伴有大便的性状改变。腹泻是儿童时期发病率最高的疾病之一，是世界性公共卫生问题。全球每年至少10亿人次发生腹泻。我国5岁以下儿童平均每年2.50~3.38次/人发生腹泻，其中急性腹泻约占95%。在2010年全球儿童死亡原因报告中，5岁以下前3位死因，腹泻位列第2（9.9%，75.1万例），仅次于第1位的肺炎（14.1%，107.1万例）。因此，防治小儿腹泻病十分重要。感染是引起小儿腹泻的重要原因，除各种细菌外，还有病毒，尤其

十一、消化系统常见问题

是秋季常见的轮状病毒感染（俗称秋季腹泻）。此外，还有诺如病毒、星状病毒及肠腺病毒等。

2. 小儿腹泻有哪些表现

小儿腹泻主要表现为大便次数增多，量增加，性质改变，大便≥3次/天，甚至10～20次/天，可呈稀便、糊状便、水样便、黏液脓血便，可同时伴恶心、呕吐、腹痛、腹胀及食欲不振等，严重者呕吐咖啡样物；全身症状中，病情严重者发热体温38～40℃，少数高达40℃以上，水、电解质及酸碱平衡紊乱，有时还有低钾血症，低钙血症，患儿会有脱水现象：面色苍白、烦躁不安、精神萎靡、嗜睡、惊厥，甚至昏迷等。随着全身症状加重，可引起神经系统、心、肝、肾功能失调。

3. 腹泻的分类有哪些

腹泻从病程长短可分急性（2周之内）、迁延性（2周至2个月）、慢性腹泻（2个月以上）。从病因可分为感染性和非感染性。如果大便有较多白细胞和红细胞、夏季发病、起病急和有不洁饮食史，可能是痢疾或细菌性肠炎；如大便较多红细胞，外观呈"果酱样"，孩子哭闹不安、面色差，要警惕是否有肠套叠。大便正常或仅有少量白细胞，秋冬季发病，先吐后拉，有发热，可能是病毒性肠炎。需注意生理性腹泻：多发生于不满半岁，母乳喂养的孩子。虽大便次数多但大便检查正常，孩子精神、食欲好，体重增长满意，发育正常，添加辅食后可好转。

4. 为什么秋季容易发生腹泻

秋季腹泻多是由轮状病毒感染引起，好发年龄为6月龄至2岁婴幼儿。主要通过粪-口途径传播，也可通过气溶胶传播。经过呼吸被带入婴儿的呼吸道中，多发生于人工喂养儿。喂养过程中所用的奶瓶或食物如不经过消毒或消毒不佳，即有感染可能。其次，婴幼儿消化系统不成熟，酶活性较差，如果喂养不当，如过多地喂养淀粉类、脂肪类食物，加重肠道负担，可导致腹泻。婴幼儿时期免疫功能不成熟，当有病原菌随受污染的食物进入体内后，易造成腹泻。立秋过后，早晚温差大，忽冷忽热，小朋友们会因为气候变化引起胃

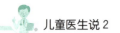

肠道不适,从而可引起腹泻。

5. 秋季腹泻与其他腹泻有区别吗

顾名思义,秋季腹泻多发生于秋季,于每年的 10~11 月份是发病高峰。秋季腹泻多发生于当年 10 月份至次年 3 月份,而普通腹泻的发病时间不固定,四季均可发生。秋季腹泻主要由轮状病毒感染引起,诺如病毒也可引起腹泻,但在儿童中呕吐多见,也叫冬季呕吐;普通腹泻病因比较繁杂,可由多方面原因造成。秋季腹泻婴幼儿多见,尤其是 6~24 月龄,而诺如病毒感染的成人和儿童均可发病,普通腹泻也没有明显的人群区别。

症状及病程不同。秋季腹泻发病初期表现为发热,同时伴有呕吐,24 小时后出现"三多"样腹泻,即腹泻的次数多、量多及水多,病情的轻重不等,严重者可出现重度脱水,甚至危及生命,一般病程 1 周左右。诺如病毒主要表现为恶心、呕吐、腹部痉挛性疼痛和腹泻,通常持续 1~2 天。儿童患者呕吐普遍,成人患者腹泻为多,腹泻表现为稀水便,无黏液脓血,持续时间为 2~3 天。普通腹泻发病时伴有腹痛;发病周期根据宝宝的身体状况而定,没有具体规律。

预防和治疗方式不同。目前,预防秋季腹泻最有效的措施之一,就是接种轮状病毒疫苗。对于诺如病毒,目前无疫苗可预防。婴幼儿需坚持母乳喂养,有益于孩子消化吸收功能、免疫功能,以及肠道菌群;勤洗手,摄入安全的水和食物,消毒奶瓶、清洗玩具;饮食营养均衡,养成不挑食、不偏食、定时就餐的饮食习惯;增强体质,加强小儿户外活动,提高免疫力,均可预防腹泻的发生。

6. 宝宝腹泻了,家长该怎么做

在家应严格消毒隔离。注意消毒餐具,家人接触宝宝前后要洗手,避免交叉感染。

(1)饮食。选择容易消化、不油腻的食物少量多次喂宝宝。如果发生乳糖不耐受可适当补充乳糖酶,但若宝宝腹泻伴严重呕吐,通常需禁食 4~6 小时,建议及时就医。

(2)口服补液。孩子腹泻同时出现尿量少、哭时眼泪少、皮肤发干、口腔发干、前囟、眼窝凹陷的情况，可能存在脱水，须口服补液。口服补液盐仅用于轻、中度脱水及无呕吐或呕吐不剧烈且能口服的患儿，鼓励患儿少量多次口服。如脱水严重或不能进食，建议及时就医。

（3）关注臀部护理。选用柔软透气性好的尿布，勤更换，每次使用后温水清洗臀部并擦干，局部皮肤发红处涂护臀霜。记录宝宝大便次数、颜色、性状、量的变化。

7. 腹泻的用药要注意什么

对于病毒感染性腹泻，目前尚无特效药物，以对症处理为主。即使怀疑为细菌性腹泻时，不首先推荐使用抗生素，因为大多数病原菌所致急性腹泻均为自限性，如果滥用抗生素，就会导致肠道菌群紊乱，使腹泻加重或迁延不愈，更易造成细菌耐药，而且抗菌药物还会增加患儿的肝肾负担，甚至可能会引发其他病症。对痢疾样的腹泻、免疫缺陷病、早产儿以及有慢性潜在疾病的患儿推荐使用抗生素治疗。抗生素必须在专业医生的指导和处方下使用，做到不在家中备用抗生素。

（三）宝宝腹泻，用药留意

朱 彦

秋冬季儿童病毒感染性腹泻多发。其中，诺如病毒和轮状病毒是秋冬季儿童感染性腹泻的主要病因。由于腹泻带来水分和盐分的大量丢失，易引发患儿脱水、酸中毒及电解质紊乱。病毒性腹泻目前无特效药物，主要依靠对症和支持治疗。

1. 预防脱水

母乳喂养儿继续喂养，少量多次。混合喂养儿适量服用口服补液盐、清洁饮用水。患儿自腹泻开始就应口服足量的液体以预防脱水，可予口服补液盐、淡盐水或加少量盐的米汤。每次稀便后补充一定量的液体（＜6月者，补充 50 毫升；6月～2岁者，补充 100 毫升；2～10岁者，补充 150 毫升，10 岁以上儿童按需随意饮用），直至腹泻停止。口服补液开始后，应尽早给予适宜饮食，不推荐高糖、高脂和高粗纤维食物。口服补液盐使用注意事项：①口服补液盐Ⅱ，临用前将 1 袋药物用 750 毫升温水溶解，随时服用。②口服补液盐Ⅲ，临用前将 1 袋药物用 250 毫升温水溶解，随时服用。③需注意，不可直接服用药物粉末，腹泻停止后请及时停药。而对于持续、频繁、大量腹泻或频繁、严重呕吐的患儿，以及不愿意服用口服补液盐的患儿，建议去儿童专科医院及时就诊。

2. 有助于改善病情、缩短病程的药物

（1）黏膜保护剂。家里不妨备些蒙脱石散。此药本身不会被肠道吸收，对消化道内的病毒、细菌及其毒素有吸附作用，对黏膜有覆盖能力，可以提高黏膜屏障的防御功能，从而达到止泻效果。蒙脱石散首次用药可加倍。用温水冲泡药物，一包（3克）加入 50 毫升水左右，水量应适当，过稠、过稀均不合适，搅拌均匀后服用。与其他药物同服，需间隔 1～2 小时以上。食物会影响药物疗效，请尽量空腹或胃排空后服用。急性感染性腹泻早期如能及时补充口服补液盐，建议不要过早加用蒙脱石散，过早止泻，致病毒不能及时排出，反而会延长病程。腹泻停止后请及时停药。

（2）益生菌。有可能缩短腹泻病程及住院时间，可酌情选用。患儿可口服微生态制剂，如双歧杆菌三联活菌散、枯草杆菌二联活菌颗粒、酪酸梭菌活菌散等，有助于恢复肠道正常菌群的生态平衡。益生菌使用需查看药品说明书的储存条件，以免不适宜的保存温度影响益生菌的活性。一般使用少量温水（＜40℃）送服，也可冲在奶粉中服用。注意个别益生菌成分中有脱脂奶粉，对牛奶蛋白过敏的患儿慎用。

（3）补锌治疗。在锌缺乏高发地区和营养不良患儿中，补锌治疗可缩短 6 个月～5 岁患儿的腹泻持续时间，有助于肠黏膜的修复。用法用量请按医嘱执行。

（四）儿童脂肪肝不容忽视

王 敏 张 婷

脂肪肝的医学名称为非酒精性脂肪性肝病，它不包括由酒精损害、肝炎病毒感染、自身免疫性肝病等其他因素导致的脂肪肝。目前，儿童脂肪肝在普通儿童中的发病率高达 8%～12%，其中 70% 左右是肥胖儿童。儿童非酒精性脂肪肝与成人一样，包括从单纯脂肪肝变性到非酒精性脂肪性肝炎等一系列肝脏病理学改变，单纯性脂肪肝一般是良性病程，而非酒精性脂肪性肝炎则可以进展为肝纤维化及肝硬化。

儿童青少年非酒精性脂肪肝一般起病隐匿，大多数发生在肥胖儿童中，多数无明显特异性症状和体征，主要通过学校体检、抽血或一些特殊检查发现。如果你的孩子是肥胖儿童，首先请家长测量孩子的体重指数，体重指数= 体重（千克）/身高^2（平方米），并检查肝功能及腹部彩超，可早期发现脂肪肝。若仅是身体超重，目前暂无脂肪肝，除了积极控制体重增长，应 6～12 月做一次腹部彩超，以便及早发现异常。大部分脂肪肝患儿经过调整饮食、改善生活习惯、减重及积极的药物治疗是可以逆转的。但如果任由其发展，患有脂肪肝的儿童成年后，30% 的人会出现高血脂、高血压、糖尿病、冠心病等三高症状及代谢综合征的表现，部分甚至会导致肝硬化以及肝癌，所以必须引起足够的重视。

（五）如何正确对待牛奶蛋白过敏的宝宝

袁晨灵 张 婷

奶类是宝宝非常重要的饮食，很多妈妈会问医生，牛奶蛋白过敏是怎么诊断的？该怎么注意宝宝和母乳妈妈的饮食？喝特殊配方奶粉对宝宝的营养状况有没有影响？宝宝可不可以换喝羊奶？

1. 做过敏原检测可以确诊牛奶蛋白过敏吗

牛奶蛋白过敏是不能通过检查过敏原来确诊的。因为食物过敏反应分为 IgE 介导和非 IgE 介导两种，也可以两者同时存在。大多数速发型超敏反应是由 IgE 介导的，通常引起的是急性或慢性皮肤症状或全身性过敏反应。而以胃肠道症状为主的宝宝多数是非 IgE 介导的过敏反应，偶尔也有慢性皮肤症状。故食物过敏的 IgE 检查只是一个筛查试验，它只是提示食物过敏的可能性，而不是确诊的依据。真正能够确诊食物过敏的只有食物回避—激发试验。婴幼儿时期，90% 的食物过敏与 8 种食物有关，包括牛奶、鸡蛋、大豆、花生、坚果、小麦、鱼及贝壳海产品等八大过敏原。牛奶蛋白过敏是我国婴幼儿过敏最常见的原因之一，它通常不是 IgE 诱导的。牛奶蛋白过敏的症状通常无特异性，可以表现为湿疹、荨麻疹、鼻炎、哮喘、口唇周围的水肿和瘙痒、腹泻、便血、呕吐等此类常见的过敏症状，还有一些不典型的过敏症状，如皮肤水肿、皮肤干燥、营养不良、厌食、便秘及腹痛等。症状与牛奶摄入相关，停食后症状改善。

2. 如何应对宝宝牛奶蛋白过敏

牛奶蛋白过敏缺乏特异性治疗方法，最佳治疗方法就是回避牛奶蛋白，通常需持续 3～6 个月给予低过敏原性配方替代，以提供生长所需的能量及营养。假如是母乳喂养的宝宝，这个时候，医生可能会建议妈妈忌口（牛奶、鸡蛋及大豆等致敏食物），注意钙剂补充。如果是配方奶粉喂养的宝宝则需要将普通配方粉转换为深度水解蛋白配方粉或氨基酸配方粉。无论是回避乳制品，还是换成哪一种奶粉，其实都能够满足婴幼儿生长发育的基本需求，不存在健康风险。

3. 宝宝牛奶蛋白过敏，换成给宝宝喂羊奶可以吗

一般情况下，不建议转换成羊奶配方粉的。因为牛奶蛋白过敏的宝宝，有非常高的概率对羊奶也过敏。欧洲食品安全局曾提出：没有发现令人信服

的证据支持羊奶比牛奶对婴儿产生较少过敏反应的理论。

牛奶蛋白过敏的宝宝需定期进行营养评估，尤其是在添加辅食阶段，做好饮食记录。家长也无须过分忧虑，随着宝宝的成长，大部分宝宝在3～5岁后过敏情况会逐渐消失的。

（六）孩子长期肚子痛或拉肚子，真的是肠胃不好吗

肖芳菲　张　婷

家长在带娃的过程中，可能都遇到过孩子肚子痛、拉肚子的情况，有人可能会说："孩子年龄小肠胃不好，长大后自然就好些了。"事实真的是这样吗？如果孩子经常肚子痛、拉肚子，大便带有黏液或血，甚至出现疲劳、食欲下降或不长个等情况，在接受了内、外科常规治疗后症状仍不见好转，那么家长就要引起重视了，这很可能是炎症性肠病（inflammatory bowel disease, IBD）在作祟。

1. 什么是炎症性肠病

IBD 也被称为"绿色癌症"，它是一组原因不明的非特异性慢性胃肠道炎症性疾病。IBD 主要包括克罗恩病（Crohn's disease, CD）和溃疡性结肠炎（ulcerative colitis, UC）。UC 是指发生在结肠黏膜上的炎症，而 CD 可能侵袭消化道的任何部位。此外，还包括未定型 IBD。儿童 IBD 的表现与成人有许多类似的地方，如腹痛、腹泻、便血及发热等。其中溃疡 UC 患者，以黏液脓血便、腹痛、广泛结肠型多见，故病情更重，结肠切除的风险高于成人。

2. 炎症性肠病很罕见吗

对于大多数家长来说，炎症性肠病是一个陌生的名词。随着国人生活方式的变化，儿童内镜技术的发展，我国 IBD 发病率和患病率逐年上升，尤其是在经济发达地区。预计到 2025 年，我国 IBD 患者将达到 150 万例。儿童和青少年 IBD 患者占到了总 IBD 患者人数的 25%。因此，提高家长对该病的认识

刻不容缓。

3. 炎症性肠病对孩子健康的影响有哪些

由于患儿的发病年龄多处于生长发育的关键时期，机体为满足生长发育，对营养物质的需求量较其他阶段明显更高，而患病后，患儿本身可出现食欲下降、营养物质吸收障碍和损失增多等现象。因此，营养不良、生长发育迟缓的现象，在 IBD 患儿中较为常见。另外，约 1/5 的 IBD 患儿可出现反复口腔溃疡、关节痛及肛周脓肿等肠外表现。缺乏典型的消化道症状，往往也是造成儿童 IBD 诊断延误的主要原因。如果平时孩子出现腹痛、血便及体重下降的"三联征"情况时，应高度怀疑为 IBD。除此之外，有的患儿也会表现出疲劳、发热或贫血等其他全身性表现。再者，IBD 病程漫长，患病的儿童需要经常住院接受治疗，往往会导致孩子性格内敛，不爱交流，甚至可能出现抑郁状态。患儿家长也会因此处于焦虑状态，可能会对整个家庭都造成不良的影响。

4. 医生通过什么方法来确诊炎症性肠病呢

在实际的临床工作中，IBD 是一个排除性的诊断，需要结合临床表现、内镜检查、组织病理学检查以及影像学检查进行综合分析，主要排除肠结核、其他慢性肠道感染性疾病、肠道恶性肿瘤以及自身免疫性疾病引起的肠道病变，并随访观察，具体流程如表 11-1 所示。

表 11-1 IBD 诊断流程

年龄/岁	上呼吸道感染/（次/年）	下呼吸道感染/（次/年）	
		反复气管支气管炎	反复肺炎
0~2	7	3	2
~5	6	2	2
~14	5	2	2

确诊 IBD 后，首先必须要对病情进行全面评估，这是儿童 IBD 诊断和正确分型及合理治疗的前提。IBD 的治疗分为诱导缓解和维持治疗两部分。需要根据诊断、疾病活动度、范围和行为特征等决定治疗方案。IBD 的治疗策略

常被称为是"金字塔"式治疗策略。当前,临床上的治疗方法主要有传统药物治疗、糖皮质激素、免疫调节剂、营养支持、生物制剂和手术等。目前,全肠内营养治疗是轻中度 IBD 儿童诱导缓解的首选,不仅具有较好的安全性,同时还保证了营养供给。生物制剂(如英夫利昔单抗)则是位于金字塔尖的治疗药物选择,可以促进黏膜愈合,不良反应较免疫抑制剂低。

儿童患 IBD 其实并不可怕,大部分孩子经过规律治疗,疾病会得到控制,都能够正常地生活、学习,生长发育也可达到或接近正常儿童水平。IBD 是一种终身性疾病,应尽早准确诊断并积极治疗、提高患者依从性,需要父母乃至全社会加深对儿童 IBD 的认识与理解,在家长、医护人员和社会的共同努力下,为 IBD 患儿提供有力的健康支持和良好的健康护理。

(七)儿童炎症性肠病与机会性感染

郑 璐 张 婷

对于 IBD 这一类疾病,人们总是"谈病色变",把它贴上"不治之症"的标签,这样的认知归根结底在于 IBD 的病因尚未完全明确,且病情容易反复发作。IBD 虽然是难以根治的疑难杂症,但并不意味着无法控制,科学理性地对待疾病,采用符合病情的治疗方法、同时配合生活起居的调整,能够减轻患儿的病痛,并提高生活质量。

儿童 IBD 的常规一线治疗主要包括糖皮质激素(如甲泼尼龙、泼尼松等)、5-氨基水杨酸(如美沙拉嗪、柳氮磺胺吡啶)、免疫抑制剂(如硫唑嘌呤、他克莫司等)、生物制剂(英夫利昔单抗、阿达木单抗)和肠内营养。随着生物制剂的出现,IBD 的治疗目标从临床缓解转向黏膜愈合,从而进一步改善疾病的转归,但生物制剂和免疫抑制剂治疗也抑制了机体对感染源的正常免疫反应,从而降低机体的抗感染能力,易发生机会性感染。

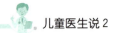

1. 什么是机会性感染

机会性感染是指一些侵袭力较低、致病力较弱的病原体,在机体免疫功能正常时不致病,而当机体免疫功能降低时则乘虚而入,导致发生感染性疾病。近年来,随着免疫抑制剂、细胞毒药物、放射治疗和抗生素等的普遍使用,机会性感染率逐渐增加,主要发生在频繁住院的、免疫功能低下的患儿,病原体大多为耐药菌,治疗困难、疗效差,已引起医护人员和患儿家长的广泛关注。

2. 当 IBD 患儿出现哪些症状时,需高度警惕可能发生了机会性感染

机会性感染常见的病原微生物包括细菌(难辨梭状芽孢杆菌、结核分枝杆菌等)、病毒(如巨细胞病毒、EB 病毒、乙型肝炎病毒、丙型肝炎病毒及单纯疱疹病毒等)、真菌及寄生虫等。难辨梭状芽孢杆菌是一种常见条件致病菌,可引起腹泻、血便、膜状物便、低热及厌食等症状,当 IBD 患儿出现上述症状时需高度警惕,厌氧菌培养及毒素测定是较常用的临床检测方法。

3. IBD 患儿可能发生哪些机会性感染呢

(1)潜伏性结核感染。潜伏性结核感染是指对结核分枝杆菌抗原有持续的免疫应答,而无活动性结核临床证据也是无传染性的一种状态。在机体免疫低下时可发展成活动性结核,成为新的传染源。因 IBD 患儿应用英夫利昔单抗可增加潜伏性结核感染的激活及再感染风险,故在使用英夫利昔单抗之前应常规筛查结核。

(2)巨细胞病毒感染。 IBD 本身、营养不良、免疫抑制剂治疗都可能是巨细胞病毒感染的高危因素,尤其是硫唑嘌呤等药物可明显抑制 T 淋巴细胞,激活潜伏病毒感染。但大部分患儿可能无症状或症状较轻,少部分患儿表现为巨细胞病毒结肠炎。

(3)真菌及寄生虫感染。 IBD 患儿并发真菌及寄生虫感染的风险较低,系统性损害少见,无须常规筛查,但免疫抑制剂治疗期间如出现严重真菌或寄生虫感染症状,则需待感染控制后再启动免疫抑制剂治疗。

4. IBD 患儿如何预防机会性感染

首先,患儿需要做到良好的自我管理。遵医嘱服药,不能自行减药停

药;并遵医嘱定期复查血液、内镜、肠MRI或CT。其次,关注身体健康状况,如体重改变、腹痛次数及频率、有无肛瘘、局部渗液、排便频率和性状、生长发育情况。最后,需要积极的健康支持,包括加强营养支持,可选用益生菌调节肠道;开展合理的体育锻炼,学会压力管理,保持乐观向上的生活态度。

相当一部分IBD患儿在治疗和随访过程中会发生机会性感染,部分机会性感染的发生可能使患儿原有的病情恶化。因此,积极预防、早期诊断和及时控制机会性感染是改善IBD患儿预后的前提。

(八)炎症性肠病的饮食管理

谢雨晨　李　洁　张　婷

炎症性肠病(IBD)的疾病发作期,患者往往会有不同程度的腹泻、腹痛、便血等症状。56%～75%的IBD患者出现体重不足,60%～80%的IBD患者存在贫血。上述营养不良发生的最直接原因是饮食营养成分的摄入不足、丢失和吸收障碍。"我们吃什么?应该怎么吃?这样吃有用吗?"这是大多数炎症性肠病(IBD)患儿家长的疑惑。我们可以从几个日常生活中比较熟悉的营养物质来入手。

(1)碳水化合物。碳水化合物主要来源于日常生活中的五谷杂粮,还存在于甜食、水果、蔬菜及饮料等,只是存在的形式不同。有的碳水化合物是以糖的形式呈现,而有的则是以淀粉形式呈现。持续有腹部症状(如:腹胀、腹痛、腹泻)的IBD患儿,可在医生及营养师评估后,最初4周进行低FODMAP(fermentable 发酵,oligosaccharides 低聚糖,disaccharides 二糖,monosaccharides 单糖,polyols 多元醇)饮食。营养师会根据患儿的情况选择合适的食物,严格限制含有寡糖和低聚糖、双糖以及单糖和多元醇的食物。4～6周后视患儿情况逐渐恢复并制订个性化的饮食计划。

(2)蛋白质。牛奶、鸡蛋及禽畜肉等都是我们日常饮食中优质蛋白的来源。国内外IBD患者营养管理指南和共识中均建议应保证每日优质蛋白的摄入。活动期患者蛋白质需求量应为每天1.2～1.5克/千克，缓解期为每天1.0克/千克。我们以一位50千克的IBD患者为例，活动期应每天需要蛋白质60～75克，大约为6～7个鸡蛋或者175～200克瘦肉；而缓解期则每天应摄入蛋白质50克，约3个鸡蛋或150毫升牛奶。（注：IBD患儿必须由专业的营养师和医生根据个体的情况制订个性化的饮食方案。）优质蛋白虽然重要，但仍需注意其来源。比如，红肉和加工肉类应当限制摄入。红肉中含有的饱和脂肪酸可能引起肠道菌群的失调，从而增加肠道通透性，引发全身慢性低度的炎症状态。而加工肉类中含盐量高，有食品添加剂，不仅掩盖食物本身的新鲜程度，还可能因为添加剂的问题影响肠道菌群。禽肉类、鸡蛋及鱼虾类则因低脂肪高蛋白成为IBD患者更好的选择。

（3）膳食纤维。膳食纤维主要指不被人体消化吸收的植物性食物成分，常见分类有水溶性膳食纤维和非水溶性膳食纤维。对于IBD患者来说，应适量摄入膳食纤维。膳食纤维可在肠道菌群的酵解作用下，产生短链脂肪酸，这是肠道上皮细胞的能量来源。因此，对于缓解期的患者可适度增加膳食纤维。对于存在胃肠道症状或肠腔存在明显狭窄的患者应减少非水溶性膳食纤维的摄入。非水溶性膳食纤维常见于芹菜、韭菜、果皮、干果及根茎类蔬菜等。可以通过烹调方式减少非水溶性膳食纤维含量，如去皮、去籽、切丝及炖煮等方式；其次可通过改变食物形态来减少食物中非水溶性膳食纤维含量，如将100克黄豆变为100克内酯豆腐后，其不可溶膳食纤维含量由15.5克减少至0.4克。水溶性膳食纤维则在苹果、胡萝卜及柑橘类水果等更为常见。

合理饮食是IBD患儿健康管理的关键环节之一。因担心胃肠道反应而过分地限制饮食，则会影响营养素摄入，引起或加重营养不良的发生。但是目前没有一种特定的饮食模式适合所有的IBD患儿。因此，应由专业的营养师和医生根据个体的肠道耐受能力、疾病类型及受累肠段，制订个性化的饮食方案。

十二、血液系统常见问题

（一）揭开儿童白血病的神秘面纱

蒋 慧　邵静波　李 红

1. 儿童白血病究竟是一种什么样的疾病

白血病俗称血癌，是造血系统的一种恶性血液病。白血病按照主要受累的细胞系列，可分为淋巴细胞白血病和非淋巴细胞（髓细胞）白血病。白血病的发生是由于白细胞异常增生，抑制了正常造血细胞（包括红细胞和血小板）的生长。在骨髓和其他造血组织中，白血病细胞大量增生累积，使正常造血受抑制，并浸润其他器官组织，引起一系列的临床症状。如肝脾肿大、贫血、出血等。正常细胞有造血干细胞的自我复制、自我增生及自我凋亡的特性，是正常的良性循环，有各自的功能。当发生白血病时，异常细胞就会过度增生。

2. 为什么称为白血病

当正常人的血液在抗凝条件下离心后会逐渐分层。底层是红细胞，上层是血浆，没有细胞成分，中间薄层是白细胞和血小板。因此，恶性白细胞过多地出现在血液里，从而导致了疾病，就称之为白血病。

3. 儿童白血病的发病因素是什么

白血病目前尚无明确致病因素，但公认的原因是造血干细胞经过多重打击，造成细胞DNA的损伤、断裂，且无法修复，使正常细胞异常增生。目前研究表明，可能与生物因素、物理因素、化学因素及遗传史等情况有关。但尚无明确研究表明，白血病的发生是由于装修及所用涂料导致的。此外，唐氏

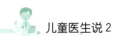

综合征患者得白血病的概率高于正常人，同卵双胞胎中只要有一人患病，另一人患病的可能性也很大。

4. 白血病的分型有哪几种

从其发病时间、凶险度来看，可以分为急性和慢性。其中 95% 的儿童所患的是急性白血病。从细胞形态层面又可细分为淋巴细胞白血病及髓系细胞白血病。髓系细胞白血病分型可从Ⅰ型分到Ⅶ型。

5. 儿童白血病的发病率是多少

全球发病数据为 4/100 000，在我国大约为 85 000 例/年，在所有癌症种类中排名第 14 位。其中儿童白血病约占 10 000～15 000 例/年，在所有儿童类恶性疾病中发病率排名第 1。儿童白血病以急性为主，相对来说治愈率较高。

6. 白血病是怎样危害人体健康的

白血病危害人体健康主要通过两种方法：一是白血病细胞在骨髓内过度增生，造成正常的造血细胞数量减少；同时因为白血病细胞在发育过程中竞争造血原料，使正常的造血难以进行，由此出现贫血、感染和出血的症状。二是白血病细胞侵犯人体的各个脏器，如侵犯肝、脾和淋巴结时，出现肝、脾和淋巴结的肿大；脑和脑膜受到白血病细胞侵犯时，出现头晕、头痛、嗜睡及意识模糊不清，也可出现抽搐和偏瘫、排尿困难；侵犯肾脏可出现肾功能受损等。

7. 白血病是遗传的吗，会传染吗

遗传因素对白血病的发生有一定的作用，但并不是说父母患过白血病，其子女一定会患白血病，而是说，白血病患者的子女发生白血病的概率，相对较高。这就是医学上常说的遗传倾向性。

白血病不是传染病，所以不会传染。尽管病因尚不明确，有关白血病发病机制的学说也颇多，但目前没有发生与白血病患者密切接触而传染上白血病的。虽然有研究发现某些病毒（如嗜人类 T 淋巴细胞病毒Ⅰ型）感染，可诱发某些 T 细胞白血病，主要是这类病毒本身所含的反转录 DNA 引起患者基因突变所致。虽然是感染这类病毒后引起的，但并非所有受感染的患儿都会发生白血病，还是需要有患儿内在因素的作用。另外，曾有报道，在某些家庭中，先

后数位家族成员患同一类型白血病,但这并非是由于相互间传染所致,主要是这类家族成员中共有的某些遗传性缺陷所致。

8. 做哪些检查可以检测出白血病

从外周血常规的变化来看,要想诊断是否患了白血病,做骨髓穿刺不可避免。指标 > 5% 即为异常,> 20% 则能确诊为白血病。骨穿是骨髓穿刺的简称。骨髓是各类血细胞的"制造厂",是人体内最大、最主要的造血组织。而白血病是造血系统的恶性疾病,其特征为血细胞在生长和发育过程中的异常增生。这种变化单从患者的外表和症状是看不出来的。即使抽血化验也只能反映外周血中血细胞的变化,而外周血中血细胞的变化,又容易与某些其他疾病(如类白血病反应等)相混淆,不能准确地反映造血器官内的变化。因此,要诊断白血病必须做骨髓穿刺术。此外,通过抽取骨髓标本作检查,可以区分白血病类型,从而采取有针对性的治疗措施。骨髓穿刺方法简便,通过皮下注射麻药,抽取一点骨髓细胞,即可完成检测。单纯从细胞学层面来诊断白血病只是初始,现在的诊断要求是从细胞学中做进一步分子、免疫和染色体检查,了解整个细胞的来源、预后、基因变化,这个是临床上精准诊断白血病的一个重要标志。

9. 骨髓穿刺对身体有害吗

骨穿对身体没有害处。有些家长误以为骨髓穿刺抽取骨髓的过程,会损害人体精髓、伤及元气,故不愿意做骨髓穿刺,这等于放弃了早期及时诊断的机会,会延误治疗。事实上,骨髓检查抽取的骨髓是极少量的,与人体骨髓总量相比是微不足道的,根本谈不上伤及元气,何况身体内每日还不断地有大量细胞再生。此外,还有人认为骨髓穿刺会很痛苦,令人感到恐惧,这也是不必要的。骨髓穿刺的过程很简单,操作时,先在局部注射麻醉药,然后把刺针插入骨髓。除了在骨髓抽出的瞬间略有酸痛感以外,患者基本上感觉不到痛苦,甚至不及一般静脉注射带来的痛苦感。一名熟练的医生操作骨髓穿刺的全部过程(包括消毒、局部麻醉)仅几分钟。骨髓抽出后,患者可以马上起床活动,少数患者可能有一些特殊感觉,大多是由于不必要的紧张造

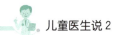

成的。

10. 临床上还有哪些其他检查需要做

淋巴细胞白血病除了骨髓浸润以外，还有睾丸、脑膜浸润，可通过腰部穿刺检查来进行预防。髓外白血病早期药物无法进行干预，通过腰部穿刺手段能起到有效预防的效果。此外，还有生化指标的监测、化疗药物的反应、是否有并发症，这些都是在常规检查中要进行观察的。白血病的整个治疗过程都需要家长与医生之间的密切配合。家长需做好随访相关记录。

11. 白血病要治多久，花费是不是很大

在20世纪70年代末、80年代初，白血病的治疗方法非常有限，这也是为什么大家一听到白血病就会产生绝望感的原因。然而，经过40多年的发展，我国儿童急性白血病的诊断和治疗水平取得了极大进步，通过多中心的协作研究，在国内专家团队的共同努力下，白血病有了统一的治疗标准和治疗方案，生存率也和国际接轨。目前，国内外先进的治疗策略是按照患者不同危险程度制订治疗方案，也就是根据白血病个体的精细化的分型分层治疗，以此制订更精准的治疗方案，取得最佳效果。随着诊断技术的提高，加之传统化疗药物基础上又发展出许多新技术（如：靶向治疗、细胞免疫及造血干细胞移植等），儿童急性白血病的预后已有了显著改善。这从儿童急性白血病的评估指标—治愈或无病生存—就能明显看到。儿童急性白血病已非不治之症！

最近几年，我国在保障大病基本治疗方面做出了许多努力，医疗保险的额度有了很大提高，城镇居民医保、新型农村合作医疗、专病救助等都是高保险项目，国内绝大多数的保险至少可以报销2/3，患者自付1/3。目前，白血病患儿家庭因经济原因而放弃诊疗大大减少，这与10年前有了明显不同，普通百姓一般都可以支付得起治疗费用了。

12. 儿童白血病的常规治疗方法有哪些，与成人治疗有什么区别

从儿童淋巴细胞白血病来说，化疗为主要治疗手段，但有部分患者还是会复发。目前，针对复发患者可以采用免疫治疗手段，通过注射免疫靶向药物

来进行后续治疗。髓系白血病在化疗后,整体预后情况一般。高危患者若是采用造血干细胞移植的治疗方式,其生存率可达到80%。医生会根据患者个体情况进行个体化诊疗,也不断有新药研发,这对于所有白血病患者来说都是福音。

13. 治疗期间,家长应做些什么

白血病早期,儿童可能会面临化疗的不良反应、继发感染的可能性。因此,饮食上应荤素搭配、营养均衡、清淡饮食;用药方面,可能容易引起腹腔内肠鸣音的发生,或导致便秘,这时应配合好医生做好灌肠等项目,等通畅后再进食。

14. 对白血病患儿的家庭有什么建议

得了白血病不可怕,坚持规范治疗、配合医生工作、做好随访很重要。建议家长在白血病早期治疗时(半年到1年内)多陪伴儿童。儿童在1年半后可以进行正常的学业活动,但要注意,患儿不要上体育课、不要做预防接种,直到全盘适应学校里的生活。对于幼儿来说,可以偶尔出门晒太阳,但要注意,尽量不要去人多聚集的地方。

15. 儿童出现哪些苗头,需警惕白血病

家长如果发现孩子有长期不明原因的发热、贫血,皮肤或鼻子出血、肝脏或脾脏或淋巴结肿大,或骨骼疼痛,一定要尽早去儿童血液专科就诊。万一被诊断为白血病,千万不要放弃,要积极治疗。虽然现在的儿童白血病诊断、治疗技术都有了很大的提高,然而从疾病的类型来看,儿童白血病仍然是很严重的恶性血液病,治疗过程中各种药物反应、感染并发症等时有发生,甚至威胁生命,因此治疗的风险大、突发事件多;加之儿童白血病的治疗随访是个长期的过程,这不仅需要治疗团队具备精湛的技术和高度的责任心,更需要医患双方的沟通和理解。因此,儿童一旦被诊断为白血病,一定要选择专业医院的血液肿瘤治疗团队,尽早给孩子开展积极有效的治疗。

16. 如何预防白血病

拥有良好且正确的生活习惯尤为重要。家长在这方面应对儿童的作息做

好监督。同时，家长自身的生活习惯对于儿童也有着很大的影响。此外，均衡饮食、心情保持愉悦，对于预防白血病很重要。

（二）白血病患儿居家需注意些什么

薛晓燕　邵静波

白血病患儿治疗及临床观察时间长，经常需要来医院。在传染性疾病高发期，家长对患儿外出和到医院就诊的过程，还是有所担心。在特殊的时期，白血病孩子的居家照护要注意些什么呢？

1. 需要按时复诊吗

新诊断的白血病，或者是大化疗、强化疗期间的患儿，无论是按期化疗、还是化疗后不适，一般都需要及时就诊。如果患儿已经进入维持期，可以居家口服药物维持治疗，也可利用微信、网上咨询等方式与医护人员保持一定的联系，解决一些简单的问题。比如，根据血常规调整药物剂量，居家护理的常规内容等。但是如果到了化疗时间，或者不适情况持续及加重，仍需及时就医，切不可因为害怕就医而擅自延迟化疗时间或盲目等待。这样，会导致感染扩散、影响治疗效果，得不偿失。

2. 小朋友发热了，是来医院，还是自己在家观察呢

白血病患儿发热会有很多种原因，患儿感染发热主要是因为化疗后的骨髓抑制导致免疫力下降。有些感染引起的发热，不及时处理的话后果会很严重。一般进入维持期治疗的患儿，在血常规基本稳定的情况下，如果出现低热，但没有任何其他不适，同时患儿精神状况也比较好，可以先居家观察一天，予以退热等对症处理；如果还没有好转，就需要就医。如果是强化疗后血指标比较低的患儿，还是要在做好防护措施（戴口罩、戴手套、穿防护外衣等）的前提下及时去院就诊。

3. 居家护理中需要注意什么呢

小朋友在家中休养期间，预防感染具有特别重要的意义。首先，不要去公共场所，传染性疾病高发期间，白血病患儿还是尽量要做到居家不出门。其次，保持室内空气流通，每日开窗通风2～3次，每次30分钟。随着气温上升，房间内应始终有通风的窗口，有条件的话，可以用紫外线灯或电子消毒器等方法消毒卧室空气，每日1次。和小朋友居住在一起的家人如果有感冒或者发热症状，请和小朋友立即隔离，有条件的可以另外找地方居住。

（三）环境致癌物知多少

蒋莎义

肿瘤的发生是涉及遗传、环境等多方面因素的复杂过程，与肿瘤发生相关的环境因素被称为致癌剂，世界卫生组织列出了逾100种人类致癌剂，吸烟、病毒感染、肥胖、酒精和甲醛等榜上有名。

（1）吸烟。香烟中至少有60种确定或可疑的致癌物质。这些物质和其代谢产物诱导基因突变、诱发呼吸道炎症环境及形成慢性阻塞性肺炎，这些都被认为有发生肺癌的倾向。研究表明，用香烟烟雾冷凝物/焦油涂抹剃过毛的兔子或老鼠皮肤，会诱发癌症。

（2）病毒感染。1976年，研究者首先发现人乳头状瘤病毒感染与宫颈癌相关；1983年发现人乳头状瘤病毒感染与头颈癌症的关系。目前，美国每年诊断12 000例喉癌是人乳头状瘤病毒感染所导致的。利用细胞学筛查技术早期发现并处理癌前病变、接受人乳头状瘤病毒疫苗注射，可有效防止宫颈癌发生。肝炎病毒也是常见的病毒致癌剂。我国大力推广乙肝疫苗接种，很大程度减少了肝癌的发生。

（3）肥胖。许多家长对儿童的喂养标准是"吃多吃好，白白胖胖"，殊不知，肥胖的危害远不止于影响形象。肥胖会通过干扰内分泌、细胞信号通路等机制,促进细胞增生和基因突变,从而促进肿瘤发生。2016年,国际癌症研究机构宣布:已有足够的证据证明,体重超标会促进13个部位癌症的发生。

（4）酒精。酒精的某些代谢产物会增加基因突变和DNA修复出错的发生率;损伤组织和免疫细胞的募集,会导致炎症状态的发生;长期饮酒会显著影响肠道正常菌群,从而导致肝病……这些改变都与肿瘤的发生密切相关。

（5）甲醛。甲醛是用于消毒和防腐的化学物质,它还用于生产塑料、涂料和地板材料,以及作为黏合剂用于木制品、矿物棉制品等。甲醛的广泛用途使其成为无处不在的室内空气污染物。空气中的甲醛进入呼吸道,与DNA结合形成DNA加和物,导致基因突变,成为癌症发生的基础。2010年,世界卫生组织制定的室内空气质量指南规定:室内空气中甲醛的浓度应低于0.1毫克/立方米。国内外关于建筑材料、涂料等都有严格的甲醛含量标准。通风、吸附剂吸附和光催化氧化法是去除室内甲醛的有效方法。

环境致癌固然危险,但也不必谈癌色变。许多儿童肿瘤对化疗非常敏感,白血病、神经母细胞瘤、肝母细胞瘤等看似恶性程度很高的儿童肿瘤性疾病,很多都可以通过化疗、手术及放疗等治疗方法达到治愈。

十三、心血管系统常见问题

（一）揭开先天性心脏病的神秘面纱

陈小龙　沈　立　张儒舫

1. 什么是先天性心脏病

先天性心脏病（简称先心病）是胎儿期心脏血管发育异常导致先天畸形，其发病原因有很多，可能与孕妇怀孕早期特别是怀孕最初三个月某些感染有关，也可能与药物、毒物及放射性物质等有害因素及早产、缺氧和遗传等有关。最常见的先天性心脏病是房间隔缺损、室间隔缺损、动脉导管未闭及法洛四联症等。

2. 孩子出现哪些情况可能提示患有先天性心脏病

缺损小、畸形程度不严重的先心病患儿，平时可能没有任何症状。有些患儿易出现呼吸急促、易患感冒和肺炎，生长发育迟缓；极少数可能有口唇发绀、杵状指(趾)。

大多数先心病患儿是体检时因心脏杂音而被发现的。先心病患儿常见的十大症状是：发绀、心脏杂音、体力差、易患呼吸道感染、心衰表现、蹲踞、杵状指（趾）和红细胞增多症、肺动脉高压、发育障碍和其他症状。以下几个症状家长要特别注意。

（1）发绀（紫绀）：往往是严重先心病首次被发现的唯一症状，常呈进行性加重。出生后即有明显发绀者，多为完全型大血管错位和三尖瓣闭锁，而法洛四联症和肺静脉异位引流，则多在新生儿期以后才逐渐出现发绀。

（2）呼吸异常：常表现呼吸短促、费力，尤其是在吃奶时明显，因为气促，所以患儿吃奶时常表现为间断停顿且易呛奶。这类患儿往往喂养困难。

（3）缺氧发作：多在吃奶或排便时突然出现烦躁、发绀加重、呼吸深快，严重者神志不清、昏厥抽搐，心脏杂音减弱或消失，可持续几分钟至数小时。多见于发绀型先心病法洛四联症。

3. 确诊孩子是否有先天性心脏病，应该做哪些检查

（1）心脏超声检查（心超）：心脏彩超是目前最重要和准确的检查。大多数先心病通过心脏彩超检查可以确诊。

（2）心脏大血管CT检查：一些复杂的先心病可以通过心脏大血管CT检查确诊。

X线胸片和心电图检查也可提供有价值的信息。

4. 先天性心脏病有哪些治疗方法

（1）保守治疗：对于婴儿的房间隔缺损、室间隔缺损、动脉导管未闭等类型，如未合并瓣膜反流、肺动脉高压等症状，可先不予处理，门诊随访，有些先心病患儿的缺损，在随访期间可以自行闭合。

（2）介入治疗：房间隔缺损、室间隔缺损、动脉导管未闭等类型，只要缺损小、缺损位置适当，可以进行介入治疗。介入治疗具有创伤小、恢复快等优点。

（3）外科手术治疗：大多数心脏病患儿需要外科手术治疗。根据具体心脏病的类型，选择不同的手术方案。腋下小切口微创手术治疗，切口小而隐闭、创伤小恢复快，患儿家长的接受度高。

至于孩子到底适合哪种治疗方法，需要医生来决定，不仅因为医疗水平会影响到治疗方法的选择，更因为患儿的年龄、个体差异、先心病类型不同，决定了治疗方法因人而异。

5. 先天性心脏病不及时治疗有哪些后果

先心病若不及时治疗，随着年龄的增长，异常的血流动力学将会导致心血

管继发性病变，极易引发呼吸短促、易于疲劳、晕厥、胸痛等症状以及肺炎、心力衰竭等疾病。此外，心脏结构异常造成的血液湍流可引起局部心内膜结构受损，发生感染性心内膜炎。先心病患儿因长期严重缺血、缺氧，还可导致智力下降。

6. 先天性心脏病患儿能正常预防接种疫苗吗

先天性心脏病要根据患儿心功能情况、免疫功能和疫苗的种类分别对待。如经医生评估，儿童心功能好，生长发育正常，可正常开展预防接种。部分先心病儿童体质较弱，可能合并免疫功能低下的情况，且减毒活疫苗存在可能引起感染的风险，不能接种。总体上来说，先心病患儿接种疫苗一定要持慎重态度，应接受儿科专家和预防接种评估医生的检查后，遵照医学建议逐步开展预防接种，同时也要符合疫苗说明书的接种要求。

（二）先天性心脏病患儿的居家护理

肖婷婷　姜逊渭

1. 先心病儿童如何合理用药

药物剂量需要严格遵照医嘱或说明书规定的剂量服药，不要凭自我感觉随意增减药物剂量。如果药物用完，需要到医院或者专业药房购买，切勿随意购买药品。某些先心病患儿需要长期服用利尿剂、地高辛以及一些抗凝药物，定期监测患儿多项指标。因此，必须定期去医院检测，以免造成严重并发症。切勿轻信一些保健品的功效，一定要在专业医生指导下服用药物。部分较严重的先心病患儿需要定期随访，复查心电图、心脏超声及血液指标等，避免出现严重并发症而危害患儿生命。

2. 不同年龄患儿居家运动需要注意什么

对于有明显临床症状的复杂先心病儿童：居家运动一定要在心内科医生指导下进行。比如，拉伸运动等柔韧性运动，家中步行、踏步等简单活动等，运动时间不宜过长，一般一次10分钟之内，可以休息后间断反复多次。如有身体不适及时停止。如近期身体状况不佳应适当减少活动量，并及时去医院就诊。

对于无须治疗的先心病儿童及手术救治成功的患儿，世界卫生组织建议可像健康儿童一样参加中至高强度的体育锻炼，每天至少进行60分钟的规律的身体活动。0～2岁婴幼儿可参加以促进生长发育为目的的游戏形式为主的身体活动，如被动操、抚触、伸展运动、温水游泳及互动游戏等。每天间断进行至少30分钟，不强行限制活动时间，可选择早晨清醒后或者洗澡后等时间，不宜在进食后即刻开始。

3～5岁学龄前儿童可参加旨在培养运动技能的身体活动。如穿衣、做家务、协调运动等低等强度的活动，以及跳绳、跳皮筋、两人三足及跑跳运动、仰卧起坐和俯卧撑等中、高强度体育活动，每天运动时间不少于180分钟。选择儿童感兴趣的、符合其身心发育的身体活动。

6～18岁学龄期儿童及青少年可参加以运动训练为主的身体活动，建议每天参加至少60分钟中、高强度的身体活动，如肌肉力量训练和对抗运动。适合学龄期儿童的运动有跳绳、俯卧撑、平板支撑、跑步、骑车、游泳及各项球类等，身体活动越多，越健康。

3. 先心病患儿的居家日常生活还要注意什么

有持续发绀的患儿，须给予充足的饮水，同时应避免室内温度过高，导致患儿出汗、脱水，要预防出现血栓。给予高蛋白、高热量、富含维生素的饮食，以增强体质。进食避免过饱。避免患儿情绪激动，尽量不使患儿哭闹，减少不必要的刺激，以免加重心脏负担。保持大便通畅。发绀型患儿注意大便时勿太用力，以免加重心脏负担。如两天无大便，可用开塞露通便。保持室内空气流通，先心病患儿原本体质偏弱，易感染疾病，且以呼吸道疾病多见，严重者容易并发心功能不全等，平日需注意保暖，传染性疾病高发期尽量避免去公共场所及人流密集的场所。

（三）漏斗胸患儿也可以自信地昂首挺胸

谢业伟　张儒舫

漏斗胸指胸骨中下部分向内凹陷，相邻肋软骨也随其凹陷，形成外观似漏斗状的一种先天性胸廓畸形。这是儿童最常见的胸壁畸形之一，发病率为1/1 000～7/1 000。

1. 漏斗胸的病因是什么，有何危害

漏斗胸的病因尚不清楚，一般认为是先天性发育异常。有学者认为是肋软骨过度生长所致，过长的肋软骨向后弯曲，引起胸壁凹陷形成漏斗胸。向内凹陷的胸骨对胸腔重要器官如心脏、肺等产生挤压，造成胸腔器官生长受限，易出现反复呼吸道感染，如感冒、咳嗽、发热、气促、活动耐力下降等。随着年龄增长甚至可出现一些严重的并发症，如脊柱侧弯、不对称漏斗胸及胸骨扭转等。漏斗胸除对患儿生理上影响外，对患儿及家长也会造成较大的精神负担和心理压力。这些孩子常羞于暴露前胸，夏天不肯穿背心，不敢去游泳，性格内向、孤僻等。

2. 如何治疗漏斗胸，什么是单孔微创漏斗胸矫形术

年龄较小的轻度漏斗胸患儿，由于畸形对呼吸循环系统影响不大，不必急于治疗，漏斗胸有可能随生长发育而逐渐减轻。中度和重度漏斗胸的儿童由于药物治疗无效需手术治疗。手术矫治漏斗胸虽然已有很长时间的历史，但效果一直不理想。近10年，微创漏斗胸矫形术的效果不错。微创漏斗胸矫形术是通过双孔或单孔皮肤切口置入塑形钢板的微创手术，手术一般在3岁以后进行。术中在患儿左侧胸壁切开一个长约2厘米的小切口，将塑形钢板置入并固定在患儿胸骨后方，使下陷的胸骨抬高达到正常水平，术后胸廓立即平整，并解除胸骨对胸腔内心、肺等脏器的压迫。这种手术创伤小（不切除肋骨）、出血少、手术时间短、术后恢复快（4～5天即可出院）。

3. 漏斗胸术后会痛吗，术后有哪些注意事项

漏斗胸术后会有3~5天的疼痛，绝大多孩子是可以忍受的。部分对疼痛较敏感且年龄较大的患儿，可以给予口服止痛药物。术后需要注意的是：术后1个月内背部挺直，不弯腰、扭腰或滚翻；2个月内不弯腰搬重物、3个月内不做对抗性剧烈运动；患儿出院后应定期复诊，一般2年后可取出支架钢板。

（四）小儿也会发生心律失常

徐　萌　肖婷婷

1. 儿童正常的心率范围是多少

心率可因年龄、性别或生理因素等产生个体差异。在遭遇紧张、恐惧、压力等情绪和患各种疾病（如发热、甲状腺功能亢进等）的情况下，心率会加快，纠正这些外在因素后，心率可以恢复到正常范围。一般来说，年龄越小，心率越快。儿童在不同年龄段的正常窦性心率范围如表13-1。

表13-1　不同年龄儿童的正常心率

年龄/岁	每分钟心跳次数（次/分）
0~1	100~150
1~3	90~130
3~5	80~120
5~10	70~110
≥10	60~100

2. 什么是心律失常

心律是指心脏跳动的节律。正常人心脏的跳动是有规律的，像钟摆一样"滴答""滴答"，非常稳定地按照一定的节律跳动。如果心脏跳动的节律失去规律性，则称为心律失常。起源于窦房结的心律称为窦性心律，属于正常节律。窦性心动过速、窦性心动过缓、窦性心律不齐、窦性停搏均属窦性心

律失常。

超过自身年龄段心率范围上限,即为窦性心动过速。而窦性心动过缓是最常见的缓慢性心律失常,指在静息状态下低于上述心率范围下限。在同一导联上 P-P 间期差异≥0.16 秒称为窦性心律不齐,常与窦性心动过缓同时存在。窦性心律不齐多见于健康儿童,常在心率减慢或睡眠中出现,而当心率增快时或运动、清醒时心律可变整齐。在心电图上,一般来说,一个心动周期由 P、QRS 和 T 波组成,P-P 间期是相邻两个 P 波起始点之间的距离(图 13-1)。

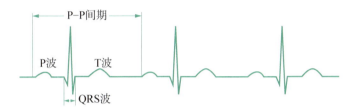

图 13-1 心电图 P-P 间期

窦性停搏又称窦性静止。频发或长时间的窦性停搏是一种严重的心律失常,是窦房结功能衰竭的表现。正常情况下心脏的跳动由窦房结控制,当下级(心脏其他部位)"造反",提前发出冲动,即为早搏,也称为期前收缩,包括房性、交界性和室性早搏。

部分早搏患儿可自觉有心悸、心脏停搏感、心脏跳到嗓子眼的感觉或心脏落空感等不适。快速性心律失常中的阵发性室上性心动过速多见于无器质性心脏病者。婴儿可表现为哭闹、纳差及吐奶等,大龄儿童可表现为突发、突止的心悸、心慌等不适。

室性心动过速是一种严重的快速性心律失常,可发展成室扑、室颤而致猝死。对于快速性心律失常患儿,大多可选择药物治疗,部分也可通过射频消融手术治疗,急症情况下选择电复律,对于反复室速发作者还可植入心律转复除颤器。

儿童缓慢性心律失常,如先天性或心脏手术后的完全性房室传导阻滞、病态窦房结综合征等,临床相对少见,没有特效药物,往往需要植入人工心脏起搏器。

3. 心律失常患儿可以运动吗

这主要取决于患儿基础心脏病的轻重和心律失常的严重程度等。对于无器质性心脏病的偶发心律失常，如动态心电图显示偶发早搏，超声心电图检查见心功能正常，对运动影响不大。对于出现频发早搏除外器质性心脏病者，若运动平板试验见运动后早搏增加，那么，近期应避免剧烈运动。具有基础心脏病的患者发生心律失常时须避免剧烈运动。对于心肌炎患者一般要求休息3~6个月，具体根据患者的心脏功能情况而定。总之，发生心律失常之后是否可以运动，建议请专科医生评估。

（五）孩子有先天性肺囊性疾病，父母莫惊慌

李小兵　张儒舫

1. 什么是先天性肺囊性疾病

先天性肺囊性疾病按胚胎发育畸形的来源和病理特点，分为4种类型：支气管原性囊肿、肺隔离症、先天性肺囊性腺瘤样畸形和大叶性肺气肿。除大叶性肺气肿外，其他3种都属于气管支气管树先天异常。

2. 先天性肺囊性疾病有哪些症状，如何被发现

部分病例经产前B超检查可初步诊断；产前B超检查未发现的病例，出生后因发热或肺炎做胸部X线检查片而被发现，经胸部CT检查确诊。

（1）支气管原性囊肿：2/3的患儿有临床症状，因囊肿的部位不同可出现咳嗽、呼吸困难、发绀和反复肺部感染。1/3的患儿无症状，于胸部X线检查时偶然发现。

（2）肺隔离症：有叶内型和叶外型两种。叶内型隔离肺周围被正常的肺组织包绕而局限于肺叶内，多与支气管不相通。此型患儿易反复感染。叶外型隔离的患儿一般无症状。

十三、心血管系统常见问题

（3）先天性肺囊性腺瘤：大部分患儿出生后没有症状，因反复出现咳嗽发热症状，在医院检查时发现。

（4）先天性大叶性气肿：主要表现为呼吸困难，有症状的新生儿须急症手术治疗。

3. 孕检提示先天性肺囊性腺瘤是怎么回事

肺囊性腺瘤样畸形是在胚胎发育过程中，肺芽分支发育畸形，远端逐渐形成盲囊，囊内细胞分泌的黏液不能排除，积聚膨胀形成囊泡，随着病情的发展，囊泡增多，形成一片腺瘤样畸形。这种疾病在以前不被大家重视。近年来，随着优生优育理念的普及，以及胎儿超声医学的广泛应用，这类疾病在报告中较多出现。

4. 胎儿被诊断有先天性肺囊性疾病，怎么治疗

胎儿肺囊性疾病中，肺隔离症胎儿期可发现，但一般在出生后才能治疗，只有肺囊性腺瘤样畸形在胎儿期间可早期治疗。其中大囊肿型可引起胎儿水肿或胸腔积液，死亡率较高，如产前明确诊断，大部分医生会建议施行宫内胎儿外科治疗。一种治疗方法是经子宫穿刺囊肿，抽吸囊内气液体；但囊肿复胀较快，需重复穿刺，易造成感染。另一种方法为向囊肿内置入导管，将囊内气液体引流入羊水中；其缺点是导管易移位或堵塞。

5. 先天性肺囊性疾病的胎儿出生后怎么治疗，可以不用治疗吗

出生后的新生儿凡有症状，均应早做手术切除病变。对于没有症状的患儿，应在 6 月龄左右手术治疗，6 月龄后患儿自愈的可能性极低。

对确诊的病例，因为患儿存在反复感染的可能，感染后，病变的肺组织与正常肺组织融合，会增加手术难度和手术风险，且肺囊性腺瘤样畸形还有癌变的风险，所以一旦确诊，应当选择合适的时机，积极手术治疗。

6. 先天性肺囊性疾病手术是怎么样的

先天性肺囊性疾病根据病变性质采用不同手术方案：实质性病变者，可行局部切除、肺叶或肺段切除；特别是严重的患儿，病变累及肺部多叶的，则需行一侧肺全切除。

十四、肾脏系统常见问题

（一）呵护肾脏，从小做起

王 平　黄文彦

1. 肾脏对于人体有什么重要作用

肾脏是人体内必不可少的脏器，肾脏的主要功能是过滤和净化。人体所有血液都要经过肾脏的过滤，将人体内代谢的废弃物进行过滤，然后排出体外，给人提供健康的体内环境；同时，肾脏是个智能净化器，它密切观察人体内的变化，在排出的同时，将一部分的水分及能量物质通过肾小管吸收并送回血液。人的生长发育与肾脏功能息息相关，包括睡眠、生物节律的变化，这些都需要肾脏去调控。儿童要生长发育，肾脏会分泌生长过程中所需的激素-维生素D活化物质；同时造血功能所需的促红素也需要肾脏来产生。总而言之，肾脏具有维持人体正常的生长发育、内分泌和激素功能。因此，肾脏对于人体十分重要。

2. 为什么儿童得肾病的越来越多

无论是在成人，还是在儿童中，肾脏的疾病都有较高的发病率。这与肾脏特有的生理结构和功能特点有关。简单地说，肾脏是身体的"垃圾回收与清理站"，主要功能是以尿液的形式排出人体的代谢废物，同时重吸收一些重要的营养物质、电解质等，从而维持机体内环境的稳定。因为每分钟都会有大量的血液流经肾脏，许多毒素、药物、身体产生的各种免疫物质等更容易在此堆积使其"受伤生病"。此外，当人体遇到危急情况，如休克、严重感染、脱水等，会产生应激反应。首先，会减少肾脏、消化道的血液供应来优先保障心、脑等重要脏器的血供。因此，往往会在原有疾病的基础上出现肾功能的损害。

近几年来，儿童肾脏病的发病率的确呈现增长之势，其原因来自以下方面：第一，由于民众通过网络获取医学科普信息的便捷，大家对于此类疾病的关注度获得提升，及时就诊肾脏专科使得许多肾脏疾病检出率升高。第二，随着医学技术的进步，尤其是基因检测技术的成熟，一些先天/遗传性肾脏疾病也得到更早的诊断。第三，受环境、饮食及生活方式等影响，高尿酸、肥胖、高血糖及高血压等均是肾脏病发生发展的高危因素。

3. 如何帮助孩子呵护肾脏

正如前面所提到的，肾脏是比较容易受伤的器官。即便是健康的小朋友，也需要我们在日常生活的各种细节中好好地呵护对待。

（1）喝白开水，少喝或不喝饮料。发热、大量出汗或腹泻等体液丢失过多时，尤其要注意补充水分，不能以饮料或果汁代替白开水。

（2）不憋尿。憋尿容易引发尿路感染、血压升高及尿路结石等疾病。

（3）不吃咸。清淡饮食为主，勿吃咸鱼、腊肉及咸菜等腌制食物。

（4）不熬夜，保证充足的夜间睡眠。万物皆有其昼夜节律，肾脏同样是有生物钟的，有研究指出经常熬夜、失眠的人，肾功能下降更快。

（5）不乱吃中药"偏方"。切勿病急乱投医乱吃药，许多中草药都有肝肾毒性，非正规的中医医生开出的"偏方"不能吃！

（6）感冒时不乱吃感冒药，尤其是不能多种药混合吃。感冒药多为复方制剂，多种药物同服可能导致某些药物成分重复过量摄入，极易对肾脏造成损害。

（7）爱运动。生命在于运动，户外运动更佳。阳光、新鲜的空气、户外运动是小朋友健康快乐成长的三要素。

（8）保持身材，不要太胖或太瘦。虽然胖嘟嘟的小朋友看起来很可爱，但是请注意：儿童肥胖症也会引发肾功能损害等一系列问题，正常的体重指数才是我们的目标。

（9）定期体检：每年查尿常规、泌尿系统B超及肾功能。许多肾脏疾病起病隐匿，毫无症状。每年定期检查以上3项，做到早发现、早治疗。

4. 孩子出现哪些症状，家长需要警惕孩子是否得了肾脏疾病

许多儿童肾脏病起病隐匿，易被家长忽视。我们来看看有哪些线索提示需要及时就诊肾脏科。

（1）来自尿液的提示：尿色异常。正常小儿的新鲜尿液呈淡黄色或黄色、透明，虽然尿色可能会因特殊食物、药物改变，但当尿液呈红色或酱油色、茶色、淡绿色、白色，或有白色絮状沉淀时，应送检；尿有异味，正常小儿尿液久置后尿素分解而出氨臭味。如果新排出的尿即有氨臭味、烂苹果味、鼠尿样臭味、甜味等要送检；尿中泡沫细密，不易消散；尿量异常，正常小儿尿量个体差异较大，受摄入液体量、活动量、周围环境等影响较大。但如果持续每日尿量＞2000毫升，夜尿明显大于日间尿量，或24小时尿量＜0.8毫升/千克时，应及时就医。

（2）排尿时有异常表现：如年长儿说排尿时有尿频、尿急、尿痛、腹痛等需要警惕尿路感染。但3岁以内的婴幼儿更多表现为发热、胃口差、排尿哭吵及尿有异味等。

（3）其他异常：时常有双上眼睑水肿，晨起较明显，同时伴有尿量减少，强烈提示肾脏出了问题；生长发育落后、长期厌食、恶心、呕吐、无力，小朋友总是位于正常儿童生长曲线P3以下，或者体力差、易劳累，有佝偻病表现但补充维生素D治疗无效的话，可不能只想着营养缺乏、消化不好等原因。有些肾小管疾病如肾小管酸中毒等恰恰就表现出以上这些症状。

当然，即便是小朋友没有上述异常表现，也建议家长能够为儿童进行每年一次的体检（包括：尿常规，泌尿系统B超检查，肾功能检测），以更早地发现肾脏疾病，及早治疗。

（二）你没听说过的儿童肾小管疾病

匡新宇

如果有人问："你了解儿童肾小管疾病吗？"可能没有人能说出个所以然，甚至可能都不曾听说过；但如果再问："你见过从小呕吐腹泻不断、喝水排尿不停或者个子又矮又小的小朋友吗？"相信你一定有所耳闻。在没看过这篇文章之前，你应该不会把这两者联系在一起，于是在孩子出现上述症状时，带小朋友们去消化科、儿保科及内分泌科循环往复看个不停。但其实，这可能是一种肾脏问题——儿童肾小管疾病。

肾小管，顾名思义就是肾脏内的管道，它弯弯曲曲地存在于我们的肾脏中，将血液通过肾小球过滤而漏出的有益物质被重新吸收回体内，是名副其实的人体回收系统。人体想要正常运作，离不开体内环境的稳态，让身体的细胞时时刻刻处在酸碱度适宜、电解质平衡、血糖及渗透压稳定的状态中才行。而这些让我们人体保持稳定的氢离子、盐离子、葡萄糖、氨基酸都是小分子物质，极易通过肾小球的滤过膜过滤到尿液中，这时候需要长长的肾小管将这些小分子重新吸收入血液循环中以避免它们的流失；但如果某些药物、毒素或基因突变等因素导致肾小管功能部分破坏甚至丧失，便会使得这些有用的成分大量流失，造成人体稳态失衡从而出现疾病，这就是肾小管疾病。

肾小管疾病大多是由于基因突变所致。因此，发病较早，儿童最为常见，但发病率极低，我国第一批罕见病目录中所包含的Gitleman综合征便属于肾小管疾病之一。虽然每一种疾病均罕见，但肾小管绵长、曲折，不同的部位功能各异，涉及的突变基因、部位和功能各不同。因此，该类疾病种类繁多，加上症状不典型，极易误诊、漏诊，给患病儿童的生长发育带来了巨大的影响。虽然确诊困难，但其实生活中也有很多线索可以提示我们去关注这类疾病。比如，我们之前提到的矮小、营养不良、恶心呕吐、多饮多尿等症状都有可能提示我们肾小管异常，接下来我们就详细了解一下几种临床常见的肾小管疾病。

1. 肾小管酸中毒

这是由于近端肾小管回收碳酸氢盐或者远端肾小管分泌氢离子和铵盐功能异常所引起的肾小管疾病。有超过10种基因突变（SCL4A1、ATP6V1B1等）可引发该疾病。多数为常染色体隐性遗传，少数也可以为常染色体显性遗传。患有该疾病的儿童可出现生长迟缓、喂养困难、反复呕吐、脱水及佝偻病表现，血液检查可以发现代谢性酸中毒、低钾血症，泌尿系B超检查可发现肾结石、钙质沉着症等，部分患儿还有听力丧失。虽然病情复杂而严重，但如果早期确诊给予补钾、补碱治疗可以有效地控制该疾病的发生发展，降低致残、致畸的可能。

2. 巴特综合征

这是由于远端肾小管钠、钾、氯离子共同转运体（NKCC2）异常导致的遗传性肾小管疾病。50%的小朋友5岁前发病，女孩多见。临床表现为生长发育迟缓、多尿、智力发育障碍等症状，实验室和影像学检查同样会发现低钾血症、钙质沉着症，但不同的是该病会有代谢性碱中毒，少数儿童还会有进行性的肾衰竭、耳聋的症状，需要早期发现和治疗才能及时控制病情。

3. Gitelman 综合征

发病率约 1/1 000，由编码远端肾小管钠、氯离子共转运子（NCCT）的 SLC12A3 基因突变导致，常为散发或常染色体隐性遗传。临床症状与巴特综合征类似，不同的是该疾病发病较晚，常在青春期出现，伴有明显的低镁血症，而钙质沉着症少见，小朋友虽然身材矮小，但智力正常，给予口服补钾、补镁等治疗可有效缓解病情，长期预后较好。

4. Lowe 综合征

又称为眼-脑-肾综合征，是由于 OCRL 基因突变导致的罕见遗传性疾病。男性发病，通常在1岁左右出现临床症状，表现为双侧先天性白内障、青光眼、腿反射消失、肌张力明显减低、严重智力缺陷、佝偻病、蛋白尿、高氨基酸尿以及肾小管酸中毒等。需要及时纠正酸中毒、治疗骨病及眼病、控制感染。该疾病涉及器官较多且严重，通常预后不良，可出现严重的感染和肾功能衰竭。

通过以上的介绍我们不难发现，肾小管疾病发病率低、症状繁复且不典型，首发的表现可能不仅限于肾脏方面，很多儿童在就诊时可能分流至儿童保健科、眼科、骨科和内分泌科等。但只要我们认真梳理病情，及时寻找症状背后的真相，辅助血液、影像学检查和基因检测等遗传学诊断手段，还是能够发现线索，确立诊断的。肾小管疾病虽然罕见而复杂，但作为仅有的不到10%可以治疗的遗传性疾病之一，很多是可以治疗和控制的，只要按时口服药物，完成替代治疗，生长发育完全可以跟得上正常孩子。在此，我们呼吁广大家长能够重视这类疾病，让孩子们早日获得正确的诊断和治疗，开启快乐美好的人生。

（三）你了解儿童肾病综合征吗

康郁林

肾病综合征是一种儿童常见的慢性肾小球疾病，1～5岁为发病高峰，表现为水肿、大量蛋白尿、低蛋白血症和高脂血症。人体每侧肾脏含有大约100万个肾小球，能过滤人体代谢后的废弃产物。肾病综合征患者的肾小球的滤过网结构遭到严重破坏，血液中大量白蛋白进入尿液，即产生大量蛋白尿。至今，原发性肾病综合征的病因并不清楚，可能与人体内免疫功能紊乱有关。继发性肾病综合征是继发于其他疾病，如过敏性紫癜、系统性红斑狼疮、乙肝病毒感染、高血压、高血糖和肥胖等引起的；先天性肾病综合征常与基因突变有关。

1. 肾病综合征患儿会有哪些表现

绝大部分患儿会出现水肿。水肿的部位多见于脸面部（特别是眼睑）和双下肢，严重的患者还可出现腹水、胸腔积液，男孩还可出现肿胀的阴囊。由于水分聚集在体内，因此，患儿的尿量明显减少。由于肾病综合征患儿尿液中含有大量的蛋白质，因此，尿液往往会有大量持久不散的细小泡沫。少数患儿除了上述症状之外，还可出现高血压、或肉眼血尿，即尿液表现为酱油色。

2. 肾病综合征该怎么治疗，能治愈吗

目前，国内外治疗儿童原发性肾病综合征的公认药物是激素，口服激素包括泼尼松、阿赛松和甲泼尼龙片剂，医生将根据实际病情进行选择。由于该病是慢性肾脏疾病，激素治疗时间至少需要 7~9 个月，甚至更长。除此之外，患儿若存在明显的水肿，医生还将给予呋塞米等利尿消肿的药物。

85%~90% 的儿童原发性肾病综合征对激素治疗敏感，尿蛋白能在用药后的 4 周内转阴。但是部分激素敏感的患儿又将出现激素依赖现象，即激素停药后不久或者激素降低到一定剂量时，尿蛋白再次出现阳性，病情反复发作。尽管如此，在加用利妥昔单抗、环磷酰胺、环孢素等免疫抑制剂之后，尿蛋白亦能转阴。超过 85% 的患儿可达到临床治愈。10%~15% 的患儿因对激素无效而耐药，加用免疫抑制剂后，部分激素耐药的患儿亦能达到病情完全缓解。激素依赖或者耐药的肾病综合征患儿均属难治性肾病，规范化个体诊治很重要。

3. 肾病综合征患儿日常生活要注意什么

严格遵照医嘱服药、定期随访。对于医生开具的药物，不宜随便减量或停药。注意休息。尿蛋白转阴后，可适度运动，但不宜过度疲劳。饮食清淡易消化。尿蛋白阳性时，饮食要少盐；尿蛋白转阴和血压正常后，可适当放开盐分限制。尽量避免发生感染性疾病，如感冒、腹泻、尿路感染等。患儿不宜去人员流动性大的公共场所，以避免交叉感染。疫苗接种需谨慎。原则上，疾病完全缓解后，可接种灭活疫苗，但不宜接种活疫苗。但临床上仍有

部分患儿在接种疫苗后出现疾病复发。因此，接种前应听从医生的指导。

（四）风湿免疫性疾病儿童的健康管理

郝 胜

1. 秋冬季呼吸道传染性疾病高发，风湿免疫性疾病患儿的感染风险会更大吗

风湿免疫性疾病会使人体的免疫系统处于一个不平衡状态，一方面过度的免疫反应会造成全身各器官系统如血液系统、肝脏、肾脏、心脏等的损伤，使这些器官处于"受伤"状态，功能低下时各种病原体自然较易侵入；另一方面，由于治疗时会抑制机体的过度免疫反应，应用糖皮质激素、免疫抑制剂或生物制剂等，这些药物也会对体内正常细胞，特别是免疫细胞产生抑制和损伤，造成免疫功能低下。此外，儿童本身免疫系统未发育成熟，即使没有基础疾病，也是传染病的易感人群。因此，秋冬季各类病毒流行期间，患这些慢性病的孩子更应注意防护，一旦感染流感病毒、腺病毒等，相对于其他人群出现重症的可能性也明显增加。

2. 传染性疾病流行期风湿病免疫病患儿就诊有哪些注意事项

风湿免疫病患儿应该坚持规范治疗，同医生一起做好慢性病管理工作。随着诊疗水平的提高，大部分风湿免疫性疾病的患儿能长时间维持病情稳定。这类患儿可减少医院就诊次数，但由于治疗不能中断，可以采用网络平台、电话咨询等多种方式随访。

家长们应避免出现"两个极端"。一是对感染病毒的恐惧，导致未及时到医院就诊或因担心药物降低抵抗力而自行减量或停药，造成病情复发而产生严重后果。二是持续用药而不随访以及必要的不良反应监测检查，造成重要器官药物性损伤。因此，在传染性疾病流行期间，家长一定要遵照医嘱服药，规律随访。

3. 孩子出现发热一定是感冒吗，家长该如何处理

就肾脏免疫风湿专科来说，许多疾病如系统性红斑狼疮、幼年特发性关节炎等儿童常见风湿病都有可能出现发热症状，同时可能伴有皮疹、脱发、关节痛等风湿病的特殊症状；而各类病毒、细菌感染后的首要表现也是发热，并伴有流涕、咳嗽及呕吐腹泻等呼吸道或消化道感染症状。要明确诊断，需要专业的医生详细检查问询。因此，慢性病患儿出现发热症状，还是建议到医院专科就诊。

家长应在医生指导下，为风湿免疫疾病患儿做好防护和疾病管理，同时为节省时间、精力并提高随访效率，建议在就诊前利用互联网医院平台与医生做好沟通。

（五）正确认识儿童肾穿刺

吴 滢

当医生建议肾脏病患儿进行肾穿刺，以进一步明确诊断、制订治疗方案时，家长大多感到紧张：什么是肾穿刺？为什么要做肾穿刺？对身体有多大的损伤？会影响孩子的生长发育吗？这些问题，家长不仅有疑问，更存在不少误区，今天，我们就一起来正确认识肾穿刺。

1. 什么是肾穿刺

肾穿刺活体组织检查法简称肾穿刺或肾穿刺活检，是医生在 B 超引导下用穿刺针从肾脏中取出少许肾组织（长 0.5～1.5 厘米），再通过特殊染色和显微镜观察进行病理诊断的一种检查方法。

2. 为什么要做肾穿刺

肾脏是人体最重要的排泄器官，负责清除身体内多余的废物和水分，维持体内环境的清洁和稳定，相当于一个"垃圾处理中心"，同时也是最受"欺负"的器官：感染、中毒、缺血、药物或者其他疾病，最终都会造成肾脏的损

伤。肾脏损伤的外在表现可能很相似,就是尿中有血或者蛋白,但内在原因却多种多样,其严重程度、进展速度或治疗方法和最终预后都千差万别。肾穿刺活检能直观地观察肾脏病变,使疾病真相大白,其价值是血、尿化验所不能替代的。一些研究表明,肾活检后临床诊断的修正率达34%~63%,治疗方案的修正率达19%~36%,可见肾活检为临床诊断、治疗选择提供了重要的依据。有些患儿,如重症肾小球疾病、反复复发或治疗效果不好的患儿,为了解疾病演变、评价药物疗效或评估预后,患儿可能还需要做2次或多次肾活检。

3. 穿刺痛苦吗

肾穿刺时,医生对局部皮肤麻醉,然后用非常细的针经皮肤穿到肾皮质,进针迅速,时长仅1秒钟,训练有素的医生,数分钟内即可完成全部操作。即使对于那些哭吵的婴幼儿,在麻醉科医生的协作下应用静脉麻醉方法,也一样能轻松地搞定这项检查。整个过程痛苦极小,因此没有必要惧怕肾穿刺。

4. 肾穿刺影响肾功能吗

正常人体每个肾脏中约含有100万个肾单位,每次肾活检时,我们只取20~30个的肾单位进行病理学分析,最多也不会超过50个,这就如同拔去几根头发,加之肾脏具有良好的贮备力和修复能力(一般情况下,肾脏只有40%的肾单位在工作)。肾穿刺对肾功能的影响极其微小,几乎可以忽略不计。

5. 肾穿刺影响生长发育吗

部分男孩家长对肾穿刺的顾虑缘于概念的混淆,误区在于将中医学中"肾主藏精"这一功能上的概念,与现代医学解剖学上的"肾脏"混为一谈。此"肾"非彼"肾"。肾穿刺并不会影响"性和生育"。此外,当医生选择患儿进行肾穿刺检查时,都是在详细了解病情、严格掌握适应证和禁忌证的情况下才做出肾穿刺决定的。因此,我们强调:"肾穿刺不会损伤身体健康,也不会影响生长发育,更不会遗留后遗症,患儿家长无须顾虑。"

6. 做了肾活检后,孩子的病能好吗

肾活检并非手术,仅仅只是一种检查手段,辅助医生制订更具针对性的诊

治方案。

（六）浅谈 Alport 综合征

匡新宇

肾脏风湿科会有这样一群特殊的小朋友：他们天真活泼、聪明可爱，和所有健康的孩子一样喜爱玩耍、热爱学习，可是命运却没有给他们太多自由的时间，也许 10 年，又或者 20 年……他们将变成需要依赖肾透析来维持生命的慢性肾衰竭患者，他们便是 Alport 综合征患病者。这到底是怎样的一种疾病呢？

1. Alport 综合征是一种怎样的疾病

Alport 综合征(alport syndrome, AS)，也称遗传性肾炎，是一种遗传性的以眼睛、耳朵和肾脏异常表现为主的临床综合征。Alport 综合征在临床上并不常见，属于罕见病的范畴，目前的发病率在 1/5 000～1/50 000。但是随着我们对疾病的认识程度和临床检验手段的发展，该病的检出率也在逐年升高。

2. Alport 综合征会出现哪些症状，早期怎样发现这种疾病呢

刚才提到了 Alport 综合征是以眼睛、耳朵和肾脏异常表现为主的临床综合征，在生活中我们最常见到的是肾脏方面的表现。例如，尿色变红，像洗肉水样、酱油色、茶色及可乐色等，我们叫做肉眼血尿，通常在感冒后出现；有的人尿中还可以见到大量的像洗衣粉一样的泡沫，即泡沫尿，是因为尿液中有大量蛋白漏出造成的。一旦发现这种现象，应该尽快到医院就诊。

在对这类患者做尿常规的检测时，尿液中可以见到大量的红细胞和（或）蛋白，也就是我们常说的血尿和（或）蛋白尿。当然，有的小朋友没有尿色异常的改变，通常在幼儿园或者小学尿液筛查时发现尿液中的红细胞或尿蛋白明显增多，我们叫做镜下血尿和（或）蛋白尿。这些都是提示我们：肾脏的功能出现问题时，需要进一步详细地检测。

十四、肾脏系统常见问题

除了血尿、蛋白尿外，有些 Alport 综合征的患者随着年龄增加会出现进行性的肾功能的异常，也就是血肌酐进行性升高，最终进展到尿毒症阶段。在这个过程中，部分孩子会出现高频听力的缺失，也就是感音神经性耳聋和视力的改变。因为发病初期孩子可能没有任何不舒服的表现，因此若想早期发现，一定要按时做尿液筛查，尤其是家庭中有肾脏病患者的，更要密切关注孩子尿常规的变化。

3. Alport 综合征是怎样发病的呢

Alport 综合征之所以能够发病，是因为我们肾脏中负责过滤废物和水的肾小球出现了问题。肾小球的滤过膜主要由Ⅳ型胶原组成，如果控制Ⅳ型胶原产生的基因出现了突变，就会导致滤过膜出现断裂、分层或者穿孔等异常，使体内的蛋白和红细胞漏出，从而导致 Alport 综合征的发生。目前，已知的控制Ⅳ胶原编码的基因主要是 *COL4A3*、*COL4A4* 和 *COL4A5* 三个基因。

4. 既然 Alport 综合征是遗传性的，那它的遗传特点有哪些呢

Alport 综合征常呈家族聚集性，可表现为常染色体显性遗传、常染色体隐性遗传和 X 连锁显性遗传，往往一个家庭中有多人发病。*COL4A5* 基因位于 X 染色体上，已发现有 900 多种 *COL4A5* 基因突变可导致 X 连锁显性遗传，约占所有 AS 家系的 85%。这种遗传与性别有关，如果父亲患病，所生女儿都会患病，儿子则为正常；如果母亲患病，女儿和儿子都有一半的机会患病，但是儿子的症状比女儿会严重很多。

COL4A3 和 *COL4A4* 基因共同位于 2 号染色体上，分别有近 100 种基因突变与 AS 相关，多可致常染色体隐性遗传，极少数为常染色体显性遗传，这种遗传和性别的关系不大。如果小朋友基因检测确诊了 AS，应该立即进行家系验证，明确遗传类型。家庭的疾病史对于诊断十分重要，很多漏诊甚至误诊的孩子，都是因为没有及时了解和检测家族成员的尿液而造成的。当然，也有很多小朋友因为确诊了这个疾病，再给家长做尿检时才发现家长早已出现肾脏损伤。

5. 该怎样确诊 Alport 综合征呢

确诊 Alport 综合征，除了临床上符合血尿、蛋白尿甚至肾脏肾功能异常，或者合并听力和视力的改变外，还应该及时行肾穿刺活检明确肾脏中Ⅳ胶原的表达变化，以及基因检测。对于家族其他成员，除了基因检测外，如果遗传特点符合 X 连锁显性遗传，还可行皮肤活检以明确皮肤Ⅳ胶原的变化。

6. 所有患者都会发展到肾透析的阶段吗

Alport 综合征患者的肾脏平均存活时间为 25 年，疾病的严重程度和遗传特点紧密相关。比如，X 连锁显性遗传的男性患者，近 90% 在 40 岁前会进展到终末期肾病阶段，而女性患者的比例则为 18%；常染色体显性遗传的女性患者通常症状也相对较轻。虽然该类疾病没有特异性的治疗方案，但如果早期发现，早期给予肾脏保护性治疗，则会大大延缓患儿进入慢性肾脏疾病的进程。一旦进入终末期肾病阶段，就仅能依赖透析或肾移植等肾替代治疗了。

7. 这种疾病代代相传，有办法阻止它的发生吗

大部分 Alport 综合征患者都具有家族遗传史，精准遗传学干预是一种新型产前遗传学诊断技术——植入前遗传学诊断，通过这一技术，更多的患病妈妈能生下不含变异基因的正常宝宝，让这些孩子从此不再接受命运的摆布，开启幸福的人生。

（七）聊聊儿童关节痛

郝　胜

关节疼痛是儿童时期非常常见的症状，几乎每一个家庭都会遇到孩子"腿痛"的情况，年长的儿童有时候能清楚指出疼痛的具体部位，而年幼的孩子由于表达能力欠缺，一些孩子会说"手痛""脚痛"等，甚至表现出哭闹、不愿走路、关节不愿屈伸等。因此，需要仔细观察孩子的行为状态以判断是否有关节的异常。

儿童发生关节痛的原因很多，比较常见的有生长痛、滑膜炎、幼年特发性关节炎、感染性疾病、骨折以及其他一些风湿免疫性疾病，也有一些比较罕见的恶性疾病，如白血病、淋巴瘤等，局部的骨肿瘤也可主要表现为关节痛。下面说说导致儿童关节痛最常见的原因。

1. 生长痛

这是儿童在发育期经常遇到的生理现象，3～12岁都可出现，但在6～10岁的孩子身上最常见，以下肢为主，夜间明显。儿童长骨生长较快会导致肌肉和肌腱牵拉痛，但在白天时，孩子活动较多且注意力多在其他事物上，因此往往在晚上身心放松时出现明显的症状，个别孩子甚至还会出现疼痛难忍的情况。生长痛是一种生理现象，随着年龄的增长会逐渐自行缓解，但是需要详细询问症状和做体格检查，必要时进行相关的影像学检查，以排除其他可能的原因。

2. 滑膜炎

是儿童时期较为常见的关节疾病，急性起病较多，也有慢性起病的情况，最常累及的是髋关节滑膜，表现为髋关节疼痛，不能行走或站立，髋关节活动障碍，发病前1～2周可能有感染病史，其发病原因可能与病毒感染及变态反应有关。儿童滑膜炎多数也会在2周左右自行缓解，但明确诊断还需要详细询问病史、体格检查及相关实验室和影像学检查。

3. 幼年特发性关节炎

幼年特发性关节炎是儿童最常见的风湿免疫性疾病之一。主要表现为单个到数个关节的慢性炎症，持续6周以上，并且排除其他引起关节痛的原因，特别是恶性疾病。幼年特发性关节炎需要专业的儿童风湿科医生谨慎诊断，如明确诊断需要长期的抗炎、抗风湿治疗。其他还有一些包括过敏性紫癜、川崎病等风湿免疫性疾病也会出现短暂的关节炎或关节痛的表现，由于前述的一些恶性疾病首发症状也可能是关节痛，应特别注意鉴别和排除。

关节痛的治疗还是要根据具体的病因来进行。如果明确是生长痛或者一过性滑膜炎，可以采取局部按摩、制动等物理的方法，或在医生的指导下使用一些儿童的止痛药，如果是其他疾病，则应当尽快就诊，在专业医生的指导下治疗。

（八）你了解儿童过敏性紫癜吗

郝　胜

过敏性紫癜作为儿童常见病，近些年的发病率逐年升高。尽管多数症状较轻且预后良好，但也有可能突然出现消化道大出血、肾脏功能衰竭等危及生命的并发症，因此还是要家长引起重视。

1. 过敏性紫癜是皮肤病吗

过敏性紫癜，表面上看是皮肤出现的一种皮疹，但现在的研究证明，它其实是一种免疫性的全身小血管炎，是一种儿童常见的免疫性疾病，好发于秋冬、冬春交替等季节变换的时候，常见于5～14岁儿童，男孩明显多于女孩。

过敏性紫癜绝大多数起病较急，孩子或家长通常首先看到的是皮肤出现红色紫癜，大小不等，从针尖大小至片状不等。开始为红色或暗红色，逐步变成紫色并可融合成片。过敏性紫癜最大的特点是皮疹刚开始多在四肢出现，如双侧小腿，踝关节周围，且对称性分布；少数患者尤其是年龄较小的孩子可见于上肢、胸背部等，甚至会有大片瘀斑或血性水泡。这些皮疹一般高出皮肤、压之不褪色且没有痒感，一般1～2周可自行消退，但也不乏有反复出现或迁延数周、数月不退的情况。

2. 过敏性紫癜就是过敏吗

虽然名字里带了"过敏"两字，但过敏性紫癜并非我们通常所说的"过敏"，与饮食或者花粉等过敏关系不大，而常常与感冒等病毒或细菌感染有关。得了过敏性紫癜的孩子不需要盲目限制饮食，要积极寻找原因，必须到专科门诊就诊，并作相应检查以明确紫癜的性质和诱因，对于反复发作的紫癜，更要积极配合医生检查，并寻找引起反复的原因。比如，一些黏膜的炎症，如胃炎、鼻炎等会引起紫癜反复发作，因此必须解除这些诱因才能防止复发。但有时病因并不易找到，需要更加全面地检查。

3. 过敏性紫癜是由哪些原因引发的，有哪些症状

过敏性紫癜的引发原因很多，可能会由感染引起。比如，感冒、扁桃体炎、肺炎、腹泻、尿路感染等；也可能由药物引发，如青霉素、磺胺类药物、生物制剂、疫苗及血浆制品等；还有毒素引发的情况，如蚊虫、蜂、蝎子叮咬等。另外，某些食物（如鱼、虾、蛋及奶等）也是诱发原因之一……这些因素会引起机体免疫反应，产生免疫球蛋白A（IgA）的小颗粒沉积在小血管壁，并引起炎症反应，出现表面皮肤能看见的皮疹，即紫癜。

这些炎症反应如果发生在身体其他部位，就会出现相应的各种不同症状。如腹型紫癜是消化道黏膜及腹膜脏层毛细血管受累，会出现恶心、呕吐、呕血、腹泻及黏液便、便血等症状；关节型紫癜可以发生膝、踝、腕及肘等关节肿痛；过敏性紫癜性肾炎是侵犯到肾脏，发生率很高，高达30%～60%，也是过敏性紫癜最严重的并发症，是影响紫癜预后的最主要原因。根据损伤程度不同，过敏性紫癜性肾炎可表现为血尿、蛋白尿及管型尿，甚至少尿和肾功能衰竭，一般在紫癜发生后1个月内出现。如果紫癜出现后的3个月后肾脏无明显损伤，那么多数不会再侵犯肾脏了。除以上常见类型外，少数本病患者还可因病变累及眼、脑及脑膜血管等，并出现相关症状。

4. 过敏性紫癜如何治疗，预后怎样

当过敏性紫癜出现关节或者消化道症状时，可能需要在医生的指导下用一些激素药物来治疗，重症患者还需要住院治疗，规范的激素治疗可以最大限度地减少不良反应。另外，坚持随访也非常重要。虽然绝大多数肾炎发生在紫癜病程的1个月内，但也有15%～20%的患者在3～6个月内出现。因此，无论紫癜是否有肾脏损伤都均需要到医院随访至少3～6个月，当然，出现紫癜性肾炎的孩子就更不用说了，必须遵照医生医嘱定期随访。

对于过敏性紫癜也不需要过度惊慌，多数儿童过敏性紫癜在正确治疗下可以自行缓解，并不会留下任何后遗症。

（九）聊聊儿童肾病综合征

黄文彦

1. 什么是肾病综合征

肾炎、肾病综合征是两种常见的儿童肾脏疾病类型。这两种疾病的发病机制和表现都完全不同。肾炎是肾脏经感染或免疫炎症后导致肿大，继而出现血尿、白细胞尿、肾脏胀痛及血压升高等病症；肾病综合征一般多为原发性疾病，由于各种原因使大量蛋白遗漏，导致营养不够，造成蛋白尿、严重水肿、低蛋白血症、少尿等"三高一低"的情况。

尿液的改变是一个明显的早期信号。如果尿液出现了泡沫，或是颜色、气味上出现异常表现，一定要引起足够重视。肾脏病还可以表现为急性、慢性两种类型。急性肾脏病表现较为明显，一般很容易表现；慢性肾病因其表现隐匿，往往不容易发现，如乏力、不明原因的不舒服、眼睑水肿、双腿水肿等表现。此外，生长发育落后也是一个较为重要的信号提示。

2. 肾脏为什么会将蛋白给漏掉

肾脏的结构很复杂，肾脏分为肾小球、肾小管等。肾小球有一层过滤膜，可根据人体需求变化，一旦这层过滤膜出现问题（通透性增加），就会漏出很多东西，如发生蛋白尿。出现蛋白尿后，就容易导致低蛋白血症、胆固醇增高、高度水肿等病症。真正的原因是：先天性过滤膜异常；急性感染、药物中毒改变了膜的屏障；人体产生的炎症损害了膜。原发性肾病综合征，其高发年龄在3～6岁；若是继发性肾病综合征，其高发年龄多为7岁以上；而先天性肾病综合征可能与母亲在妊娠期间的一些并发症或基因问题有关。

3. 有哪些诱发儿童肾脏疾病的因素

很多肾脏疾病与免疫系统有关，如预防接种、虫咬、感染，这些行为启动了自我的免疫环境。若免疫环境能改善、恢复正常，就不会发病；若无法恢

十四、肾脏系统常见问题

复正常,就会持续性发病。

4. 肾病综合征治疗方法有哪些

治疗儿童肾病综合征,首选方法为激素治疗。这里要说明一点,激素并不是不好的东西,请大家理性客观对待。只要规范使用、避免激素的不良反应即可。当然,若在使用过程中发现激素无效,也可以根据个体化情况使用一些其他生物制剂进行治疗。

5. 儿童治疗过程中,家长有哪些要注意

首先要谨遵医嘱,督促儿童按时、按量服药;使用激素的过程中可能会产生不良反应,家长应先行做好预防工作。不良反应情况大致分为:当发生骨质疏松时,需及时补钙,多晒太阳;免疫功能下降,则需避免感染;若是肥胖,需增加锻炼、减少剧烈活动。同时在服用激素期间,儿童一定要养成良好、规律的生活方式。

6. 家长在生活中要做好哪些事

注意清淡饮食、规律生活、少用药物;同时需要适度运动,这样有利于肾脏的血液循环和保证内分泌功能正常。作为家长、作为医生,我们共同的目的是孩子的健康和未来。因此,一定要及早发现、及早干预。做好以下三件事,一定能在早期发现疾病。第一,当孩子出生时,要做好超声检查,能排除很多遗传方面的疾病和问题;第二,定期检查尿液,因为尿液是反映肾脏情况最直接的方法;第三,定期做肝、肾功能检查。

7. 服用激素时能否接种疫苗

使用大剂量激素时一定不能接种疫苗。疫苗分为两类:一类是紧急疫苗,一类是常规疫苗。尽管疫苗是预防传染病最好的手段,但是其必须通过人体的免疫功能发挥作用。当免疫功能低下时,接种疫苗不仅无效,反而会导致感染。因此,一定要到停止激素时才能接种疫苗,但发生紧急情况时一定要立即接种疫苗(如被动物咬伤,需接种狂犬病疫苗)。接种疫苗前,需要对儿童做一个免疫评估,若评估合格才能接种。

8. 停用激素 4 个月后复发，那以后是否会频繁复发

停用激素后确实会有复发的可能，但还是要根据个体情况来定，约 1/3 患者通过初次规范治疗、服用激素 1 年后得到了根治。若复发后也不用恐慌，经过规范治疗后，一部分人会随着年龄增长改善病症情况，但个体情况不同，也不能一概而论。

十五、神经系统和康复科常见问题

（一）儿童癫痫知多少

王四美　罗晓娜　陈育才

癫痫（epilepsy）病俗称羊癫疯、羊角疯，是一种由多种病因引起的慢性脑部疾病，以脑神经元过度放电导致反复性、发作性和短暂性的中枢神经系统功能失常为特征。癫痫在任何年龄、地区和种族的人群中都会发病，由于该病具有发作突然、发作时间无法预测、病程长等特点，而儿童又处于心身发育、学习知识的关键时期，加上目前社会对于癫痫还存在着一些误解和偏见，许多癫痫患儿家长在心理、体力、经济等方面常常面临较大的压力，因而家长的心理状态以及对癫痫的认知水平，会直接影响孩子的身心健康。

1. 癫痫有哪些临床表现

临床表现为突然的、暂时的大脑功能障碍，表现多式多样，最常见的是抽搐（抽风）。此时，患者意识丧失，全身强直、发硬或四肢抽动。有些患者并没有惊厥，而表现为发呆、不动、行为异常、情感或精神异常，也有些患者（尤其是小孩）表现为腹痛、头痛及呕吐等自主神经功能紊乱症状。这些无惊厥症状的癫痫发作，往往容易被忽视，家长需仔细观察孩子情况，及时就医，让医生判断。如有条件，可拍摄发作视频以便医生做出正确判断。癫痫患者虽然有很多种发作形式，但都具有一些共同的特点：反复发作的慢性病程；自行缓解，未来得及治疗，也常常会自己停止；症状刻板，每次症状基本相似；间歇期基本正常；常有意识障碍，发作过后不能回忆起来。

2. 癫痫发作时怎样急症处理

在家面对患儿癫痫发作时,需要注意以下几点:①家长要保持镇定;②清除患儿身上或发作地点周围的危险物品;③使孩子侧卧,或平卧时头扭向一侧,并解开衣扣;④擦干口角周围的唾液及清除口中的呕吐物以防止吸入而窒息;⑤不要给孩子喝水或吃药;⑥不要把筷子、毛巾或手指等塞进孩子嘴里;⑦不要用力掐人中、强压四肢等试图终止发作;⑧详细记录患儿发作的具体时间和次数、面部表情及四肢僵硬抖动情况、持续时间等,就医时反馈给医生;⑥一般发作可自行缓解,发作时间超过 5 分钟或反复发作时,要立刻就医。

3. 癫痫的治疗措施是怎样的

一旦孩子癫痫病的诊断明确,即应到正规医院进行长期抗癫痫药物治疗。对于长期服药可能出现的不良反应,应定期随访及化验检查,千万不可道听途说不按医生嘱咐自行停药。癫痫发作难以控制的原因很多,有些是难治性癫痫,但较多的原因是没有经过正规地治疗。

癫痫的预后与发作类型、发作频率、发作持续时间、发病年龄、治疗早晚、治疗是否得当、脑电图所见及患者心理状态等因素有关。不同发作类型,预后差别较大。从发作时间看,持续时间超过 30 分钟的预后较差,病死率高达 20%。从发病年龄看,儿童期、少年期及青年期的原发性全身大发作预后较好,大部分较易控制;而新生儿及婴儿期发生的癫痫,多半具有脑结构的病变,预后较差。从治疗早晚看,开始治疗的时间距起病时间越短,预后越好。坚持规律服药、发作控制时间长的全身大发作,缓慢停药后,复发率最低;局灶运动性发作及同时具有几种发作类型者复发率高。

4. 癫痫患儿居家如何做到合理用药

癫痫是一种神经系统慢性疾病,在长期随访管理过程中,规律服用药物对癫痫的控制尤为重要。首先需按时、按量有规律地给患儿服药,不可盲目停药、漏服药物、随意改变药物剂量。其次需定期到医院复查,确保服用药物浓度处于有效范围内以维持药物疗效,同时避免肝、肾、血液等脏器毒副作的发生。许多家长怕长期用药对患儿身体有所伤害,一见病情缓解,就自行停

十五、神经系统和康复科常见问题

药,结果导致病情反复,甚至加重发展成难治性癫痫,持之以恒按时按量服药,是癫痫治疗成功的关键。

5. 如何判断癫痫是否有效控制

目前治疗癫痫病最常见的方法就是服用药物。抗癫痫药物多从小剂量开始服用,逐渐增量,直至取得最大疗效而无不可耐受的不良反应时,称为维持剂量。在长期服药过程中,维持剂量要随着年龄、体重地增长而调整。在规律服药至达到稳态有效血浓度后无抽搐发作,提示癫痫有效控制。不同的抗癫痫药物有不同的半衰期,达到稳态血浓度的时间也就不一样,每调整(增加或减少)1次剂量,要再经过至少5个半衰期才能达到新的稳态血浓度。因此,在药物调整过程中允许少许发作的存在。

6. 日常生活如何预防癫痫发生

高热、惊吓、过分激动及劳累等都会有可能诱发小儿癫痫发作。那么,在平时的生活中小儿癫痫的护理就要尽量控制感染、惊吓、过度兴奋及劳累对小儿的影响。癫痫发作时小儿不能进行自控,为了防止意外,家长应该禁止患儿单独登高、游泳,不要让患儿单独外出,在患儿的卧室不要陈放棱角突出的家具。地板应保持清洁,如果条件允许可以铺设地毯。家长应该培养孩子养成良好的生活习惯,作息规律,可适当从事一些轻体力劳动,但要避免过度劳累、紧张等。癫痫患儿日常饮食要规律,尽量定时定量及营养均衡,避免过度饥饿或暴饮暴食,同时要避免进食浓茶、奶茶、咖啡、碳酸饮料及巧克力等致兴奋性食物。

7. 传染性疾病流行时期癫痫患儿的防护和复诊要点

在传染病高发期,癫痫患儿更需要做好防护。勤洗手、少外出,必须外出时戴口罩;家具、衣物及餐具等定期消毒;生活需规律,合理安排作息时间,适当运动,提高免疫力避免感染。因为感染会诱发癫痫发作。不便外出期间,如患儿抽搐控制良好,可每3个月左右到医院复诊一次。如抽搐发作频繁,需立刻前往医院就诊或住院治疗。

癫痫儿童在不发作的时候和正常儿童是一样的。因此,家长一定要正确看待疾病，明白孩子通过长期科学的药物治疗，不仅不会留下后遗症，未来还能与正常儿童一样生活、上学、工作、生育等，可以拥有同样的多彩人生。

（二）走近儿童脑性瘫痪

肖 波

1. 什么是脑性瘫痪

脑性瘫痪俗称脑瘫，是儿童一种常见的中枢神经障碍综合征。脑性瘫痪是孩子在出生前、后由于种种原因，儿童尚未发育好的脑部结构受到损伤而导致的。脑性瘫痪有点类似于脑部损伤后的后遗症，主要是影响儿童运动功能发育。目前，所有的脑性瘫痪治疗措施，都是以减轻肢体的强直程度、缓解关节运动痛苦为目的，以期让孩子以后有机会正常融入社会。

2. 孩子脑性瘫痪后为什么不能正常地走路

正常情况下，孩子逐渐学会走路的过程有点像盖一栋3层的楼房：第1层是肌肉间的肌张力匹配，关节位置正常（关节力线稳定）；第2层则是在关节力线稳定情况下，随着孩子体重增大、运动量增加，肌肉力量不断提升；第3层则是通过反复训练动作达到协调。而脑性瘫痪孩子由于肌张力的问题，就像楼房的第1层就没有盖好，第2和第3层的构建就会变得非常困难，那么房子盖歪就在所难免。

3. 儿童脑性瘫痪有哪些手术治疗的方法吗

对于肢体肌张力高、关节活动受限的脑性瘫痪儿童来说，常常对一些常规治疗有畏惧及抗拒心理，治疗效果不佳。近年来开展的功能神经外科手术治疗可降低患儿的肌张力，改善患儿关节的活动程度，进而提高了康复治疗效果。

目前，除了骨科在做的跟腱延长术外，功能神经外科能够开展以下几类手术：BOTOX神经电导航下的肌内注射、选择性神经后根离断术——包括最新的痉挛肌群责任神经后根离断手术、BACLOFEN 持续性鞘内注射。这几类手术方式适合不同的患者类型，术后效果良好。

4. 不同类型脑性瘫痪有不同治疗方法，对于痉挛性脑性瘫痪患儿，怎样才能达到最好的治疗效果呢

痉挛性脑性瘫痪是脑瘫患儿中一种最常见的类型，其主要问题在于部分肌群的肌张力过高，造成患儿姿势力线不正，随着患儿生长发育，体重逐渐增加，关节就会出现畸形，运动功能就会受损。因此，降低肌张力是治疗首要目标。目前公认的手术治疗方案是选择性脊神经后根离断术（selective dorsal rhizotomy，SDR），是通过离断部分脊髓的感觉传入神经小束，来达到永久降低肌张力的目的。手术后再通过针对性康复治疗，最终达到改善运动功能的目的。

5. 痉挛性脑性瘫痪患儿的最佳手术时间是什么时候

痉挛性脑性瘫痪患儿的最佳手术时机是 3~6 岁。不到 3 岁的严重痉挛性脑性瘫痪患儿，可考虑通过局部注射肉毒素的方案来临时降低肌张力，以利于康复治疗，每次肉毒素的药效期约半年。等到孩子 3 岁后就可以考虑手术治疗了。

（三）多学科联合诊治痉挛性脑性瘫痪儿童，共圆患儿行走梦

王　林　赵利华

患儿表现出的异常运动的类型取决于脑部受累的区域。痉挛性脑瘫是一种最常见的类型，其典型特征是脑室周围区域有明显的白质软化改变。肢体痉挛干扰了患儿的日常活动，如不治疗则易导致肌腱和关节挛缩，从而限制了患儿的行走能力。在痉挛性脑瘫的治疗中，外科手术方式和干预时机多种多样，多学科联合治疗的优势就凸显出来了。

在患儿年龄较小的时候，作为一种综合治疗的方法，多学科联合论治在处

理痉挛和潜在的肌腱挛缩上具有一定优势。首先施行选择性脊神经后根离断术以消除痉挛，然后采用微创肌腱延长术以及强化物理治疗的康复方案。这种多学科联合治疗的方案，可提高患儿下肢的关节活动范围，让患儿能在不需要下肢支撑支具的情况下，练习独立行走。

关于微创肌腱延长术及术后训练建议，一般可以在一次手术麻醉中，同时进行多个部位的肌腱延长手术。手术保留了肌肉长度，从而保证了肌肉的收缩能力。使用小的皮肤切口可避免广泛的瘢痕，并可减少过度延长的可能性。肌腱延长微创手术可以使患儿获得更好的功能恢复，同时此治疗方案允许患儿在手术后第1天就立即负重，并进行运动康复和强化训练。早期开始负重并逐渐加强很重要，因为已经证明肌肉康复在肌腱延长术后需至少持续6个月。如果患肢处于石膏固定，持续非负重，则恢复过程减慢。

目前的实践证明，选择性脊神经后根离断术手术联合肌腱延长微创手术的多学科治疗方案，能帮助痉挛性瘫脑瘫患儿改善下肢关节活动范围、提高行走能力、减少患儿对支撑支具的需求，从而达到改善患儿行走功能，避免接受创伤较大的骨性手术的可能。

（四）脑性瘫痪儿童的术后家庭管理

肖　波

1. 脑性瘫痪儿童如何开展家庭姿势管理

（1）睡眠体位：对于痉挛性脑性瘫痪儿童，术后恢复期一般不宜在普通的床上长期采用仰卧位的睡眠体位，以免加重肌肉痉挛，导致患儿运动的不对称。侧卧位，有助于患儿把双手放于胸前，从而降低异常肌张力，增加动作的对称性。

（2）坐位体位：术后早期避免"W型"坐姿、拱背坐等不良姿势，可采用端坐位、椅子分腿坐位及三角垫坐位，以减少脊柱、骨盆及下肢力线异常，促进坐位平衡能力发展。

（3）端坐位：患儿双侧髋、膝、踝关节均呈屈曲的90°，全脚着地，帮助双下肢承重，使其脊柱、骨盆学习中立位保持，促进坐位平衡的发展，端坐位也可减少对腘绳肌牵伸，防止伤口疼痛不适。

（4）椅子分腿坐位：患儿骑跨在有靠背的椅子上，双手抓住靠背以保持坐位稳定，同时可牵伸内收肌、帮助髋关节负重，促进脊柱骨盆伸展。

（5）三角垫坐位：使用斜度15°以内的三角垫，前低后高，让患儿的臀部高于双下肢，双足着地，保持端坐位。该坐位可调整骶骨负重、脊柱后凸、骨盆后倾等问题，促进患儿坐骨结节负重，诱发脊柱骨盆伸展，改善患儿的坐位平衡能力。

（6）站立体位：合理选择站立辅具，如矫形器、矫形鞋。

对于早期不具备站立能力的患儿，摆位建议使用站立辅具，如站立床、站立架等，协助患儿维持正确的站立姿势，良好的站立力线可刺激抗重力的肌力及耐力、增加骨密度、提高独站能力。当站立能力改善后，就能过渡为靠墙站立、扶物站立、独立站立及斜板站立等，进一步增强下肢肌力耐力，提高站立平衡功能发展。

站立位时如何选择矫形器、矫形鞋呢？早期存在膝关节伸展不足的患儿，可选择穿戴静态踝足矫形器（ankle-foot orthosis，AFO），提高远端的稳定性，帮助其双下肢伸展。当具备一定站立能力并进行坐到站转换时，可使用动态AFO，更有利于其站立和步行平衡功能的发展。而对于能够独走的患儿，其步态及远端力线异常时，可选择穿戴定制的矫形鞋及矫形鞋垫来改善其下肢及足部力线。

2. 脑性瘫痪儿童的营养补充要注意什么

脑性瘫痪儿童要注意少食多餐。饮食应做到"烂""细""鲜""软"，饮食合理，富含蛋白、纤维素、多种维生素和微量元素。还应适当补充钙、维生素A、维生素D，以防止骨质疏松、脱钙。

（五）痉挛性脑性瘫痪康复治疗策略

戴燕琼　唐　亮

痉挛性脑性瘫痪患儿异常的步态模式会导致步行能量消耗更大，且因为生长发育、体重增加，步行时会需要更多的能量，低效的步行模式常会让患儿更易疲劳，并可能引发骨骼关节变形。因此，探索痉挛性脑性瘫痪康复治疗策略，可提高治疗的精准性，更好地优化步态，预测运动能力及疼痛等的发生发展，更好地开展个体化康复。

1. 导致痉挛性脑性瘫痪患儿异常姿势的原因有哪些

（1）肌无力。脑部非进行性损伤是痉挛性脑性瘫痪的直接病因。中枢神经的损伤会使兴奋性运动信号传递减弱，肌纤维激活数量减少，表现出肌力减退，导致步行移动功能受限。

（2）高肌张力及痉挛。肌张力异常是脑瘫诊断的必备条件之一。痉挛性脑性瘫痪有肌张力异常增高的特征，痉挛会加剧异常的关节姿势并抑制步态中正常的快速屈伸模式，从而使患儿呈现僵硬步态，影响步长、步速。

（3）运动控制减少。对痉挛性脑性瘫痪患儿的步态回顾分析显示，他们在行走时的控制策略相对于正常人更加简单，表现为肌肉协同运动控制模式的缺失，与成年脑卒中患者在行走过程中的肌肉协同作用相似。

2. 痉挛性脑性瘫痪康复治疗策略是什么

（1）肌力治疗。肌力的治疗主要包括物理治疗（PT），治疗师制定常规的几组涉及到步态训练的肌肉（如髂腰肌、胫骨前肌、比目鱼肌、小腿三头肌）加强训练以增加肌力。

（2）抗痉挛治疗。抗痉挛的治疗主要包括口服药物、肌内注射肉毒素、鞘内注射巴氯芬，佩戴矫形器。目前，肌内注射肉毒素在儿童康复中较常用。在抗痉挛治疗后，恰当的时间内加入合适的运动训练或神经肌肉电刺激治疗，有助于缓解痉挛，同时保存肌力。常用的矫形器有足弓垫、踝足矫形器、矫形鞋及髋关节矫形器等，建议在医生或治疗师的指导下正确佩戴，以发挥矫形器稳定关节活动，控制肌肉、肌腱的挛缩，矫正和预防畸形发生，辅助抗重力伸展活动，抑制异常的运动模式等作用。在手术方面建议就诊联合门诊由多专科医生共同会诊探讨。选择合适的手术方法，包括选择性脊神经后根离断术、跟腱延长术和痉挛肌松解术等，并确定合适的手术时机以及与康复的衔接。

（3）全方位密集运动训练系统。痉挛性脑性瘫痪患儿选择性运动控制的减少，导致了很多异常步态，如剪刀步态、蹲伏步态、跳跃步态、尖足、马蹄内翻足等，使得步行移动功能进一步受限。脑瘫患儿即使接受了外科手术和长期的康复治疗后，运动控制能力的改善也很有限，探索精准的个体化康复方案及步态控制调整就显得尤为重要。近年来，悬吊治疗及全方位密集运动训练系统在运动核心控制训练中效果显著。通过密集的协同运动来刺激中枢感觉系统，进一步调整整体运动控制和步态平衡的方法，值得进一步推广。

（4）家庭姿势管理。脑瘫虽然是需要医学干预的疾病，但家长配合下的家庭姿势管理对疾病的治疗和康复也至关重要。痉挛性脑性瘫痪患儿即使已经获得行走能力，但在步行中也常存在髋关节内旋、内收、屈曲，膝关节屈曲等多种异常姿势。这些异常姿势会以单独或不同组合的形式出现，降低患者行走的稳定性。家长在家需要进行一定时间量的姿势控制管理，如坐位训练、站立位控制、牵伸训练等，以降低骨骼关节变形的概率。

（六）撞到头该怎么正确处理

詹琪佳　肖　波

经常有家长问，万一孩子的头撞了，应该怎么评估严重程度，怎么处理。

孩子的头部撞在硬物上，最常见的表现就是局部有一个大鼓包，又红又肿，触摸后会痛得哇哇大哭，但仔细查看后没有流血。

这时候家长要保持镇静，安抚孩子的情绪，简单了解孩子是如何撞伤的，有没有不舒服，如果暂时没有，那么可以先观察一下孩子的精神状态。

同时，对于局部肿胀的部位，不可按摩。局部可以用冰袋冷敷（冰袋外面一定要包裹干毛巾，避免冰袋直接与皮肤接触而冻伤皮肤）。这样，可让局部破裂的血管收缩，减少局部的出血和肿胀。但是每次冷敷的时间都不能太长，10分钟左右为宜，受伤后的30分钟内处理效果最为理想，第2次冷敷间隔的时间6～8小时为宜，24小时内均以冷敷为宜。

受伤24小时后，可以局部热敷，温度以40℃为宜，每次热敷的时间10分钟左右，每日3次，直到局部肿胀消退为止。这样做的好处，可以加速局部的血液循环，促进肿胀处的瘀血通过血液循环带走，加快组织地修复，减少局部皮下的瘢痕。

如果有局部皮肤破损、流血等，遇到这样的情况，家长也切莫惊慌。首先同样也要做好询问工作，检查是否有穿刺伤，是否有异物残留，然后准确找到出血部位，用无菌纱布（如果没有无菌纱布，也可以用干净的手帕等代替，千万不可用纸巾，纸巾有可能会残留在伤口内）局部按压覆盖5分钟以上，减少局部出血。如果出血停止，建议继续压迫，不要更换纱布，这样容易使得原本止血的伤口再次出血。简单处理后，赶紧前往最近设有儿外科的医院就诊，让专业的儿外科医生判断是否需要清创缝合或者注射破伤风免疫球蛋白。万不可听信偏方，用烟灰、香灰或者食盐等涂抹伤口止血，对于伤口来说这些都是异物，可能会使原来清洁的伤口受到污染，给后续伤口处理带来不必要的麻烦。

需要提醒的是，严重的头部外伤往往是引起儿童死亡和致残的最常见的原因。因为儿童神经系统发育不完善，对损伤较敏感，而且儿童时期活动多，自我保护能力较差，容易受到意外伤害导致颅脑损伤。许多研究也显示，在全年龄组颅脑外伤中，5岁以下是一个发病高峰期。儿童受伤发生脑组织挫裂伤时，临床反应严重，生命体征紊乱明显，容易出现休克症状。

3. 颅脑损伤症状

患儿常有延迟性意识障碍，即伤后原发性昏迷短暂或缺如，但哭闹不久后又陷入昏睡状态，可持续数小时或嗜睡数天，常与继发性脑损伤引起的二次昏迷相混淆。患儿还可出现频繁呕吐、头痛、癫痫发作、颈项强直、双侧瞳孔不等或眼肌运动障碍，局部脑组织损害时可出现肢体瘫痪或抽搐、失语和偏身感觉障碍。有脑膜刺激征，病程发展出现脑水肿或肿胀时可导致颅内压增高，患儿表现有生命体征的变化。患儿出现小脑幕切迹疝和枕骨大孔疝时，表现为意识障碍的加深，阵发性角弓反张，瞳孔不等大，光反射消失和呼吸循环功能的衰竭，小儿颅内血肿的临床表现较轻，脑疝症状出现较晚，但病情变化急骤，一旦瞳孔散大，迅即进入濒危状态。这时候往往需要神经外科紧急手术治疗。

十六、骨科系统常见问题

（一）宝宝臀纹不对称就是髋关节发育不良吗

赵利华

臀纹不对称到底是不是髋关节发育不良？越来越多的妈妈因宝宝臀纹不对称而忧心忡忡。今天，就让我们一起来了解一下臀纹、腿纹不对称和髋关节发育不良的关系。

1. 宝宝臀纹（腿纹）不对称是怎么一回事

人体在关节附近会存在皮肤纹理（简称皮纹），这与关节的活动有关，是皮肤为了适应关节的屈伸活动所形成的。通常情况下，人体两侧皮纹是对称的。然而存在髋关节脱位或者先天性髋关节发育不良的宝宝，关节脱位之后，大腿皮肤皱褶增多，发生皮纹不对称现象，这是单侧髋关节脱位的常见体征，但也可以是一种正常变异，因此，"臀纹不对称"是婴幼儿髋关节发育异常的早期信号之一。与此类似的信号还有"分腿紧""两腿不一样长"等说法。这些信号往往提示宝宝可能存在早期的髋关节发育异常，但并不能仅凭这一表现就认为宝宝存在相应的疾病，需要尽早专科就诊，请医生检查以明确有无这一疾病的存在。

2. 什么是发育性髋关节发育不良

发育性髋关节发育不良是指婴儿出生后或生后不久股骨头从髋臼脱出的一种畸形，病变累及髋臼、股骨头、关节囊、髋关节周围的肌肉和韧带，造成髋关节松弛、脱位。本病可于出生前及（或）出生后生长发育过程中出现，旧称先天性髋关节脱位。1992年，由北美小儿矫形外科学会更名为发育性髋关发育不良,现在已被国内外小儿骨科医生普遍接受。发育性髋关节发育不良可以是非常轻微的髋臼发育不良,也可以是导致严重髋关节功能异常的髋关节半脱位或髋关节脱位。

3. 发育性髋关节发育不良发生率高吗

发育性髋关节发育不良是小儿最常见的髋关节疾患,致残率高。其发病率与地区、种族、季节等因素有关,不同人种发病差异巨大,我国发育性髋关节发育不良的发病率为0.91/1 000~186/1 000(根据不同统计调查方法,发病率有所不同)。男女比例约为1∶6,左侧多于右侧,主要是后脱位。在我国寒冷的北方,发病率比南方高。一般,秋冬季节9月份至翌年2月份出生的宝宝发病高于其他季节。可能的原因是那段时间天气寒冷,宝宝出生后,多以双下肢伸直内收的方式被包裹着,被动伸髋和活动受限。此外,高原地区远远高于平原地区,这可能与地区的生活习惯(例如,喜欢采用蜡烛包的方式养护婴儿)相关。

4. 哪些因素容易导致发育性髋关节发育不良

虽然发育性髋关节发育不良的诊断和治疗方案已经非常明确了,但是,发育性髋关节发育不良的致病原因及发病机制不清楚,目前认为环境因素(比如胎次、胎位、生产方式、羊水过少、出生后襁褓包裹方式等)和遗传因素(性别、家族史、其他伴发畸形)共同参与发育性髋关节发育不良发病。以下因素需要引起高度重视。

(1)性别:75.5%的发育性髋关节发育不良为女性患者。

(2)胎次:第1胎是其他胎次发病危险的2倍。

(3)分娩方式:7%~40%的患儿为臀位产,臀位产增加发育性髋关节发育不良风险4~24倍,剖宫产比阴道产高30%。

(4)出生情况:最近发现,过期产及高体重初生儿增加发育性髋关节发育不良风险,而早产减少风险,羊水过少者发育性髋关节发育不良风险增加4倍。

(5)遗传:有发育性髋关节发育不良的直系亲属,发病率增高12倍(遗

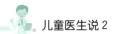

传因素）。

（6）此外，出生在偏远地区或医院是晚诊断的风险因素；足内收、先天性肌性斜颈，关节松弛和先天性膝关节脱位也增加发育性髋关节发育不良发病风险。

（二）发育性髋关节发育不良的护理要点

1. 牵引护理

把胶布贴在皮肤上，通过牵引胶布，间接牵引肌肉与骨骼，可提高手术的成功率。应注意胶布及绷带有无松散或脱落，及时告诉医生、护士，保持有效牵引。密切观察牵引处皮肤，应在骨突部位垫棉垫，防止磨破皮肤。如果患儿对胶布过敏或因胶布粘贴而出现水疱，应及时处理。

2. 石膏护理

（1）术后行髋人字石膏固定的患儿，应密切观察被固定肢体的末梢循环、皮肤颜色和温度，若出现趾端苍白发绀，或是肢端冰冷等情况，要及时告知医生、护士，及时处理。

（2）石膏未干固前要用手掌平托被固定的肢体，不可用手指抓捏；尽量不要搬动患儿，切勿牵拉、压迫患肢，不可将包石膏的肢体放置在硬质板或地面上，更不可在石膏上放置重物，以免引起石膏折断、变形。石膏干固后脆性增加，不可用力敲打撞击石膏，以防断裂，翻身或改变体位时动作应轻柔。

（3）固定期间，家长应帮助患儿翻身。由于石膏固定的时间较长，回家后仍需石膏固定，家属应在护士的指导下学会如何给患儿翻身，减少石膏对骶尾部及背部皮肤受压时间。

3. 皮肤护理

保持皮肤清洁，勤换尿布，防止出现湿疹、皮疹等，尤其是手术髋关节部

十六、骨科系统常见问题

位，以免影响手术及术后伤口恢复。防止大小便污染石膏，保持石膏清洁干燥。若石膏内皮肤瘙痒，不可借助尖锐物去痒，不可由患儿拉取石膏内部棉垫，以防石膏直接接触皮肤，造成皮肤破损，甚至压疮。

4. 疼痛护理

一般给予心理疏导可缓解疼痛，还可听音乐、玩游戏、讲故事分散注意力，严重者可遵医嘱给予镇静止痛。

5. 体温观察及护理

（1）由于手术创伤及瘀血出现及吸收热，大部分患儿体温升高，一般发热3～5天，部分患儿视个人情况不同。体温在38.5℃以内不必处理，家长给患儿多饮水、擦身体等物理降温。体温在38.5℃以上时可口服退热药物。

（2）便秘：患儿术后需卧床休息，不可下床行走，活动量减少导致肠蠕动减慢，故术后易发生便秘。嘱多饮水及进食高纤维、易消化食物。指导患儿及家长每日按摩腹部，必要时可用开塞露肛门灌入。

（3）饮食护理：术后6小时禁食、禁水，9小时后可进食清淡易消化饮食，如稀饭、面条等。忌牛奶及不易消化的食物，以防引起肠胀气及急性胃扩张。嘱多饮水，可给予高营养易消化食物，如鸡蛋、瘦肉、骨头汤，多食新鲜蔬菜和水果，保持大便通畅。营养均衡，促进术后恢复。

6. 功能锻炼

（1）石膏固定的当日即指导患儿做石膏内的肌肉舒缩运动，鼓励早期功能锻炼，防止肌肉萎缩，并强调功能锻炼的重要性，应长期进行功能锻炼。

（2）拆除石膏后的功能锻炼：指导患儿双手撑床慢慢坐起，待患儿可触到双足后，再鼓励患儿用前额触碰膝盖，逐渐加大髋关节的屈曲活动。

（3）髋关节的屈曲训练：平卧位，髋关节屈曲，大腿能碰到腹部，足跟能碰到臀部。此动作以主动训练为主。

（三）孩子书包太重，会不会造成脊柱侧弯

罗 义

近些年，随着健康信息的不断普及，许多家长对脊柱侧弯越来越关注。脊柱侧弯不可逆，即便进行矫正治疗，也只是让情况不再恶化，很难回到正常状态。

1. 什么是脊柱侧弯，发生率高吗

脊柱侧弯是一种脊柱的三维畸形，包括冠状位、矢状位和轴位上的序列异常。一般以拍摄站立位的全脊柱 X 线片为诊断依据，如果正位 X 线片显示脊柱有大于 10 度夹角的侧方弯曲，即可诊断为脊柱侧弯。

从全球数据来看，脊柱侧弯的发病率是 3%，其实是一种很常见的疾病，尤其是在青少年和儿童中，更是一种常见疾病。在我国，每 50 人中就有 1 人患有脊柱侧弯，目前已经超过 300 万例，并且以每年 30 万例的数字在递增，其中一半以上是青少年。因此，家长确实要引起警惕。此外，女生患脊柱侧弯的概率更高一些，原因不明。

很多家长反映好像没感觉到有那么多人患这种病！这是因为，有些轻型的脊柱侧弯外观并不明显，对生活也没有造成特别大的影响，可能很多人完全不知道自己有脊柱侧弯。此外，即便是就医后被确诊为脊柱侧弯，也不用太过焦虑。经过合理的治疗之后，完全能控制住侧弯的进度。关键还是那句话，早发现，早治疗，遵医嘱。

2. 脊柱弯会有哪些危害

轻度的脊柱侧凸通常没有明显的不适，外观上也看不到明显的躯体畸形，可以说，对生活没有明显影响，体育活动之类也不受限。较重的脊柱侧弯则会影响婴幼儿及青少年的生长发育，使身体变形。一来，影响美观，孩子容易自卑；二来，更重要的是，脊柱两边肌肉的不对称，会造成对胸廓的压迫，

十六、骨科系统常见问题

心肺功能会受到影响,甚至累及脊髓,严重者甚至会造成瘫痪或危及预期寿命。轻度的脊柱侧凸可以观察,严重者需要手术治疗。

3. 在家能自行判断孩子有没有脊柱侧弯吗

很多家长会问,如果怀疑孩子患上脊柱侧弯,能够在家自己筛查吗? 网上有一种"六步筛查法",许多家长试下来,觉得比较难操作,毕竟他们不是专业人士。其实,大家可以通过一个简单的方法,定期帮孩子检查一下:孩子的身体保持直立前屈,家长从后方向前观察孩子的胸廓,以及两侧肌肉的对称程度。任何角度,任何方向,只要发现孩子的脊柱或者腰背部有不对称,或者高低有差异等,不管是哪个部位的不对称,都需要引起重视,尽早去医院检查。但这种家里的自行检查,只能作为一种筛查的手段,最终还是要靠拍摄 X 线片全脊柱正侧位片来确诊。

4. 书包重、坐姿歪,会导致脊柱侧弯吗

这是医生平时听到最多的两个误区。事实上,书包重对脊柱生长当然是会有影响的,但不至于导致脊柱侧弯,它们不是脊柱侧弯的成因。脊柱侧弯,一般可以分为先天的和特发的。什么是先天的? 比如,大约有 1/3 的脊柱侧弯有家族史。但大部分病例,都是特发性脊柱侧弯,也就是没有特殊原因的脊柱侧弯。孩子小时候脊柱是正常的,但随着生长,脊柱逐渐出现了侧弯的情况,这是很常见的。但至于是什么会导致脊柱侧弯? 很遗憾,目前还没有明确的结论。跷二郎腿、背重书包,这些虽然都会对脊柱产生影响,但是不至于导致脊柱侧弯。因此,还是需要家长们定期观察,发现不对称的苗头赶紧就医。

5. 孩子背有点驼,是脊柱侧弯吗

含胸驼背和脊柱侧弯,这是两个概念。脊柱侧弯是脊柱往左或者往右弯,但含胸驼背是往前或者往后,这是两个维度上的畸形。如果孩子是有点含胸驼背,家长就要叮嘱孩子注意时刻挺胸。当然,严重者也需要就医。

6. 怎样的脊柱侧弯需要矫正,怎么矫正

不是所有的脊柱侧弯都要戴支具,不同病因的处理方法是不一样的,要根

据情况制订合理的治疗方案。 首先，支具只对特发性脊柱侧弯有用，对于那些先天性的脊柱侧弯，单纯地戴支具不会有任何效果。 对于特发性脊柱侧弯来说，如果侧弯幅度在 20 度夹角以内的，可以暂时不用佩戴支具，主要通过平时注意姿势体态来控制，并且也需要长期观察。 侧弯幅度在 20～45 度夹角之间的特发性脊柱侧弯，则可以通过佩戴支具来辅助治疗。 这种情况如果单靠平时注意体态调节，已经没多大作用了。

7. 儿童脊柱侧弯的治疗有什么难点吗

低龄的脊柱侧弯患者，一直是治疗难点。 因为，医生不仅要纠正现有的侧弯，还要兼顾儿童进一步的脊柱生长潜力。 目前有一种植入生长棒的手术，每 6 个月需要进行一次。

（四）练舞蹈下腰怎样才能避免意外发生

詹琪佳　肖　波

孩子学跳舞固然是赏心悦目的好事，但新闻里屡见不鲜的"跳舞导致瘫痪"事件，这成了许多家长心中的担忧，怎样练习才能将发生危害的风险降到最低。

1. 下腰为什么会引起这么严重的后果呢

下腰后引起孩子瘫痪的损伤机制，主要与儿童脊柱的解剖学特点有关。 儿童的组织都处于发育阶段，脊柱的韧带、关节囊和椎间盘等组织弹性都比较大，骨质也未完全骨化成形，导致孩子们的脊柱活动范围很大，反复下腰、劈叉、过度用力等都可能造成孩子腰椎骨质损伤。 同时，儿童正处于生长发育期，其脊柱周围肌肉力量相对薄弱，周围保护力较弱，脊柱稳定性差，很容易在下腰动作的过程中发生一过性椎骨移位、滑脱。

脊髓并不是悬空在脊柱内的，而是通过神经根和终丝固定的，相较于脊柱而言抗拉伸力小、弹性差，位置相对固定，一旦某些原因使得脊髓受到的张力较大处于临界值，再受到外力导致脊髓移位，则很容易发生缺血损伤。在下腰作为诱因的作用下，屈曲压力瞬间突破极限，巨大的力量瞬间致脊髓受到横贯性、完全性的损伤。其生物力学机制可以归纳为脊柱的过度伸展、过度屈曲，牵拉作用导致脊髓供血动脉如根髓动脉等损伤甚至闭塞，从而发生脊髓缺血。总而言之，不恰当的下腰动作真的会导致脊髓损伤。

2. 怎样早期发现异常

家长在孩子训练跳舞的过程中要关注孩子的感受，出现任何不适都要警惕，一旦因为某些动作或者摔倒引起颈部、腰部疼痛，不可再勉强训练，而是要停下来休息。如果有条件，可以先平躺 30 分钟左右，观察是否有四肢运动或者感觉的异常，如果症状没有进一步加重，患儿还是需要注意休息，可以给予腰托、颈托保护，直至疼痛症状消失。

如果短期内就出现了感觉或者肢体感觉、运动的异常，千万不要犹豫，赶紧呼叫"120"，通过担架或者平板将孩子转移到有儿童神经外科的专科儿童医院。保证孩子整个脊柱维持在一条直线水平，千万不可随意搬动孩子，否则容易造成受伤部位的移位，造成脊髓的二次损伤。此外，脊髓损伤即便经过专业的治疗，对孩子生活质量的影响仍是巨大的，往往会遗留明显的后遗症。

3. 如何做好预防

多方位的主动和被动保护，要有意识地在日常生活中为孩子提供多方位的主动和被动保护。孩子到 2 岁以上的时候，必须要给孩子进行一些日常安全教育，父母可以用自己的实际行动演练给他看，反反复复地教会他们正确的行为方式，教育他们如何保护自己，减少神经系统损伤。每个孩子的天赋和力量都不一样，家长在送孩子专业练习之前，要请专业的老师评估孩子是否适合。对于想要练习舞蹈的孩子，如果出生后发现骶尾部有皮肤凹陷或者小孔（可能伴随着脊髓牵拉），建议家长带孩子到神经外科就诊排查脊髓是否存在受到牵拉就引起的高张力状态的情况，如果存在高张力状态，下腰等一些导致脊髓突破张力极限的动作，很容易造成孩子脊髓损伤。专业技能都是有一定技巧的，要选择正规和有资质的机构跟着专业的老师学习舞蹈。孩子在练习下腰等高难度动作时要有专业的老师指导，有些动作的练习最好在专业人士辅助下进行。练习过程中量力而行，不要勉强。练习舞蹈之前注意做好热身活动，上体育课做运动之前也是如此，身体活动开了发生意外的概率也相对低些。

（五）该如何判断及快速处理足部外伤

董良超

儿童由于好动爱玩，且自我保护意识较差，经常会发生摔跤、碰撞等情况，最常见的受伤部位是踝关节、肘关节和腕关节，但孩子往往表述不清，家长会担心骨折的发生。那么，这时该如何判断区分是否发生小儿骨折或韧带损伤，以及该做怎样的紧急处理，将危害降到最低呢？

1. 韧带损伤与骨折的区别

骨折是因外伤导致的骨皮质不连续，韧带损伤是韧带等一系列软组织因外力牵拉受伤，两者均表现为疼痛、肿胀及活动受限。但是一般情况下，韧带损伤只会引起轻度的肿胀，骨头轮廓在体表可触及，受伤部位无压痛或仅有轻度压痛。骨折的伤情就比韧带损伤严重得多，短时间内会出现明显肿胀，甚至触及不清骨头轮廓，往往伴有皮下瘀斑，更严重者还会出现张力性水疱。如果出现了外观畸形、骨擦音、异常活动这三种症状的其中之一，那么发生了骨折是毫无疑问的。

2. 受伤之后的处理

在不明确是骨折，还是韧带受伤时，要在现场最短时间内进行妥当的处理。发生脚踝扭伤后，首先不要尝试去行走，因为行走可能会造成伤情加重，使后续的治疗变得更加困难。可用支架或拐杖甚至旁人搀扶代替行走。如果是上肢的外伤，先用硬纸板或者书本对受伤部位作夹板固定，切忌随意活动关节。韧带损伤的肿痛症状往往在受伤 48～72 小时后就可以慢慢消退，家长可以采用"大米原则——RICE"：休息（rest）、冰块冷敷（ice compress）、弹性绷带包扎（constrict）和抬高患肢（elevate）来治疗。

如果按照上述方法判断可能是骨折或者出现骨折的特有症状，家长不要迟疑，赶紧去医院咨询专业的小儿骨科医生，当怀疑骨折时均要进行 X 线检查，随后骨科医生根据骨折情况决定是石膏固定，还是手术治疗。

（六）什么是遗传性运动感觉神经病

沈 阳

遗传性运动感觉神经病（charcot marie tooth，CMT）是一组表现多样的遗传性神经疾患。这种疾病常常在儿童发育过程中慢慢出现，等到孩子发生走路足尖内拐、跑不快、不愿意参加体育活动时，才引起家长注意，往往已是很严重了。下面介绍常见的类型。

Ⅰ型常染色体显性遗传，包括腓骨肌萎缩、遗传性运动感觉神经病，该型为脱髓鞘疾病。特点是：腓骨肌无力、深部肌腱反射缺失和神经传导速度减慢；Ⅱ型遗传性运动感觉神经病的神经元型，呈进行性轴突丧失，特点为反射始终正常，感觉运动神经传导时间轻度异常，符合运动电位降低。Ⅲ型隐性遗传，又称 Dejerine-Sottas 病，婴儿期发病，神经传导改变更严重，感觉异常范围更广泛。Ⅳ型 Refsum 病。Ⅴ型遗传性痉挛性截瘫。在十几岁时出现远端肢体肌无力，并有行动笨拙和足部马蹄畸形。Ⅵ型视神经萎缩与腓骨肌萎缩。Ⅶ型有视网膜色素变性、远端肢体肌无力和肌萎缩。

以上分型中，前 3 种类型均会出现手足肌无力、深部反射缺失、远端感觉能力减弱。后 4 种类型发病较晚。

患遗传性运动感觉神经病的孩子，常因为出现了步态异常或足部畸形后，才由家长带往医院就诊。有的孩子会出现脊柱畸形，发生年龄约为 12 岁，并且以女孩多见；约有 2/3 孩子的上肢也会受累，不过程度往往较轻，发病较晚

（约19岁）。其他常见的症状表现还有高弓内翻足、后足内翻。

对遗传性运动感觉神经病的诊断，需要根据病史资料（往往孩子出生后无足部畸形，后期才出现）、体格检查、肌电图和基因检测来进行综合判定。由于这种疾病的发病隐匿，需家长多关注，早发现、早治疗。对遗传性运动感觉神经病的临床治疗，主要目的是保持肢体功能最大化，最大程度降低骨畸形的发展。常见的手术方法有跖部松解，内侧松解，肌腱转位术及截骨融合等。

遗传性运动感觉神经病是一种神经病变，手术以后需积极物理康复并配合适当的支具辅助治疗，白天可以穿能自由活动的矫正鞋，夜间佩戴防止复发的支具，同时在医生指导下定期复查。

十七、外科常见问题

（一）孩子肚子痛，究竟是什么原因

徐 挺　徐伟珏

孩子的肚子痛，有的过一会就好了，有的却越来越严重。作为家长，该如何分辨呢？都可能是什么毛病呢？本文和大家简单聊聊肚子痛这件事。

1. 孩子腹痛怎么办

对于婴幼儿尤其是 2 岁以下的宝宝来说，由于语言表达能力有限，遇到腹痛，只会哭闹，却很难表述清楚，这就需要家长细致地观察了，以下情况需要仔细判断，并及时去急诊就诊：有规律地哭闹，每次间隔 10～20 分钟（间隔期里可以像平常一样地玩耍），持续 4～6 小时以上，还有呕吐，有的甚至排果酱样大便——要当心是否有肠套叠。哭闹不停，脱掉裤子和尿布，看看腹股沟区（大腿根上一点），如果鼓了一个包——很可能是小肠气卡住了（临床上称为腹股沟斜疝嵌顿）。哭吵持续 3～4 小时以上，同时伴有呕吐（吐黄水、胆汁），有的甚至不排气、排便，非哭闹状态下肚子硬邦邦的，则要考虑消化道梗阻、畸形的可能。无规律哭闹，但是有发热、腹泻或呕吐等情况——可能是胃肠炎等。如果以上情况都没有，孩子的情况也不紧急，精神状态很好，能吃、能喝、能拉、能玩，一般无须急诊就医。

2. 3 岁以上的小朋友出现腹痛，家长除了注意上述问题之外，还需注意以下情况

近几天有无感冒，是否吃过特别的、不干净的食物，有无腹泻、呕吐，有无便秘，当天是否排大便，小便有无异常、疼痛等。如有，可能的原因包括：

上呼吸道感染后继发的腹痛、胃肠炎导致肠痉挛出现了腹痛、大便屏住而出现的急性腹痛（上个厕所可能就好了）、泌尿系感染或结石等。

若孩子没有上述情况，腹痛突然发作，腹痛一直持续，并可能加重，直不起腰，同时伴有呕吐、发热等情况，持续5～6小时以上，腹痛部位还可能有变化（上腹部或脐周到右下腹），或晚上睡觉都能痛醒，要当心阑尾炎的可能。

部分小朋友腹痛剧烈，同时伴有腹泻、黏液血便或淡血水便、呕吐等，胃口、精神都不好，要当心出血性肠炎、细菌性痢疾等可能。

暴饮暴食，或进食油腻、油炸食物后出现上腹痛，持续无缓解，要当心胰腺炎或胆道系统疾病的可能。

先发高热（39℃以上），再有腹痛或呕吐，尤其是女孩子，要当心原发性腹膜炎的可能（男孩子也可能发生，但相对少一些）。

偶发腹痛，不剧烈，但又无改善，孩子食欲不好，要多摸摸宝贝的肚子，如有肿大的包块，要当心腹部肿瘤的可能性。

对于女孩，除了上述情况，下腹部突发、持续性的疼痛，又没有呕吐、发热等情况，还要警惕生殖系统疾病的可能，如卵巢囊肿（肿瘤）伴扭转等。

年龄更大一点的青少年，规律腹痛，进食前或后出现，要当心消化道溃疡可能；类似腹痛，某天突发剧烈腹痛，要当心消化性溃疡穿孔；对于近期有服用激素或退热药物的，突发剧烈腹痛后，也要警惕消化道穿孔。

一些非典型腹痛，发生无规律、伴或不伴有呕吐，需医生详细问诊，开展相关的辅助检查，才能明确判断；有时候甚至所有检查都无异常，找不到原因但仍有腹痛，通常只能随访观察。

（二）儿童恶性实体肿瘤一定是不治之症吗

吕志宝　刘江斌

近年来，儿童恶性实体肿瘤的发病率虽然有逐渐上升的趋势，但增加的背

十七、外科常见问题

后是因为随着社会、经济的发展，大众认识水平的提高，医学科技的不断进步……加之媒体的关注和报道，引起人们的关切和担忧，从而导致检出率随之增加的结果。其实，仅从发病率讲，0～18 岁儿童实体恶性肿瘤总发病率约为 1/1 000，与成人约 30/1 000 的发病率而言，还是很低的。儿童肿瘤总体上来说，男孩略为多见，但是大部分肿瘤没有性别差异。不同年龄阶段儿童肿瘤的疾病谱有较大差异。比如，小于 5 岁的儿童最常见的恶性实体肿瘤有脑肿瘤、神经母细胞瘤、肾母细胞瘤及肝母细胞瘤等；而 10 岁以上儿童的恶性实体肿瘤多为软组织恶性肿瘤，如骨肉瘤等。

1. 儿童恶性肿瘤与成人肿瘤的区别有哪些

儿童恶性实体肿瘤多为胚胎性恶性肿瘤，故通常多被称为"XXX 母细胞瘤"。以肺为例，成人常见的恶性实体肿瘤是肺癌，而儿童往往是肺母细胞瘤。对肝脏而言，成人常见的是肝癌，儿童多为肝母细胞瘤。成人肾脏常见的是肾癌，而儿童最常见的是肾母细胞瘤。另外一个儿童常见实体恶性肿瘤是肉瘤，比如骨肉瘤、横纹肌肉瘤等。儿童恶性实体肿瘤的治疗与成人差别并不大，都是以手术＋化、放疗为主的综合治疗。因成人肿瘤发病率高，相关研究更深入，目前已经开发了很多新的治疗手段如靶向治疗、免疫治疗等。近年来，对儿童恶性实体肿瘤的相关研究和临床应用也在积极开展中。一般而言，经过手术、化疗和（或）放疗综合诊治的儿童实体恶性肿瘤疗效要远远好于成人相应器官所患的癌症。据统计，儿童所有实体恶性肿瘤的两年生存率已可达 85%，但成人的很多癌症却达不到这么好的效果。

2. 儿童晚期恶性实体肿瘤切除的范围是否越大越好呢

完整切除肿瘤，不只是家长所期望的，同时也是肿瘤外科医生所追求的终极目标。但对晚期的恶性实体肿瘤患儿来说，是否切除的范围越大越好呢？这需要根据不同患儿的个体情况来综合考虑。对早、中期肿瘤，一定要努力做到完整切除；而对晚期肿瘤，首要目标是要保护重要的器官，如肝、肾、胰腺和足够长的消化道，以期患儿可以承受术后高强度化疗、放疗甚至干细胞移植。研究发现，对Ⅳ期神经母细胞瘤患儿，所谓"100%"切除和"95%"切除，再经过化疗、干细胞移植、生物治疗之后，两者的长期生存率是一样的。如果过分扩大手术范围，往往会带来严重并发症，严重者危及生命，反而得不偿失。因此，手术的切除范围是相对的。

（三）儿童恶性实体肿瘤的早发现、早诊断、早治疗

蒋莎义　瘳雪莲

很多患儿的爸爸妈妈从来都没想过自己的孩子会被恶性肿瘤这个恶魔缠上。看起来活蹦乱跳的孩子，为什么会突然得恶性实体肿瘤呢？儿童实体肿瘤的发生是多因素综合作用的结果，发病机制尚不清晰。某些遗传基因异常可能使得儿童对肿瘤易感，如 WAGR 综合征的患儿有患肾母细胞瘤的倾向；RB 基因异常与儿童视网膜母细胞瘤的发病关系密切。但是大部分儿童的常见肿瘤并未发现相关遗传基因，故第一胎患肿瘤，第二胎未必再患肿瘤。如果孩子得了恶性实体肿瘤，又存在上述遗传综合征，当父母想要再次生育时，建议做好遗传咨询，做到优生优育。

1. 生活中，如何预防儿童恶性实体肿瘤

肿瘤的发生发展是一个极其复杂的过程，涉及遗传和环境因素。世界卫生组织的国际癌症研究机构列出的超级致癌因素包括吸烟、某些感染因子和肥胖等。香烟中至少有 60 种确定或可疑的致癌物质；黄曲霉毒素、乙型肝炎与肝癌的发生相关；饮食结构决定了肠道菌群，而某些微生物群的物种与高肉类和高碳水化合物饮食以及低植物性食物有关，这些饮食结构与结直肠癌的风险有关；肥胖状态会触发细胞信号和代谢的变化，导致肿瘤的发生。综上，优生优育，建立良好的生活习惯并营造健康的生活环境，有利于预防肿瘤。

2. 如何早期发现儿童恶性实体肿瘤

除了一眼能看到的长于浅表的肿瘤外，很多原发于胸腔、腹腔的肿瘤难以早期被发现，往往就诊时已是晚期。但即便是悄无声息发生的肿瘤，也常常

是有迹可循的。比如，儿童的腹部较同龄孩子明显膨隆、可触及的腹部包块、不痛不痒的皮肤结节和不明原因的体重下降等，都应该引起家长警觉。例如。6个月的磊磊（化名）腹泻3个月，每天大便4～5次，有时甚至10余次，呈稀水样，就诊后采用了抗感染、调节胃肠菌群及止泻等多种治疗，全不奏效。最终B超检查发现腹腔肿瘤。顽固性腹泻在肿瘤切除后2天戛然而止，原来磊磊的腹泻是一种副肿瘤综合征的临床症状。可能与肿瘤相关的症状还有醉酒一样的步态、不明原因的视力减退和明显的近事记忆力障碍等。

3. 儿童恶性实体肿瘤的治疗流程是怎样的

恶性肿瘤一旦确诊，就要开始积极检查、评估和治疗。一部分恶性肿瘤在发现后，可以一次手术完整切除，再根据其他的评估结果决定是否还需要化、放疗。然而有一些肿瘤在首次发现时，不具备一次性手术切除条件，如存在肿瘤太大、累及范围广、难以完全切除或手术风险大等情况时，那么就需要先进行化疗，使肿瘤体积缩小、减少肿瘤的血供或增加肿瘤边缘与重要器官血管的安全距离，再进行手术。在这样的情况下，手术完全切除肿瘤的概率便可以增加，而术中出现其他意外情况的可能性也可以大大降低，如此手术的成功率就会大大增加。手术后，继续化疗，有时还要加用放疗，以消灭那些小的、肉眼无法发现或是已有远处转移的肿瘤细胞，以进一步提高患儿的治愈率。针对部分肿瘤，尤其是某些难治复发的恶性肿瘤，医生还会采用靶向药物和免疫治疗。

4. 为什么要进行化疗，化疗产生的不良反应可怕吗

不幸中的万幸是，相对于成人来说，儿童恶性肿瘤对化疗相对更敏感，有时候2个疗程后，肿瘤可以缩小80%～90%。即使是体积较大的晚期肿瘤，也可以通过化疗将其体积缩小。目前，肿瘤治疗中经常先行辅助化疗，也就是根治手术前的化学治疗，为外科手术完整切除肿瘤创造条件。目前，化疗、手术和放疗相结合的治疗策略，能使许多患儿的肿瘤达到治愈。不过，"是药三分毒"，化疗药物也有其相应的不良反应，如恶心、呕吐等胃肠道反应，脏器功能损害，骨髓抑制和脱发等，但化疗药物的不良反应并没有传言的那么可

怕，医生也有针对不良反应的对策。而且随化疗方案地不断优化，其不良反应会被规避或进一步减轻。

家长应当培养孩子对疾病基本知识的认识，提倡良好的生活作息，加强体育锻炼，增加孩子对疾病的抵抗力。同时，当孩子出现了一些可疑症状，父母应尽早带孩子去医院检查。对于已患恶性肿瘤的孩子，家庭、学校和社会也应该给予更多的关心和照顾，也给予孩子更多与同龄孩子交流和学习的机会，鼓励孩子战胜疾病。

（四）儿童实体肿瘤的检查诊断

刘江斌　张欢欢　杨秀军　张　泓　王雪莉　吴　滢

1. 儿童恶性实体肿瘤需要做哪些检查明确诊断

儿童恶性实体肿瘤的诊断过程并不复杂，需要详细的病史、查体进行初步判断，B超、CT、MRI、同位素扫描等影像学检查，以及相关的肿瘤标记物等。根据上述综合评估结果，目的是帮助医生判断是什么肿瘤，肿瘤在哪一期，是处于何种危险度……但最终确诊要依靠病理学诊断，即通过显微镜下观察肿瘤细胞形态和特殊蛋白的表达，甚至基因检查进行确诊。这是确诊儿童恶性实体瘤的"金标准"。

2. 辅助诊断儿童恶性实体肿瘤时的影像学检查有哪些项目

在儿童恶性实体肿瘤的辅助诊断中，除常规平扫及增强CT、MRI检查外，还包括一站式CTUA成像、能谱CT成像、MRI类PET成像、MRI perfusion成像等，尤其是一站式CTUA成像，能一次扫描就实现腹部脏器、血管和尿路同时有效显示与3D成像，可降低辐射和对比剂使用剂量，减少扫描次数，提高儿科腹部疾病临床影像学诊断水平。此外，MRI用于肿瘤检查，具有无辐射、多层面、多参数、高软组织分辨率等优点，可提高肿瘤的定位、定性诊断准确率，为肿瘤的术前诊断提供更多的依据。上述检查可以帮助明确肿瘤的位

十七、外科常见问题

置、血供，让外科医生在术前就能准确评估肿瘤与周围脏器的关系，帮助医生精准切除肿瘤。近年来，随着影像学技术的进步，低剂量 CT 使用越来越广泛，这对肿瘤患儿是一个好的消息，可使患儿接受的辐射剂量大幅度降低。影像科在操作时则会严格按照质控规定，充分掌握儿童 CT 检查适应证及各类防护措施。同时医生也会结合患儿的临床特点，减少不必要的重复检查，或选用磁共振成像检查代替。

3. 分子生物学、免疫学检验对于常见于儿童的恶性实体肿瘤的诊断，有哪些作用

除了大家所熟知的肿瘤标志物检测外，分子生物学、免疫学检验结果也可对儿童恶性实体肿瘤的诊断、分型提供强有力的支持。对于儿童实体肿瘤中比较常见的淋巴瘤，通过流式免疫分型可以对其进行辅助诊断、分型、分期和监测。该项检测主要是针对骨髓转移的淋巴瘤，特别是对于以胸腔积液、腹水为首发的淋巴瘤，在病情危重而又无法取到病理学组织的情况下，及早诊断并治疗能挽救生命，意义尤为重要。另外，也可通过基因重排、二代测序等分子生物学方法辅助诊断淋巴瘤，并进行监测和预后的评估，为个体化治疗提供治疗的靶点。神经母细胞瘤也是儿童恶性实体肿瘤发病率比较高的，临床过程中最常见、最初步检查的肿瘤标志物是 24 小时尿（香草扁桃酸）。另外，流式细胞技术对神经母细胞瘤的诊断和分期也有一定的指导作用：通过测定骨髓中的 CD45/CD56/CD81/GD2 的免疫表型，可较特异性地判断转移性的神经母细胞瘤，为该病的诊断及分期提供强有力的支持，也可对疾病进行监测，最终指导治疗。

4. 病理科如何通过切片来确定肿瘤是良性，还是恶性

小儿恶性肿瘤容易发生于胚胎残留组织及生长活跃代谢旺盛的造血组织，儿童肿瘤除了发病率最高的白血病以外，实体肿瘤中胚胎性肿瘤占很大比例，包括肝母细胞瘤、肾母细胞瘤、神经母细胞瘤、胰母细胞瘤、胸膜肺母细胞瘤及中枢神经系统胚胎性肿瘤等，其次淋巴瘤和软组织肿瘤也占了较大比例。病理学检查是诊断肿瘤最准确和最可靠的方法，一直是肿瘤诊断的"金

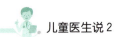

标准"。

由于胚胎性肿瘤起源于胚基细胞,类似胎儿的原始幼稚细胞具有多向分化的潜能,诊断时除了通过显微镜直接观察肿瘤组织的形态和分布特征了解肿瘤的恶性程度和生长特点,还要通过免疫组化技术进一步了解肿瘤的来源和分化状态。比如,诊断肾母细胞瘤,我们需要做标记间叶成分的波氏蛋白、结蛋白、生长调节素A,上皮成分的肌酸激酶、上皮膜抗原,胚芽组织的特异性标记Ⅰ型Wilms癌基因(WT1)等进行鉴别诊断。形态学和经典的免疫组化是肿瘤病理学诊断的基石,但随着肿瘤的分类从形态学向分子生物学转换,以荧光原位杂交、聚合酶链反应和一代测序、二代测序为基础的分子病理学的蓬勃发展也改变了目前的诊断技术,可以提供肿瘤多维度的信息。

(五)恶性实体肿瘤患儿的健康管理小贴士

屈文倩　刘江斌

随着医疗技术的发展,大部分肿瘤患儿都可长大成人,享受生活的同时也为社会做出贡献。然而肿瘤的治疗的确是一个漫长且痛苦的过程,化疗的毒副作用、难以排解的身心痛苦……这些都或多或少地对患儿的心理或者生理产生一定影响,影响患儿的生存质量。因此,除了在医院治疗,也应当重视居家护理。患儿出院后家长该注意些什么呢?

1. 坚持均衡营养、少食多餐的饮食原则

每天可以吃五六餐,选择营养丰富、易消化的食物。多吃富含蛋白尤其是优质蛋白的食物,如鱼、禽、蛋、乳及豆类;多吃富含维生素的食物,如新鲜蔬菜水果。少吃高糖、高油、高盐的食物。不吃过热、生硬、粗糙及辛辣的食物。若患儿出现食欲不振的情况,可以增加食物的种类、提供色香味俱全造型别致的食物,或者适当地以音乐"佐餐",这可以使人体产生条件反射,分泌出大量消化液,从而提高患儿食欲。患儿往往因为化疗、手术、放疗

出现拒食现象，平时大口可以吃下去的，现在却小口或者分好几次，有的患儿喜欢吃白粥。那么，在做白粥的过程中，可以加入一些猪肝羹、肉末、鸡丁及鸡蛋等混合起来，让患儿满满的一口咽下去，这样吞咽次数减少，但是吞咽的总量并未减少。当患儿吞咽固体食物比较困难时，可以将上述食物打成糊状，给患儿吃下去。

2. 预防感染、养成良好的生活习惯

保持室内空气新鲜、流通，避免到人员集中的公共场所，防止呼吸道感染。注意口腔卫生，饭前、饭后用温水漱口，睡前及晨起用软毛牙刷轻轻刷牙；注意皮肤卫生，勤更换衣物及沐浴；注意饮食卫生，尤其是饭前、便后需洗手，生吃的瓜果必须清洗干净。

（1）应对脱发：有些化疗药物会导致脱发，不必过于担心，停药后头发会再生长。平时要注意避免刺激头皮，不要使用有刺激性的香皂或洗发水，吹干头发时温度不要太高。患儿外出时可以戴假发或帽子。

（2）合理运动：出院后可以适当做一些有氧运动，如快走、慢跑、爬楼梯及做健身操等，有助于增强患儿的体质。如果患儿携带PICC导管或输液港，在运动时应避免做肩关节大幅度甩动或向上伸展的动作或运动，如打球、游泳、引体向上等。运动时需要注意合理性，包括不宜在饱餐后或饥饿时进行，建议餐后30～60分钟运动；运动前进行5分钟的热身活动，运动结束后需做5分钟的整理运动；穿宽松的衣裤、柔软的棉线袜、合脚的运动鞋；运动过程中根据自身具体情况选择适宜的运动方式和强度；在一天中精神最充沛的时间段进行运动；避免去过度拥挤的场所进行运动；如在运动过程中出现呼吸困难、下肢痉挛、走路摇晃、出汗、面色苍白或灰白等异常情况时，应立即停止运动并休息，如症状仍无缓解，应及时到医院就诊。

3. PICC导管、输液港是什么

经外周静脉置入中心静脉导管（PICC）是指通过外周静脉血管（一般选择肘部静脉），置入一根细长柔软的导管到达心脏附近的大血管（上腔静脉）；输液港（PORT）是完全植入人体内的闭合输液装置，包括埋植于皮下的注射座、

导管和蝶翼针，建立长期血管通道，发挥类似港口的作用，故称输液港。这些装置都是为了减轻化疗药物对患儿血管的刺激，减少患儿治疗的痛苦，而且并发症低，是安全可靠的静脉通路。

4. 携带 PICC 导管出院患儿的日常护理注意事项

患儿置管侧手臂可以进行适宜运动，如握拳、松拳，但要避免做肩关节大幅度甩动或向上伸展的动作，不应提举重物，不应长期压迫置管侧肢体（如睡觉时置管侧手臂受压）；患儿可以淋浴，淋浴时可以使用防水套或保护膜包裹外露导管及置管部位，避免置管部位潮湿，注意不要泡浴及盆浴；穿脱衣服时应注意保护导管，防止脱出，衣服的袖口不宜过紧；禁止牵拉或锐器接触导管，以防导管断裂或脱出体外；导管必须由专业医护人员每 7 天维护 1 次，并做好维护手册记录。如遇以下情况请立即到医院就诊：穿刺部位及周围皮肤出现皮疹、红肿、疼痛及有分泌物；敷料出现卷边、松动、潮湿及完整性受损；外露导管打折、脱落、破损及断裂应异常情况时，尤其注意若导管发生断裂应立即将可见的外露导管打折，并用胶带固定马上去医院处理；导管体内部分滑出体外；导管接头松动、破损；导管侧的手臂有水肿或胸部有麻木、疼痛、烧灼感、呼吸困难；不明原因的发热，且体温 > 38℃。

5. 携带输液港出院患儿的日常护理注意事项

出院时需拔出蝶翼针，24 小时后方可淋浴；注意保护和观察注射座周围皮肤，保持皮肤清洁干燥，避免周围皮肤过度摩擦；携带输液港期间不影响患儿正常活动，但应避免做肩关节大幅度甩动或向上伸展的动作；避免外力撞击、敲打、挤压注射座的局部；避免长时间咳嗽等引起胸腔压力增高的因素；严禁高压注射造影剂，防止导管破裂（耐高压静脉输液港除外）；输液港必须由专业医护人员每 4 周维护一次，维护时请携带维护手册。

如遇以下情况请立即到医院就诊：注射座局部皮肤出现红、肿、热、痛；肩、颈部及同侧上肢出现水肿或疼痛等症状。

(六)带你认识肿瘤的"法官"——病理科

王文婷 吴 滢

一提到肿瘤,人们就会觉得好可怕。即使是医学发展到今天这一步,人们仍然是谈瘤色变。我们若是身上长了个"瘤子",临床医生通过手术把它切掉了,这时我们都会问:"医生,这是良性,还是恶性的啊?"而临床医生通常会回答:"现在'标本'已经送到病理科了,最终要根据病理报告来判断是良性还是恶性的。"

1. 医生的医生

病理科医生在国外又被称为Doctor's doctor,即医生的医生,病理科医生可谓医学圈里的"福尔摩斯",擅长通过显微镜观看直径几微米的细胞,发现各种组织病变的蛛丝马迹。肿瘤的定性、新药的问世、疾病的治疗,包括我国快速研制的新冠疫苗,都离不开病理学的支持。

2. 病理科医生的"武器库"

或许你只知道临床手术后,身体上切下来的病变"肉"(标本)要送到病理科,却不知道标本来到病理科后的"风起云涌"。显微镜病理科医生和普通人一样,都是"肉眼凡胎",只是经过多年的"修行",练就了一双"火眼金睛",当然,这也离不开他们身边的"小伙伴"——显微镜。HE切片标本送到病理科,经过医生、技术员一系列的"精雕细琢",变成了一张张晶莹剔透的玻璃HE切片——这是病理科医生的"常规武器"。

HE切片是用苏木精-伊红染色法制作的切片,是记录肿瘤载体的"存储卡",病理科医生使用显微镜就可以将HE切片上的肿瘤放大40~1 000倍不等。通过对肿瘤细胞进行观察,病理科医生就可以判断这是哪一种类型的肿瘤,进而给临床医生们提供治疗方向。

免疫组化技术随着科技的发展,免疫组化技术的出现,让肿瘤更加无所遁形。只有特异性的抗体才可以识别肿瘤身上的抗原，以此确定肿瘤的类型。尤其是在一些原发灶不明确的转移肿瘤中，免疫组化的标记尤为重要。目前我们的"武器库"里已经有超过 200 种免疫组化试剂，足以把那些肿瘤"一网打尽"。

特殊染色技术：其实在临床上，不光对肿瘤的判断让人"头大"，一些细菌、真菌的感染性病变也让人"犯难"。细菌、真菌太微小了，很难确定它们具体是哪个种类的，若不能确定种类，那就没办法对症治疗。以前，细菌、真菌就像大海里的一根针，自从有了"法宝"——特殊染色技术，这些问题就迎刃而解了。通过利用特殊染色试剂与病原微生物的夹膜、孢子、菌丝等结构相结合，就可以分辨出这是哪种病原微生物了。

分子检测技术包括基因测序、荧光原位杂交检测、聚合酶链反应检测等，是现在病理科的"王牌武器"。

人的身体由大大小小的细胞构成，细胞的组成又包括细胞核和细胞质，细胞核中存在遗传物质——染色体。很多人发生肿瘤都是因为染色体发生了异常突变，所谓的分子检测，就是检测肿瘤的源头——染色体。

检测出染色体的突变异常位点，利用靶向药来攻克肿瘤，可为更多的肿瘤患者带来福音。其实病理科的"武器"远不止这些，还有电镜、免疫荧光等。未来我们的医学发展将会取得更加卓越的成就。有肿瘤"法官"——病理科的帮助，打败肿瘤不再是梦！

十八、传染病与疫苗接种

（一）水痘预防知识问答

高 洁

1. 什么是水痘，有哪些症状

水痘是由水痘带状疱疹病毒引起的一种儿童最常见的出疹性传染病，多发于冬春季。水痘起病时可出现发热、咽痛及全身不适等症状，经过数小时至1天，皮肤上出现皮疹，出疹顺序一般为头部和躯干，逐渐蔓延到四肢。开始为红色小丘疹，经1～2天变成小疱疹，3～4天疱疹干缩结痂，1～3周痂皮脱落。

2. 水痘会传染吗，有没有疫苗可以预防

水痘的传染性很强，主要通过呼吸道和接触传染，近距离接触患儿或者接触了被水痘病毒污染的公共物品都容易得病。儿童满1周岁后即可接种水痘疫苗，部分地区还将水痘疫苗纳入免疫规划疫苗管理，如上海市在儿童1周岁、4周岁时为孩子免费接种2剂次水痘疫苗。接种水痘疫苗后虽不能保证百分百避免水痘发生，但仍然可以明显减轻发病的症状。

3. 哪些人容易患水痘

未患过水痘和近5年未注射过水痘疫苗者普遍易感。因此，水痘非常容易在幼托机构和学校等集体机构中暴发流行。感染过水痘的患者，水痘带状疱疹病毒可以长期潜伏在人体神经根内，当遇到免疫力下降、病毒被激活还可引起成人带状疱疹，儿童接触患带状疱疹的成人也容易感染水痘。

4. 水痘病毒为何会引起带状疱疹，可以预防吗

带状疱疹是由于潜伏在身体内的水痘带状疱疹病毒被激活，而引起的带状疱疹，多出现在身体的一侧，伴随剧烈的疼痛，又称为"缠腰龙""缠腰火龙"。目前，带状疱疹疫苗已经在国内上市，可用于 50 岁以上的人群，接种程序为 2 剂次，间隔 2~6 个月。

5. 水痘可以治好吗

水痘是一种自限性的疾病，一般发病后 7~14 天可以自行痊愈，不会留下后遗症，只要不抓破发生继发感染，一般皮肤上也不会留下瘢痕。但仍有少数重症患者出现并发症，包括病毒血症，肺炎和脑炎等，需要关注此类情况。只要积极配合医生治疗，绝大多数患者可以痊愈。

6. 家中孩子发生水痘后该怎么办

如果孩子出现发热出疹症状时，要及时带孩子到医疗机构就诊，如被诊断为水痘，要及时告知老师，不要去幼儿园和学校等集体机构，尽量待在家中，避免和其他孩子接触。水痘出疹前 1~2 天至皮疹干燥结痂前，均有传染性，并且疱疹液具有很强的传染性，家长在护理孩子的过程中也要注意自我防护，最好戴口罩，接触孩子后要洗手。患儿应隔离至全部水痘疱疹结痂、痂皮干燥脱落后方能返回学校上课。

7. 学校和幼托机构发现水痘病例后要做哪些工作

若出现水痘病例，学校和托幼机构应加强环境清洁消毒、勤开窗通风，做好对患者的隔离和同班级其他儿童的医学观察。疾控部门会根据疫情规模，对接触过水痘患者的其他儿童开展水痘疫苗应急接种；没有开展应急接种的单位，家长也可以根据需要自行带孩子到居住地社区卫生服务中心接种水痘疫苗。接触水痘患者后医学观察期为 3 周，如应急接种水痘疫苗，医学观察期需延长 1 周。在观察期内，需要每天观察孩子的躯干、头面部、四肢是否有皮疹，如有症状及时到医疗机构就诊。

（二）孩子为何会得手足口病

胡海赟

1. 什么是手足口病

手足口病是由肠道病毒引起的传染病，表现为口痛，厌食，发热，手、足、口腔等部位出现小疱疹或小溃疡，多数患儿1周左右可自愈，少数患儿可出现心肌炎、肺水肿及无菌性脑膜脑炎等并发症。个别重症患儿病情发展快，甚至导致死亡。

手足口病不是近年来才有的新发传染病，早在1957年，新西兰即首次报道该病，1958年分离出柯萨奇病毒，1959年提出"手足口病"的命名。我国安徽阜阳于2008年爆发EV71型病毒感染的手足口病，出现重症死亡病例报道，"手足口病"的大名就是在那一年开始被广为人知。

2. 孩子哪也没去过怎么也会传染上这个病

手足口病可经过多种途径传染给健康人，如患者的唾液、疱疹液、粪便等，可能污染手、毛巾、水杯、牙刷及玩具等器具，这些器具通过日常接触可经口感染。另外，接触患者皮肤、饮用污染的水、被患者喉咙里的分泌物（飞沫）沾染均可以导致疾病的发生。因此，我们要做到"洗净手、喝开水、吃熟食、勤通风、晒衣被"。

3. 哪个年龄段的宝宝容易得手足口病

手足口病主要发生在5岁以下的儿童，潜伏期多为2～10天，平均潜伏期3～5天，这是因为5岁以下儿童的免疫力弱，但是这个年龄段的儿童已经有了一定活动能力，是儿童游乐场所的主要对象，而且孩子往往还未形成个人良好的卫生习惯，喜欢吃手，喜欢东摸摸，西摸摸。这样，如果人群中一旦有一个感染的孩子，就会造成一个区域内的孩子全"中招"。但孩子的发病年龄不是手足口病感染的绝对因素，临床上还遇见过爸爸、妈妈被感染的病例，只是随着年龄的增长及免疫力的增强，患病概率会相应降低。

4. 我家宝宝去年得过手足口病了，怎么今年又得了

引发手足口病的肠道病毒有 20 余种（型），其中以柯萨奇病毒 A16 型（CoxA16）和肠道病毒 71 型（EV71）最为常见。不同的病毒型引起的临床症状基本一致，人感染了其中一种病毒型便只对这个病毒型产生免疫力，但对其他病毒型是没有免疫力的，接触到了仍会被传染以至于得病。

5. 怎么预防手足口病

注意卫生，饭前便后、外出后要用肥皂或洗手液等给儿童洗手，不要让儿童喝生水、吃生冷食物，避免接触患病儿童。看护人接触儿童前、替幼童更换尿布及处理粪便后都要及时洗手，并妥善处理污物。婴幼儿的奶瓶、奶嘴使用前后应充分清洗。幼托机构应每日对玩具、个人卫生用具及餐具等物品进行清洗消毒。

本病流行期间不宜带儿童到人群聚集、空气流通差的公共场所，注意保持家庭环境卫生，居室要经常通风，勤晒衣被。儿童出现相关症状要及时到医疗机构就诊。托幼单位每日进行晨检，发现可疑患儿时，采取及时送诊、居家休息的措施。对患儿用过的物品要立即进行消毒处理。

（三）冬季流感预防早知道

蒋　鲲　高　洁　刘红霞

1. 流感与感冒是一回事吗

感冒，俗称伤风、医学上称为急性鼻炎或上呼吸道感染。流感则完全不同，病原为独特的流感病毒，一般冬春两季流行，发病没有诱因，一年中不会多次发病。流感最大的特点是发病快、传染性强、发病率高，潜伏期一般为 1～7 天，多为 2～4 天。症状一般来势凶猛，临床表现为发热、鼻塞、流涕等，但儿童得流感后因年龄不同而各具特点：新生儿往往出现嗜睡、拒食及呼

十八、传染病与疫苗接种

吸暂停;小婴儿出现高热、易激惹及喂养困难等,并可有严重的喉部、气管、支气管、毛细支气管及肺部症状,出现咳嗽、喘息、气促痰鸣等症状;学龄前儿童和学龄期儿童以发热、咳涕为主。除此之外,儿童患流感容易引起中耳炎、鼻窦炎、细支气管炎、喉支气管炎和肺炎,重症肺炎的并发症容易发生在婴幼儿和免疫低下的患儿(表18-1)。

表18-1 普通感冒和流感之间的症状区别

普通感冒	流 感
(1) 病原体复杂多样 (2) 多由病毒、支原体和少数细菌所致 (3) 不同病因引起 (4) 一年中可多次患感冒 (5) 没有明显的全身症状 (6) 打喷嚏、流鼻涕 (7) 无高热及中毒症状、无季节性 (8) 呈散发状态 (9) 不会威胁生命	(1) 发生在冬春两季,一年内不会多次发病 (2) 传染性强、发病率高、发病快 (3) 高热、寒战、头痛、乏力、全身关节疼痛等全身症状 (4) 易引发细菌感染支气管炎、肺炎,心肌炎 (5) 威胁生命(老年人、儿童慢性心肺疾病患者)

2. 医生如何确诊孩子是否得了流感

医生诊断流感主要结合流行病学史、临床表现和病原学检查。医生做的首先是观察其症状表现,如果高度怀疑是流感,便会借助一些检查手段来辅助诊断。比较快速的方法是,孩子出现上述流感的临床表现,有流行病学证据或流感快速抗原检测阳性,且排除其他引起流感样症状的疾病,基本上可以判断孩子得了流感。但需注意的是:快速抗原检测的方法不是百分之百敏感,如果孩子快速抗原检查结果是阴性,而症状却十分符合流感的特征,可以再做病原学检查。这项检查敏感度更高,不过需要送去实验室进行,不如流感抗原检查方便快捷。

病原学检查具有以下一种或以上病原学检测结果阳性,就可以确诊孩子得了流感:流感病毒核酸检测阳性;流感病毒分离培养阳性;急性期和恢复期双份血清的流感病毒特异性IgG抗体水平呈4倍或4倍以上升高。

除了抗原和核酸检测,医生还会借助其他辅助检查来确诊。如外周血常规:外周血常规检查白细胞总数一般不高或降低,因缺乏特异性不能作为流感确诊依据。但需注意的是,若确诊流感患者出现淋巴细胞计数明显降低,应警惕重症流感的可能。

3. 孩子可以接种流感疫苗吗,需要注意什么

接种流感疫苗是预防流感最有效且具有性价比的手段! 孩子年龄6个月就可以接种流感疫苗,除了严重鸡蛋蛋白过敏的孩子,绝大多数孩子都可以接种流感疫苗,不同的流感疫苗在说明书上也会标明禁忌证。另外,在注射之前,家长应如实向医生描述孩子的身体情况,包括正在服用的药物,医生需要通过家长的描述来判断此时是否适合接种流感疫苗。

4. 接种了流感疫苗,是不是就不会得流感了

流感疫苗的保护率不可能达到100%,接种了流感疫苗也可能会得流感。但是在大多数年份,流感疫苗与流感流行毒株的匹配较好,具有良好的保护效果;流感疫苗与流行毒株不匹配、影响流感疫苗的保护效果的情况也有一定的发生概率,但接种流感疫苗仍能减轻患者病情、减少住院治疗率、降低致命并发症发生率。相对于接种流感疫苗的极低成本和极低风险,这些临床收益是非常有价值的。

5. 什么时候接种流感疫苗合适,得了流感再接种疫苗来得及吗

预防接种门诊在流感的整个流行季节均可以为未接种的对象提供免疫接种服务,但通常流感疫苗接种2～4周后,才能产生具有保护水平的抗体,6～8个月后抗体滴度开始衰减。为保证受种者在流感高发季节前获得免疫保护,建议在流行高峰到来之前接种流感疫苗。已经得了某一种类型的流感,仍可通过接种疫苗预防其他型别流感病毒的感染。

6. 听说给孩子喝板蓝根、维生素等,能预防流感

目前,没有明确的科学依据能够证明,板蓝根可以预防或者对抗流感病毒。而且板蓝根味苦性寒,易伤脾气,儿童不宜经常服用。目前,也没有明确证据表明维生素C可以预防流感。流感是由流感病毒引起的,通常不需要使用抗生素治疗,只有在流感合并细菌感染的时候,才需要加用抗生素。对

乙酰氨基酚是退热药物，对于流感伴有发热的小朋友，可以按需使用对乙酰氨基酚或者是布洛芬进行对症处理。

7. 在流感防治中常听到一种叫奥司他韦的药，这是一种什么药物

奥司他韦是最常用的治疗和预防流感的药，对甲型、乙型流感病毒均有效。研究表明奥司他韦能缩短流感发热和疾病症状的持续时间，还可降低并发症（中耳炎、肺炎和呼吸衰竭）的发生风险，对高危人群或重症感染人群很有意义。

奥司他韦虽然对流感有着良好的治疗和预防作用，但它不是"神药"，有的家长，但凡秋冬季孩子感冒发烧，就给孩子用上奥司他韦；也有的家长对此药存在顾虑，用药后感觉孩子病情稍微有所好转就擅自停药，这些都是不可取的。引起感冒的病毒种类达上百种，并不是所有流感或普通感冒都能用奥司他韦治疗，也不是所有人得了流感都需要抗病毒治疗。用于治疗流感时，在症状出现的 48 小时使用奥司他韦最有效，也仅用于可能发生流感并发症的高危人群（如：年龄＜5 岁的儿童，尤其是年龄＜2 岁更易发生严重并发症）。另外，奥司他韦治疗时间是 5 天，预防时间是 10 天，不要觉得孩子病情好了，就擅自停药。还要重点强调的是奥司他韦仅在用药期间发挥流感预防作用，故而不能取代流感疫苗。

奥司他韦也具有不良反应，如恶心、呕吐、腹痛、耳痛和结膜炎等，呕吐最常见，一般只吐一次，继续服药也可缓解，大多数情况下不需要停止治疗，为了减少这种不良反应，可以和食物一起服用。曾有偶发短暂的神经精神事件的报道，在使用该药治疗期间，应该对患者的自我伤害和谵妄等异常行为进行密切监测。

除了奥司他韦，流感可选用的抗病毒药还有扎那米韦和帕拉米韦。扎那米韦，7 岁以上孩子才能使用，并且因其可导致气管痉挛，对于部分呼吸道疾病，如患有哮喘的孩子不能使用，吸入时也比较难操作，故目前使用较少。帕拉米韦需静脉使用，在重症患者及无法口服的儿童患者治疗中有一定的优势。

（四）儿童流感有哪些临床特征

李廷俊　张国琴

流感是流行性感冒的简称，是由流感病毒引起的急性呼吸道传染病，在世界范围内暴发和流行。流感病毒属正粘病毒科，为 RNA 病毒，感染人的主要类型为甲型和乙型，而甲型中主要的亚型是 H1N1 和 H3N2。流感病毒对乙醇、聚维酮碘（碘伏）、碘酊等常用消毒剂敏感。流感病毒对紫外线和热敏感，在 56℃条件下 30 分钟可灭活。

流感患者的临床表现主要有发热、头痛、肌肉痛、全身不适及呼吸道症状；少数患者会出现并发症，肺炎是流感最常见的并发症，其他并发症有神经系统损伤、心脏损害、肌炎等；无并发症的患者呈自限性，多于发病 3~4 天后体温逐渐消退，全身症状好转，但咳嗽、体力恢复常需 1~2 周。

在流感流行的季节，儿童的免疫力相对较低，是流感高危人群。加上幼儿园、学校人员密集，故儿童更容易感染。儿童的流感常常突然起病，主要的症状为发热，最高体温可达 39~40℃，常伴有畏寒、寒战，还会出现头痛、肌肉酸痛、乏力、食欲减退等症状。也可能会出现咳嗽、咽痛、流涕、鼻塞这些感冒症状，少部分可能会有消化道的表现，比如恶心、呕吐、腹泻等，而且这类症状多于成人。婴幼儿流感的症状往往不像儿童那么典型，可能仅表现为发热、咳嗽；新生儿流感相对比较少见，但往往会出现并发症，比如合并肺炎，呼吸困难等；另外，儿童流感引起急性的喉炎、中耳炎、气管炎、支气管炎以及肺炎等都比成人常见，5 岁以下儿童更易发生并发症，更应加强预防。

如果在流感流行季节小朋友出现了高热、头痛、全身酸痛、咳嗽甚至是精神萎靡，那么家长一定要警惕流感的可能性，最好是症状出现 48 小时内，及时去医院就诊，若确诊为流感，医生会予以抗病毒治疗，大部分孩子的流感症状在 24~48 小时后都会缓解。早诊断、早治疗是提高治愈率、降低重症率和

十八、传染病与疫苗接种

病死率的关键。

（五）警惕！儿童是重症流感的高危人群

孙 汀

秋冬季是流感的高发期，尤其是儿童群体多发，虽说即便得了流感还是轻型流感占多数，但万一不幸得了重症流感，可能会间接影响身体各个部位，甚至可导致多重并发症，并有相当高的致死率。

1. 重症流感与危重症流感是怎样的

医生在诊治流感患儿的时候，是如何判断哪些情况属于重症，哪些又属于危重症的呢？

2018年，流行性感冒诊疗方案提示，当出现以下情况之一，便可以诊断为重症流感：①持续高热＞3天，伴有剧烈咳嗽、咳脓痰、血痰，或胸痛；②呼吸频率快，呼吸困难，口唇发绀；③神志改变：反应迟钝、嗜睡、躁动及惊厥等；④严重呕吐、腹泻，出现脱水表现；⑤合并肺炎；⑥原有基础疾病明显加重。

出现以下情况之一，便可以诊断为危重症流感：呼吸衰竭；急性坏死性脑病；脓毒性休克；多脏器功能不全。

2. 哪些人是重症流感的高危人群

根据最新流感指南，将以下情况列为重症流感高危人群：①年龄＜5岁的儿童（年龄＜2岁更易发生严重并发症）；②年龄≥65岁的老年人；③伴有以下疾病或状况者，包括慢性呼吸系统疾病、心血管系统疾病、肾病、肝病、血液系统疾病、神经系统及神经肌肉疾病、代谢及内分泌系统疾病、免疫功能抑制（如应用免疫抑制剂或人类免疫缺陷病毒感染等致免疫功能低下）；④肥胖者（体重指数＞30千克/平方米）；妊娠及围产期妇女。

3. 儿童得了重症流感会怎么样

儿童与成人都是流感的易感人群,但与成人相比,儿童感染流感的概率是成人的1.5～3倍。在流感的高发季节,学龄前儿童感染率超过40%,学龄期可以超过30%,特别是小年龄组的婴幼儿,2岁以下的孩子,因为流感住院的概率是2岁以上儿童和成人的12倍。流感儿童除了年龄小于2岁之外,长期接受阿司匹林治疗、病态肥胖(体重指数≥30千克/平方米)、患有慢性呼吸、心脏、肾脏、肝脏、血液、内分泌系统疾病,以及免疫缺陷的患儿,都是容易发生并发症的高危人群。

2014年的一项研究显示,中重度流感样患儿,1/3会出现严重并发症,包括肺炎、脑炎、脑病、哮喘急性发作及脓毒性休克等。合并严重肺炎和急性呼吸窘迫综合征,以及脑炎、脑病是导致死亡的主要因素。重症患儿多在5～7天出现肺炎。流感引起的肺炎常见为原发性流感病毒性肺炎,还有继发性细菌性肺炎。儿童的肺炎一般为混合型肺炎。由于流感后免疫功能受损,很容易合并严重的院内感染,流感病毒启动炎症反应的过程,也可以导致肺的功能障碍。55%的重症肺炎患者可以迅速急转为急性呼吸窘迫综合征,病死率为40%～60%,甚至经典的机械通气治疗效果欠佳。除了肺炎之外,还有一种相对少见,并不罕见的并发症就是流感导致的脑炎或脑病。

4. 儿童危重症流感的治疗是怎样的

危重症流感治疗有难度,不是单纯的抗流感,而是在治疗基础病的基础上,防治并发症,进行有效的器官功能支持。应尽早给予抗流感病毒药物治疗,使用越早,病毒的排毒时间越短。重症流感应及时住院,危重症需及时住进加强监护病房(intensive care unit, ICU),ICU可以做到的就是器官功能的监测、支持和维护。对于危重症患者的隔离治疗及控制院内感染至关重要。隔离治疗可以防止病毒扩散,也可以保护患者免受院内感染。

对于任何疾病来说,做好预防工作往往更为有效。儿童作为流感的高危人群,因此更应做好预防工作,及时接种流感疫苗,注意手卫生和咳嗽礼仪,学会正确佩戴口罩,尽量避免去人多的地方。

十八、传染病与疫苗接种

（六）流感高发季，疫苗护安全

高 洁　车大钿

接种流感疫苗是预防流感的最有效手段。即便接种后得了流感，流感疫苗对除了已感染型别之外的其他流感病毒型别，仍然是有效的，在条件许可的情况下，仍然建议接种流感疫苗。但许多家长对于疫苗接种，还是存在不少疑问，下面就来一一解答。

1. 三价疫苗与四价疫苗的差异在哪里呢？如果已经接种过三价疫苗，想再接种四价可以吗

目前，由于市场上同时有三价流感和四价流感疫苗，给一些不了解的家长带来了困惑。这要从在人与人之间传播的流感病毒的常见 4 个型别说起。容易引起季节性流行的流感病毒包括甲（A）型 H1N1、H3N2 和乙（B）型 Victoria 系和 Yamagata 系 4 种类型，三价流感疫苗覆盖了前面 3 种型别，而四价流感疫苗则再多出乙型 Yamagata 系，覆盖 4 种型别的流感病毒。从价格上来说，三价流感疫苗价格较低，大概只有四价的一半；从接种对象年龄来说，三价流感疫苗用于 6 月龄以上人群，四价流感目前还只能用于 3 岁以上人群。接种三价和四价流感疫苗都具有良好的预防效果，家长可以根据自身情况、经济状况等条件综合选择。

已经接种了三价流感疫苗的家长，因为感觉少了一个保护型别，希望再接种四价流感疫苗，这种想法通常来说没有必要。一方面，已经接种的三种型就不必重复接种，以免造成浪费；另一方面，流感本身需要每年接种，希望选择四价流感疫苗的家长可以在下一年接种时再做调整。

2. 流感疫苗和肺炎疫苗，更推荐打哪个，可以都打吗

流感疫苗和肺炎疫苗用于预防完全不同的疾病。流感疫苗是预防由流感病毒感染引起的流行性感冒，而肺炎疫苗是预防肺炎链球菌引起的各种侵袭性

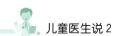

感染类疾病。流感疫苗用于6月龄以上的人群,需每年接种;而肺炎疫苗又根据其工艺类型不同分为13价结合疫苗和23价多糖疫苗;13价肺炎结合疫苗用于6周龄~15月龄的儿童,全程接种4剂次;23价肺炎多糖疫苗用于2岁以上的人群,接种程序为1剂次。因此,两种疫苗预防的疾病、适用的人群、接种的方法均不相同,不存在更推荐哪一种的说法。选择在合适的时间为孩子接种两种疫苗,可以让孩子分别获得对流感病毒和肺炎链球菌的抵抗力。

3. 如果没来得及打流感疫苗,家长应该怎么做,才能保护孩子的健康

流感疫苗是预防流感的最有效手段之一,但是错过流感疫苗的接种,仍然有很多的手段可以预防流感病毒的感染。减少去人群密集、不通风的场所,尽可能远离传染源;保持环境清洁卫生、勤通风、勤消毒、勤洗手,切断传播途径;注意合理使用口罩等防护用品,通过均衡饮食、科学运动和充足睡眠来增强免疫力,以达到对易感人群的保护。

4. 孩子有特殊健康问题可以接种疫苗吗

特殊健康问题的儿童由于其基础疾病,更容易被感染,且感染也会更严重,但由于基础疾病尤其是免疫功能异常的儿童由于异常的免疫状态,疫苗注射后能否产生有效抗体保护以及野生型感染风险,疫苗导致的接种不良反应的平衡,需要经过专业的医生予以评估。

(七)过敏、免疫缺陷孩子的疫苗接种

陈 倩 窦寅函 车大钿

疫苗接种是学龄前孩子的大事,但有些孩子属于特殊体质,接种疫苗需要特别注意。针对儿童比较常见的两类体质——过敏和免疫缺陷,谈谈接种疫苗时要注意哪些问题。

1. 与疫苗过敏相关的过敏原有哪些

很多孩子是过敏体质,家长担心接种疫苗会不会引起过敏性疾病的加重。

十八、传染病与疫苗接种

事实上,疫苗和注射疫苗的设备中会隐含一些过敏原,需要引起注意。

(1)鸡蛋白:由于不少病毒性疫苗是通过鸡胚培养病毒而制备,因此,疫苗中可含有微量的鸡蛋白。但是不同种类疫苗中的含量不一样,比如,黄热病疫苗中含有较高剂量的鸡蛋白,对鸡蛋过敏的宝宝就有可能会产生过敏反应。因此,有鸡蛋过敏史的宝宝在接受此类疫苗时需要进行全面评估;而麻腮风及部分狂犬疫苗,虽然也是在鸡胚胎纤维细胞中培养,但鸡蛋白含量为纳克级,故对鸡蛋过敏者也可正常接种。

(2)凝胶体:许多疫苗会添加不同种类的凝胶体,以保持疫苗的稳定性,在水痘、麻风腮和乙脑中含量较多。过敏者在接种前需咨询医生。

(3)抗生素:多种疫苗含有抗生素,使用最多的是新霉素。脊髓灰质炎疫苗含有链霉素、多黏菌素B和新霉素;麻风腮三联疫苗和水痘疫苗也含有微量的新霉素。这些疫苗也可能使对这些抗生素过敏的宝宝导致过敏反应,这需要医生评估。

(4)汞(硫柳汞):疫苗中的汞是导致疫苗过敏的主要组分之一。个别情况下,可能会在敏感患者中触发轻度的过敏反应(如局部红肿、硬结)。现在临床使用的部分流感疫苗、流脑疫苗和麻腮风疫苗中,仍然含有此组分,但一般情况下不需要过分禁忌。

(5)乳胶:是日常生活中常见的过敏原之一。疫苗瓶的瓶塞和注射器柱塞中的乳胶可以导致接种者发生乳胶过敏。对乳胶过敏者,不能接种含有乳胶瓶塞或柱塞的疫苗,或者去除瓶塞,直接从瓶内抽取疫苗接种。

(6)铝盐:在疫苗中加入铝盐能减慢抗原释放,吸引免疫活性细胞聚集,提高免疫原性,在白喉、破伤风和百白破类毒素制剂中很多见。对铝接触的过敏者,易对该类疫苗产生过敏反应。

疫苗中含有其他可能导致过敏的组分还包括作为防腐剂的苯氧乙醇、甲醛及作为营养剂的小牛血清等。

2. 过敏体质孩子疫苗接种要注意什么

过敏体质孩子同非特应性体质孩子一样,也需接受免疫接种以提供身体保护。但要注意：在过敏急性发作期不应接种疫苗。必须等到缓解期、相对稳定期或恢复期再行接种；有支气管哮喘、荨麻疹、食物或药物过敏史以及以往接种疫苗过敏者，应跟医生详细说明过敏史，凡含有该反应原的疫苗应禁忌接种；对于湿疹宝宝，应尽量查找和避免接触变应原，在急性期特别是伴有发热时不能接种疫苗。病情稳定时可尝试接种疫苗，但应密切观察皮疹情况。

3. 疫苗接种过敏反应怎么治疗

（1）过敏性皮疹：口服抗组胺药；必要时用 10% 葡萄糖酸钙；严重者可用肾上腺皮质激素，同时使用大剂量维生素 C。

（2）血管性水肿：用热毛巾热敷及抗过敏治疗。

（3）局部过敏性反应：反应范围较小，仅有红肿或硬块时，一般无须处理；症状较重者可给予抗过敏药物治疗；严重病例（比如有组织坏死），可注射激素，连用 1 周，并注意保持局部清洁，加强护理。

（4）过敏性休克：立即脱离过敏原，停用过敏疫苗，保持平卧位，吸氧，观察血压、脉搏、呼吸及尿量等。立即肌内注射肾上腺素（1∶1 000）每次 0.01 毫克/千克，最大剂量 0.3～0.5 毫克，必要时 10～15 分钟可重复注射。扩容补液，根据情况选择合适的血管活性药物。抗过敏治疗选择抗组胺药、肾上腺皮质激素，酌情应用钙剂、维生素 C。保持气道通畅，必要时气管插管辅助通气，严重喉头水肿者要做好气管切开的准备。心跳呼吸骤停者要立即行心肺复苏。注意：在整个处理过程中，医生要及时告知家长、患儿的病情，做好病情记录，同时需上报相关部门。

4. 对疫苗接种过敏反应的预防

详细询问既往史，对本次即将接种的疫苗是否曾经发生过敏反应；既往对其他疫苗及食物有无过敏史。以往过敏反应不严重者，可用疫苗原液进行皮试；若以往有过致命性过敏反应者，要先用 1∶10 稀释液进行皮试，皮试阴性再用 0.02 毫升的 1∶100 稀释液进行皮内试验，结果仍为阴性后，可照常规剂量单次接种，但接种后需观察 1 小时；严重鸡蛋过敏者，接种减毒流感疫苗和黄热病疫苗时应进行鸡蛋浓缩液的皮肤点刺试验，试验阳性者应给予阶梯式脱敏接种。对于有过敏史或者皮肤试验阳性而必须接种疫苗的宝宝，可以采取剂量递增的注射方法，即通过延长低剂量的给药时间逐渐升级治疗方法，接种者可以达到免疫耐受而完成全程免疫接种。

5. 免疫缺陷分哪些类型，是怎么检测出来的

除了过敏孩子，免疫缺陷孩子也占有一定的比例。免疫缺陷分为原发性免疫缺陷和继发性免疫缺陷。原发性免疫缺陷病（primary immunodeficiency disease，PID），是指由遗传或先天性因素导致免疫系统结构或功能障碍所致的一类疾病，也称为出生免疫缺陷。此类情况发病率低，但种类繁多。原发性免疫缺陷病多在婴幼儿时期发病，而这个时期又是预防接种的高频次时期。

继发性免疫缺陷病（secondary immunode deficiency disease，SID），近些年患者量快速上升，一般是由感染、恶性肿瘤和免疫抑制治疗等引起的。所有儿童都需要通过接种各类疫苗来预防病毒和细菌的感染。免疫缺陷儿童因免疫功能异常，更需要疫苗保护。

免疫缺陷一般是通过以下途径发现的：血常规检查中各种免疫细胞的数值；定量检测补体、血清免疫球蛋白，以评估是否存在某种免疫球蛋白的减少或异常增多；流式细胞术，以评估T细胞、B细胞、自然杀伤淋巴细胞亚群的绝对计数和相对比例；中性粒细胞，呼吸爆发功能；基因分析；家族史。

6. 不同类型的免疫缺陷，分别可以接种哪些疫苗

2014年发表的《国内免疫异常儿童疫苗接种（上海）专家共识》指出，原发性免疫缺陷病孩子接种疫苗的一般原则为：接种灭活疫苗基本是安全的，但不推荐接种活疫苗；对于正规接受静脉内注射免疫球蛋白替代治疗的原发性免疫缺陷病患儿，一般不再需要接种疫苗，但卡介苗例外。总的来说，原发性免疫缺陷病孩子免疫接种前建议咨询临床免疫学专家，以便根据原发性免疫缺陷病分类标准明确诊断后，再做疫苗接种决定。具体如下。

（1）体液免疫缺陷者：因感染有荚膜的细菌、继而发生侵袭性感染的风险很高，故需接种b型流感嗜血杆菌、肺炎球菌和脑膜炎奈瑟菌等疫苗。

（2）先天性 T 淋巴细胞免疫缺陷的孩子：应避免接种活疫苗，如麻疹、腮腺炎、风疹、水痘及卡介苗等。

（3）先天性吞噬细胞数量和（或）功能缺陷孩子（如慢性肉芽肿性病 CGD、髓过氧化物酶缺陷等）：禁忌接种细菌活疫苗，如伤寒 Ty21a 疫苗和卡介苗，但可以接种所有灭活疫苗和其他减毒病毒活疫苗。

（4）补体缺陷者：可接种所有疫苗。

（5）新生儿艾滋病感染者：应接种无细胞百白破联合疫苗。

（6）艾滋病感染的儿童：执行 4 剂次 HepB 免疫程序，接种后应每 6～12 个月检测乙型肝炎表面抗体，无应答者执行下一个免疫程序，并且剂量加倍。

7. 针对不同疫苗，免疫缺陷孩子的接种原则有哪些

（1）乙型肝炎疫苗：免疫缺陷的孩子因为抗体水平衰减得快，所以应进行加强免疫。

（2）肺炎疫苗：免疫缺陷的孩子接种 23 价肺炎球菌多糖疫苗一般推荐 3 年后再接种。

特别提示：继发性免疫缺陷病孩子接种疫苗后，要动态监测其抗体水平变化，在抗体水平低于保护水平时，要及时给予加强免疫。

十九、带你了解罕见病

（一）关注儿童罕见病

吕拥芬

月亮孩子、瓷娃娃、不食人间烟火的孩子……这些名字听起来很美，但这些美丽名字的背后潜藏着一种罕见病的苦痛。随着医学尤其是遗传学的巨大进步，越来越多的罕见病患者走进公众的视野，也让人们更加关注罕见病。

罕见病在全球并无统一定义，在我国通常指那些患病率低于1/500 000，或者新生儿发病率低于万分之一的疾病。目前，国际较为公认的罕见病已近7 000种，占人类疾病10%。即使罕见病发病率低，但病种多，在人口基数较大的中国，总体患者数也是相当庞大的数字，预计可达数千万。因此，罕见病并不罕见。其中很多疾病可能大家都听说过，如：血友病、白化病、苯丙酮尿症等。大多数的罕见病都被发现是遗传病，主要涉及儿科、医学遗传科、内分泌科、神经内科及骨科等各专业，50%～60%在儿童时期发病，30%在5岁前死亡。

因罕见病的发病率低、相关专业知识认知有限，患者的平均确诊时间长达5年，哪怕是在医疗保健体系较为发达的国家也不例外。在我国，30%以上的罕见病患者需要5～10位医生诊治才能确诊。虽然罕见病的诊治在整体而言依然十分困难，但运用分子生物学、细胞遗传学等检测手段，罕见病的筛查和诊断率在不断提升。对于一些可治性罕见病，早期诊断尤为重要，它能为早期治疗甚至症状前治疗奠定基础，避免或减少不可逆的伤害。

罕见病中虽然仅有不到5%的疾病能进行有效的干预或治疗，但因其种类繁多，仍有不少疾病能通过饮食调整、药物治疗或移植得到控制。如苯丙酮尿症，现在已经有了较为系统的治疗手段。相当多的遗传病是可以预见和预防的，而精准医学下的基因治疗，也给患者带来希望。因此，罕见病诊疗中一个重要理念就是三级预防：围绕孕前开展一级预防，围绕产前（孕期）开展二级预防，围绕出生后开展三级预防。对不同阶段相应采用基因诊断技术，在孕前、孕期以及发病前（出生后）分别开展携带状态筛查、胎儿基因变异情况检查及进行新生儿筛查。

针对罕见病进行基础和临床研究，探寻新型治疗干预手段，已成为全球关注的热点。每年2月的最后一天，是国际罕见病日，2019年的国际罕见病日，中国首部《罕见病诊疗指南（2019年版）》正式发布。与此同时，国家卫健委宣布建立全国罕见病诊疗协作网，以加强我国罕见病管理，提高罕见病诊疗水平。早在2016年56种疾病被纳入《上海市主要罕见病名录》；2018年5月，国家5部门联合发布了《第一批罕见病目录》，共涉及121种疾病。这些文件的接连发布，表明了有关部门对罕见病的重视和关怀，也让公众对罕见病有更多的了解和关注。每位罕见病患儿，都是生而不凡。让我们共同努力，让患儿不因罕见而孤单，不因困难而退缩，让爱不罕见。

（二）聊聊儿童出生缺陷

马 俐

随着大众健康意识的提升，科学备孕、定期产检也已成为每一对准父母孕育下一代的"标配"。尽管如此，并非每一个新生命的诞生都如期待之中的"完美无瑕"，仍然有一些宝宝在出生之后才发现是存在了一些先天的"瑕疵"，影响到他们的健康长大，甚至生存。而这些"瑕疵"在医学上的定义是出生缺陷。

十九、带你了解罕见病

1. 孩子出现哪些症状家长需警惕出生缺陷相关问题

从医院回家之后,新手爸妈在吃喝拉撒地照护之外,需注意宝宝的一举一动,如果孩子出现:嗜睡,抽筋,呕吐,腹泻,喂养困难,反复发热和少尿等相关问题千万不可大意,要及时就医。

2. 什么情况下孩子会发生出生缺陷呢

常见的有 3 种原因:①隐性遗传,这种模式下涵盖了相当数量的罕见病如遗传代谢性疾病的苯丙酮尿症、甲基丙二酸血症及戊二酸血症等;先天性肌病中的脊髓性肌萎缩症、杆状体肌病、核小体肌病等;戈谢病、庞贝病、粘多糖病等都属于这类遗传模式,即夫妇外表正常,身体也健康,但其实是同一种致病基因的突变携带者。有 50% 的精子或卵子携带了突变,每一胎就有 1/4 的患病风险。②新发突变型,即父母均正常,也没有携带致病基因的突变,但在精子与卵子结合形成受精卵的过程中,致病基因出现了随机突变,导致下一代出现了问题。这类疾病中常见的有 CHARGE 综合征、歌舞伎面谱综合征、Noonan 综合征等。③伴性遗传,携带者母亲的两条 X 染色体中有一条存在致病的突变,有 50% 的卵子携带该突变,在与带有 Y 染色体的精子结合后,该受精卵发育的男宝宝就会因此发病,而也有一半的概率生育出健康的男宝宝。而女宝宝则为健康的或者正常携带者。其代表性疾病有蚕豆病、佩梅样病及过氧化物酶体病等。

3. 生下带着瑕疵的宝宝,如何再孕育健康宝宝

随着检测技术的更新换代和政策的下达执行,国家和各省市都针对出生缺陷实行了三级预防体系的综合管理办法。其中的三级预防就是对新生儿先天性疾病进行筛查,对出生缺陷儿进行治疗和康复,主要措施包括规范儿童健康管理,开展遗传代谢性疾病、听力障碍、先天性心脏病等出生缺陷的筛查、诊治和康复服务。除了常规的筛查手段外,临床上还可以通过外显子组乃至全基因组测序的方法对怀疑遗传因素导致出生缺陷的新生儿进行基因检测,找到致病基因的突变位点,对患儿的护理、药物和饮食调整等健康管理能够产生重大影响,帮助挽救患儿的生命。

（三）外星娃娃的大眼睛——浅谈颅缝早闭这一眼科罕见病

刘晴雨　乔　彤

在眼科的门诊，有时候会遇到像大头、大眼睛外星娃娃一样的孩子，这类孩子被诊断为颅缝早闭，这是什么疾病呢？

颅缝早闭是指颅缝过早融合，在新生儿中发病率为 1/100 000～1/30 000，由基因突变导致，分为综合征和非综合征的两大类。其中 85% 的病例是非综合征的，只涉及一条颅缝，外观没有明显畸形。而综合征型的颅缝早闭，不仅影响多条颅缝，同时还有其他健康问题，如手足畸形、骨骼和心脏缺陷及发育迟缓等。

综合征型的颅缝早闭包括 Crouzon、Apert、Pfeiffer 综合征等，是一种发病率只有 1/760 000 的罕见病。由于颅内压力升高，患儿就会出现眼球鼓出的表现，还会由于不同部位的颅缝过早闭合，导致孩子的颅骨、大脑、面部以及中枢神经系统发育受限。

颅缝早闭的儿童由于头部结构异常，往往会引起眼部疾病，包括睑内翻、上睑下垂、倒睫、斜视、眼球突出、暴露性角膜炎、屈光不正、与颅内压增高有关的视乳盘水肿或视神经萎缩等。其中，斜视在综合征型颅缝早闭的发病率约为 76%。

颅缝早闭儿童的斜视，主要是解剖结构异常和眼外肌变异导致的。患儿常表现为大度数的外斜视，伴有斜肌异常时出现垂直斜视，呈现外斜 V 征。先天性上睑下垂由于提上睑肌发育异常，以致患眼出现形觉剥夺性弱视。下睑倒睫常影响儿童的生活质量，表现为畏光、眼红、头位倾斜，严重者则导致角膜损伤。同时由于外观畸形明显，患儿心理受到影响，常出现性格和社交问题。

颅缝早闭儿童的眼部疾病需要及时手术治疗，以提高视觉质量，改善患儿生活。因此，他们会接受头颅、面部和眼科等多次手术。每次治疗，患儿小小的身躯都承受着我们难以理解的疼痛。大大小小的手术和治疗使这些家庭的生活更加艰难，患儿和家长往往面临着巨大的身体、精神及经济负担。希望全社会都能了解和关注这些罕见病儿童和他们的家庭，给予他们善意的理解和温暖的帮助。

（四）不可忽视的儿童罕见及遗传性肾脏疾病

匡新宇

1. 什么是罕见及遗传性肾脏疾病

遗传是父母各自将自己一半的遗传物质传递给宝宝，让宝宝成为和父母有相似表现的个体，而这种遗传物质就叫做基因。无论是外表、智力还是免疫状态等，都是靠基因来控制的，一旦基因出现异常，很多功能便会改变，还可能把这种不好的变化传递给下一代，这就出现了遗传性疾病。肾脏的产生和发育也同样靠基因来控制，如果基因出现了异常，肾脏也会生病，表现为肾炎或者肾病，或者出现除了肾脏以外的其他器官和系统的异常表现。这类肾脏疾病大多由单基因突变所致，虽然仅占所有肾脏疾病的小部分，但种类繁多，临床表现也各不相同。

2. 哪些疾病属于罕见及遗传性肾脏疾病范畴

根据疾病发生的部位和临床表现，大致将这些疾病分为5类：①遗传性肾小球疾病，主要包括先天性肾病综合征、Denys-Drash综合征、Alport综合征、家族性FSGS及薄基底膜肾病等。②遗传性肾小管和肾间质疾病，主要包括肾小管酸中毒、巴特综合征、Gitelman综合征、范可尼综合征、肾性糖尿、肾性尿崩症及肾单位肾痨-髓质囊性变等。③遗传性结构异常肾脏疾病，主要包括先天结构异常、多囊肾、肾发育不良等。④代谢相关肾脏疾病，包括Fabry病、糖原累积病等。⑤还有与肾结石发生密切相关的疾病，如 Dent 病、高草酸尿症和胱氨酸尿症等。

3. 哪些症状提示宝宝可能患有罕见病和遗传性肾脏疾病呢

罕见病和遗传性疾病种类繁多，临床表现各不相同，但仍然有迹可循。比如，大多数患有肾小管疾病的宝宝可能存在生长发育缓慢、频繁呕吐，甚至听力检测不通过等表现。此时，如果能及时到肾脏科检测宝宝尿液常规、血气分析、电解质等，就能早期发现；而肾小球疾病的患儿表现更加多样，重者如先天性肾病综合征，这种疾病在宝宝出现症状时就可以表现为全身水肿、少尿和肾功能不全，轻者如 Alport 综合征、薄基底膜肾病等，可能最初没有症状，仅仅在尿常规检测时发现存在尿红细胞或尿蛋白增多；先天结构异常和肾结石可能出现反复尿路感染，从而引起发热、尿色发红等；代谢性疾病影响最广，除了肾脏疾病外，还可能出现听力、视力、心脏、肝脏、骨关节甚至面容等其他器官和系统的异常表现。

4. 如何尽早发现遗传性肾脏疾病

遗传性肾脏疾病常常起病隐秘，很多家长是因宝宝确诊才发现原来自己也患有同样的疾病。要想早发现早控制，唯一的办法就是坚持定期体检，尤其是尿液检查和泌尿系统 B 超检查；并且在孕育宝宝之前要了解双方的家族病史，做好遗传咨询和体检。一旦发现问题要及时就医，明确病因。

（五）警惕儿童尿素循环障碍

吕拥芬

1. 何为尿素循环障碍

尿素循环是机体将各种代谢途径中产生的那些"有毒"的氨合成"无毒"的尿素，并由尿液排出的代谢途径。而尿素循环障碍（urea cycle disorder，UCD）是指尿素循环过程中所需的酶活性降低或缺乏，导致氨的代谢受阻、血氨增高而引起的疾病。与尿素循环相关的有 6 种酶及 2 种转运蛋白。这些酶或转运体中任何一种出现结构或功能缺陷,都会影响尿素合成,导致尿素循环障碍,引起N-乙酰谷氨酰胺合成酶缺乏症、氨甲酰磷酸合成酶Ⅰ缺乏症、鸟氨酸氨甲酰基转移酶缺乏症、瓜氨酸血症Ⅰ型、希特林蛋白缺乏症、精氨酸琥珀酸尿症、精氨酸血症和鸟氨酸-δ-转氨酶缺乏症8种疾病。

2. 儿童会发生UCD吗

尿素循环障碍发病早晚及轻重取决于酶缺陷的程度。酶完全缺陷时病情最重,常于新生儿早期发病,患儿哺乳后突然出现高氨血症,致残率及死亡率极高。部分酶缺乏者临床表现不一,可于婴幼儿至成年发病,可为慢性进行性智力损害、癫痫及行为异常,也可为间歇性发病。常因感染、高蛋白饮食、饥饿、药物、饮酒等诱发急性发作。

3. 排除这类疾病需要做哪些检查

因高氨血症的病因复杂,缺乏特异性症状与体征,故诊断具有挑战性。除肝肾功能、血糖、血脂、电解质及肌酶等常规生化检查外,血液氨基酸、酰基肉碱谱及尿液有机酸谱有助于部分疾病的诊断及鉴别诊断。由于部分患者症状会有波动,缓解期可无特殊生化改变,需要采集急性期样本反复检测。基因突变分析及酶学检查是重要手段。

4. UCD有哪些治疗方法,预后怎么样

尿素循环障碍的治疗原则是降血氨。减少血氨产生的主要措施包括限制蛋白质摄入,给予高能量饮食,减少蛋白质的分解产氨。采用药物治疗、血液透析等方式,增加血氨的代谢及清除。全肝移植或活体部分肝脏移植是治疗尿素循环障碍的根治办法。尿素循环障碍的预后取决于病因、诊断早晚与治疗。如果严重的高氨血症发作频繁,即使早期开始饮食治疗,智力损害仍较为明显,死亡率很高。对于饮食与药物治疗效果不佳的患者应争取早期进行肝移植。

（六）认识血液科罕见病——Wiskott-Aldrich 综合征

陈 凯

小伦（化名）是一个 6 月龄男孩，是孪生兄妹里的哥哥，但他的命运却与妹妹截然不同。生后 9 天就因皮肤瘀斑伴便血住院，检查发现血小板极低（为 $15\times10^9/L$）。经过骨髓穿刺等一系列检查，初步考虑免疫性血小板减少症。医生使用丙种球蛋白和激素治疗后，小伦的血小板始终上升不理想，每次都需要输注血小板才能控制出血情况。长期便血以及反复肠道感染也影响了他的营养状况，他的生长发育远远落后于妹妹。父母带着小伦辗转了多家医院一直无法得到明确诊断及有效治疗，最后经基因检测确诊为 Wiskott-Aldrich 综合征。

1. 什么是 Wiskott-Aldrich 综合征

Wiskott-Aldrich 综合征，也称湿疹血小板减少伴免疫缺陷综合征。2018 年 5 月 11 日，国家卫生健康委员会等 5 部门联合制定了《第一批罕见病目录》，Wiskott-Aldrich 综合征即被收录其中。这是一种 X-连锁的隐性遗传病，以血小板减少、湿疹、免疫缺陷、易患自身免疫性疾病和淋巴瘤为特征，不典型者可主要表现为血小板减少，生后即有出血倾向，包括紫癜、黑便及血尿等，而无明显免疫缺陷表现，需与特发性血小板减少性紫癜相鉴别。随着年龄增长可能死于颅内出血，严重感染或者继发肿瘤等。

Wiskott-Aldrich 综合征主要是由 Wiskott-Aldrich 综合征蛋白基因突变所致。据统计，发病率为 1/400 000～1/100 000，我国每年大约有 100～300 名 Wiskott-Aldrich 综合征的新增患者，但只有不到 20 例能够被诊断出来，能够救治的更是极少数。基因检测是目前确诊 Wiskott-Aldrich 综合征的主要手段，可以对确诊病例的家族成员进行携带者筛查，遗传咨询和产前诊断，避免基因缺陷患儿的出生。Wiskott-Aldrich 综合征患儿的致病基因主要由患儿母亲的X染色体遗传而来。因此，Wiskott-Aldrich综合征发病率男孩明显高于女孩。由于发病率极低，医务人员临床经验缺乏，尤其是基层医疗单位检验技术局限等因素影响了最终的疾病诊断。

2. 如何有效治疗Wiskott-Aldrich综合征

异基因造血干细胞移植是目前根治Wiskott-Aldrich综合征唯一有效的办法，经造血干细胞移植治疗后患儿的长期生存率可高达80%。一旦患者做基因检测被确诊Wiskott-Aldrich综合征后，应尽早进行异基因造血干细胞移植根治治疗，及时有效的治疗可以显著改善患儿的预后和生活质量。

二十、合理就医与意外伤害防护

（一）带娃输液前，家长必知的那些"功课"

王婧铭　叶玲玲

1. 等号时，给孩子少量进食

来到输液室的第一站是取号，取号之后家长要耐心等待，输液室的护士将尽可能快速地做准备并为患儿输液。取号后家长可以在病情允许的情况下，让孩子进食少量的食物与水分（剧烈呕吐的患儿除外，应暂时禁食 2~4 小时）。

2. 穿刺前，捂热孩子的四肢

当患者高热，体温处于上升期时，通常末梢循环比较差，常常表现为四肢冰凉，血管也是收缩的，此时的输液穿刺非常困难，再有经验的护士也很难一次穿刺成功。这时候，家长需要按医嘱及时使用退热剂，补充水分，进行物理降温（如松解衣被，温水擦浴等）。此外，家长可以给患儿口服温开水，温水浸泡或热敷、搓揉手脚，来缓解四肢冰冷的症状。

3. 留心孩子的滴液速度

家长陪伴患儿输液的同时需要关注输液速度，一般患儿输液的滴数应控制在每分钟 40~60 滴，特殊疾病药品输液速度会做相应的调整。患儿及家属不可以随意调节滴数，如果在输液过程中发现小朋友有任何不适都需要按铃呼叫护士，做出及时的医疗处理。

4. 输液并不能立刻降体温

有很多高热患儿的家长特别焦急，认为输上药液，孩子的体温就可以马上

二十、合理就医与意外伤害防护

降下来。其实，这个想法是不正确的，输液的成分多数为抗生素或水分，以维持身体的需要，但并不能使体温立即下降。

5. 输液后体温有波动，不必频繁跑医院

输液结束后患儿往往还会有体温的波动，此时家长不要过分紧张，可根据医嘱给予退热处理。观察患儿情况以及用药效果，做好记录。不必频繁往返医院，否则不仅增加交叉感染的概率，还得不到充足的休息，不利于疾病康复。

（二）家有萌宝，过冬必防

陆群峰　范　琴

世界儿童安全联盟公布，意外伤害是造成儿童死亡和伤残的首要原因。寒暑假期间，家长更应注意防范以下儿童意外伤害的发生，并掌握一定的急救措施。

1. 防止"吃"出意外

异物吞入最常见于2~5岁儿童。被吞下硬度不一、形状不同的异物会沿消化道下行，行至狭窄处时梗阻于某一区域，经胃酸、肠液、胆汁等消化液作用而对人体组织产生伤害；或尖锐处刺伤消化组织造成损伤。此外，带磁力的珠子、铁片误食进入消化道后，某些肠壁组织会夹在磁片与磁片之间，随着肠蠕动摩擦导致肠道穿孔，严重者甚至死亡。有统计显示：80%~90%的异物可自行排出，10%~20%的异物需用消化内镜取出，大约1%需进行外科手术来取出异物。呼吁家长对学龄前儿童必须做到时刻放手不放眼的看护和照料。

2. 防止"呛"的意外

异物会因误塞、误吸从儿童鼻腔进入气道，或因进食时说笑跑跳、未经充分咀嚼吞咽等原因从儿童口腔进入并随声门开合而呛入气道。气道异物如不及时清除，数分钟内即可导致儿童窒息甚至发生死亡。气道异物梗阻的及时

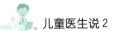

发现是抢救成功的关键！气道梗阻常会表现为突然剧烈呛咳、反射性呕吐、声音嘶哑、呼吸困难、发绀等，并有一手紧贴颈前喉部，形成个 V 字手势。如发现此种情况，应立即大声呼叫旁人帮忙拨打急救电话，并徒手施行海姆立克急救法。1 岁以上儿童可使用腹部冲击法：施救者站在患儿背后双臂环绕患儿腰部，让患儿弯腰、头部前倾，施救者一手握空心拳紧抵患儿剑突和脐连线的中点位置，另一手紧握握拳的手，用力快速向内、向上冲击 5 次。若梗阻没有解除，继续交替进行 5 次背部叩击，直至异物咳出气道。如为 1 岁以下婴儿，应将其面朝下放在前臂上，一手托住婴儿的头部和下颌，另一手掌根拍击婴儿肩胛骨之间的区域 5 次，如异物未排除，则应将婴儿翻转为面朝上，用手托住头部，用另一手中指、示指压婴儿胸骨中部 5 次。重复以上两个动作直至婴儿恢复呼吸、咳嗽或啼哭。

3. 防止"烫"的意外

寒冷季节，取暖电器的应用以及火锅、烧烤等大大增加了儿童烫伤的风险。除对儿童加强看护之外，当意外烧烫伤发生时的正确处理也尤为重要。坊间传说的抹香油、搽盐、肥皂、酱油及牙膏等方式非但无效反而会增加感染风险，给后续治疗增加难度。正确的做法是：冲、脱、泡、盖、送，即：用流动冷水冲洗烫伤部位 30 分钟以上，让冷水带走积蓄在组织的余热，减少热造成的伤害；烫伤部位粘连的衣物不要强行剥离，必要时可用剪刀剪开；尽量将烫伤部位泡在冷水中或用干净的布遮盖烫伤处及时送医。

4. 防止"坐"出意外

寒假自驾或租车出行增多，12 岁以下儿童应正确使用安全座椅。提醒家长要选择适合儿童年龄和体重的安全座椅，且无论路途远近均要使用。安全座椅不能安装在副驾驶位置。使用时安全带松紧以能放入大人一指为宜。此外，需要提醒的是，儿童不能穿羽绒服或较为蓬松或光滑面料的防寒服使用安全座椅。因为膨松状衣物内填充有较多空气，当发生碰撞时，厚实的衣物被压缩得急速变形，填充的空气会被瞬间释放出来，安全座椅上的安全带会突然变松而起不到保护作用。

二十、合理就医与意外伤害防护

（三）烫伤＝留疤？关键在于家长急救处理对了吗

陆燕萍　陆群峰

说到烫伤这个话题，家长们最关心的是什么问题呢？"明明没有破皮，烫伤后为什么很痛？""烫伤后皮肤红红的，出现水疱甚至皮肤破了，该怎么处理？""烫伤了一定要去医院啊？"……关于烫伤的紧急处理，我们一起来学习一下。

首先，我们来简单认识一下人体的皮肤结构。皮肤主要分为表皮和真皮，皮肤中有无数的汗腺、毛囊及皮脂腺。这些对皮肤的健康及烫伤后的表皮重生有重要作用（图 20-1）。

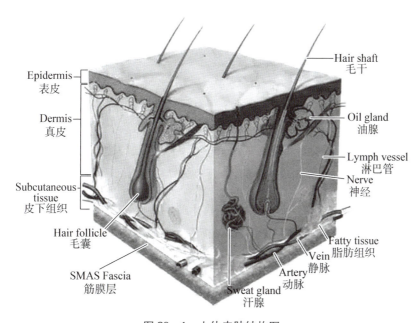

图 20-1　人体皮肤结构图

1. 什么是烫伤

烫伤是由无火焰的高温液体、高温固体或高温蒸汽等所致的组织损伤。

皮肤中布满神经末梢，烫伤后的创面温度逐步增高，随之引起局部红、肿、热、痛。

2. 经常听到烫伤可分为不同程度，如何区分

如图 20-2 所示。

Ⅰ度
伤及皮肤表皮，表现为局部红斑、轻度炎症反应、无水疱，疼痛感较强

浅Ⅱ度
伤及真皮表层，表现为较大水疱，去除表皮后创面湿润，颜色鲜红，疼痛明显

深Ⅱ度
伤及真皮深层，表现为表皮细小水疱，去除表皮后创面微湿发白，疼痛感觉较迟钝

Ⅲ度
伤及真皮到皮下组织间的烫伤伤口会变白或黑痂，感觉不到疼痛

图 20-2　烫伤的不同程度

3. 烫伤的紧急处理，牢记"冲脱泡盖送"5个要诀

（1）冲：立即用流动的水冲 20～30 分钟，降低被烫伤处的温度，缓解疼痛，也能够减少烫伤处的渗出和肿胀。

（2）脱：主要是降低患处的热伤害，使温度散去，但切记要冷却后才可小心地将贴身衣服脱去，必要时可将衣物剪开，慢慢剥下来。

（3）泡：没有流动的水，可以用冷水泡 15～30 分钟，同样能起到加速降温、止痛的作用。

（4）盖：做好前面几步应急处理后，用纱布盖住创面以阻止细菌进入，但注意不要让覆盖物与伤口粘连，必要时可用保鲜膜隔层。

（5）送：就是送往医院进一步处理。这里要提醒各位家长，若孩子发生大面积烫伤，也可以边急救，边往医院送。

二十、合理就医与意外伤害防护

4. 烫伤后绝对不可以涂牙膏、酱油等

烫伤后，如果在伤口涂酱油、牙膏等，不仅可能引起感染，还会增加处理创面的难度。一般情况下，Ⅰ度的烫伤在家应急处理后可以不用去医院治疗，浅Ⅱ度及以上程度的烫伤都有感染风险，建议及时就医治疗。经过正确有效的急救和治疗后，浅Ⅱ度以下的伤口，都不会留下瘢痕。

（四）警惕身边的危险——儿童气管支气管异物

浦诗磊　王　颖　陈佳瑞

气道异物是耳鼻咽喉科的急症，发生此种情况的患者中儿童占 60%～70%，并且据统计 80% 以上气管异物的发生均是在家中或幼儿园内。如今可供孩子们选择的零食种类丰富，节假日更是幼儿气道异物梗阻的高发期，小朋友们边吃边玩，互相嬉戏打闹，容易将食物、小颗粒物品等误吸入气管。气管异物一旦发生会导致呼吸困难、窒息等一系列症状，甚至可能出现气胸，肺不张甚至呼吸衰竭等严重并发症，危及生命。

1. 为什么小儿容易发生气道异物

牙齿发育不全，无法充分咀嚼细碎的食物；幼儿咽喉保护性反射较弱，进食时嬉笑、哭闹，跌倒甚至突然受到惊吓都容易使异物呛入气管内；父母育儿经验欠缺，为了吸引孩子进食的注意力，在不合适的时候逗孩子。

常见的气道异物是坚果类食物，如瓜子、花生、果核等，对于 3 岁以下的幼儿来说，咀嚼较困难，容易呛入气道。此外，还有果冻，因为很容易一口吞食，一旦发生误吸，容易卡在主气道；另外，还要注意黏性过大的食物，如，年糕、口香糖等；小巧的水果，如桂圆、葡萄及樱桃等。

2. 发生气道异物时的表现有哪些

孩子在进食时突然出现反复咳嗽，气喘等，部分病例有声音嘶哑或失声的症状。如无呼吸道感染而突然无故剧烈咳嗽，家长们更要重视异物吸入的可

能性。异物嵌于声门区，可发生严重的呼吸困难，甚至窒息死亡。

需要特别留意的是，当异物被吸入支气管后，可滞留于与异物大小及形状相应的气管或支气管内。此时，患儿可能不会出现症状，或仅有轻度咳嗽、呼吸困难，在临床上又被称为无症状的安静期，容易被误诊为支气管哮喘，支气管肺炎等。

当幼儿发生呼吸困难，面色发绀，提示异物可能卡在主气道，应立即拨打"120"，必要时采取急救措施：海姆立克急救法。需要注意的是，若患儿气道部分梗阻，气体交换良好，应避免使用海姆立克急救法，因为家长若是紧张或者操作不当会造成并发症。如：肋骨骨折，胸腔脏器破裂或腹腔脏器破裂。

3. 气道异物的预防

应教育孩子养成良好的进食习惯，进食时不要嬉戏打闹，避免躺在床上吃东西，避免把纽扣，笔帽等物含在口中玩耍，以免吸入气管。谨慎不要让3岁以下的小孩接触到花生瓜子和其他小颗粒性物品。虽然果冻引起气管异物的发生率不高，但一旦发生往往后果严重，故在给孩子食用时要特别小心。避免在孩子吃东西的时候，惊吓或打骂孩子。

（五）谈谈气道异物取出术的麻醉

顾志清　魏　嵘

儿童气道异物一旦被确诊且无法自行排出，就需要临床医生通过支气管镜检查取出。对于绝大多数孩子来说，特别是婴儿，如果不是在全身麻醉下，大多数孩子是不可能在清醒的状态下安静地、非常配合地完成手术。手术当中的吵闹、移动等不适当的动作，不仅增加手术操作的难度，也增加了手术操作的危险性。故小儿气道异物取出术一般会根据手术操作的需要进行全身麻醉。然而家长对麻醉也有很多的担心和顾虑，一起来看看麻醉医生的解答。

二十、合理就医与意外伤害防护

1. 施行全身麻醉是否会影响孩子的智力发育

全身麻醉的小儿在手术麻醉期间，会暂时丧失知觉，无痛地接受手术。有些患儿出手术室时可能还有点昏昏欲睡的表现，这就使不少家长担忧，施行全身麻醉会影响孩子的智力发育吗？

事实上，全身麻醉药物仅在手术期间暂时地抑制大脑功能。这种大脑功能的暂时抑制，随着药物作用的消失是完全能够恢复的。大多数麻醉药物通过肝脏、肾脏的分解代谢作用经尿液排出，不会长期地残留在体内。目前，没有任何证据表明单次的全身麻醉会对小儿的生长发育造成影响。

不过，麻醉意外是可能发生的，而且也是发生过的，但非常罕见，特别是健康的儿童。这种情况如果发生一般会有特殊的原因。一旦发生异常情况，临床医生会在第一时间发现问题，及时采取相对应的治疗措施，避免情况恶化。

有很多家长出于对全身麻醉的风险顾虑会请求麻醉医生给小朋友使用最简单、极小量的麻醉药，或者希望仅仅使用一些镇静剂，其实这样常常比全身麻醉更不安全。如果要求麻醉师用极小量的麻醉药，那样反而更为危险。

2. 小朋友会对全身麻醉药产生过敏吗

一般没有对麻药过敏情况的发生，仅极少数人会对麻醉药物产生严重反应。这些情况下麻醉医生都会做出相应的对症处理。故术前一般不会对麻药做检测（比如皮试）。

3. 为什么手术前不可以吃东西，要禁食这么长时间呢

为了保证孩子安全地接受手术和麻醉，一般要求手术前禁食、禁饮一定时间。这是因为部分麻醉药物，尤其是全身麻醉药，会使患儿的吞咽等保护性咽喉反射减弱，甚至消失。患儿在麻醉期间可发生胃内食物反流到咽喉，再被吸入气管而引起窒息。一旦发生窒息，生命便危在旦夕。因此，术前禁食一定时间，使禁食前所吃的食物消化后由胃排入肠腔，可防止手术麻醉过程中呕吐、误吸、窒息的危险。

小儿如果一旦发生气道异物吸入且无法自行排出，需要立即就医治疗的情

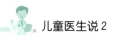

况时，家长即刻不要再给小孩吃、喝任何东西。这样，可以减少小儿一旦需要急症手术时发生食物反流、误吸入气道的风险。

4. 小朋友们在手术室里会得到哪些呵护

外科医生和麻醉医生们会在手术前、手术中和手术后给予宝宝适当的输液支持，充分补给宝宝体内的能量需求，家长不用担心小朋友因手术无法进食而产生身体不适。

小朋友进手术室后除了有严密安全的生命体征监护外，还有各类舒适体贴的保护措施。整个手术过程中，麻醉医生会时刻关注小儿的手术情况、呼吸情况、生命体征变化、补液量和失液量。根据术中情况，随时采取必要的治疗措施。确保小儿手术过程中生命体征的平稳。

手术结束后，麻醉尚未完全清醒的小朋友大多数会在有专人看护的宽敞明亮、监护齐全的麻醉复苏室里待到完全清醒后送回病房，极个别自身生命体征情况较为不稳定的儿童将转入重症监护室进行进一步治疗。

部分进行气道异物取出术的儿童，因自身病情较重，生命体征尚未趋于稳定，即使顺利取出了气道内异物，在麻醉苏醒后仍可能需要去外科重症监护室继续观察治疗一段时间。

图书在版编目(CIP)数据

儿童医生说.2/于广军,黄敏主编.—上海:复旦大学出版社,2024.5
ISBN 978-7-309-16652-1

Ⅰ.①儿… Ⅱ.①于… ②黄… Ⅲ.①小儿疾病-防治 Ⅳ.①R72

中国版本图书馆CIP数据核字(2022)第232127号

儿童医生说.2
于广军 黄 敏 主编
责任编辑/方 晶

复旦大学出版社有限公司出版发行
上海市国权路579号 邮编:200433
网址:fupnet@fudanpress.com　http://www.fudanpress.com
门市零售:86-21-65102580　团体订购:86-21-65104505
出版部电话:86-21-65642845
上海丽佳制版印刷有限公司

开本 787毫米×1092毫米 1/16 印张 20.75 字数 305千字
2024年5月第1版
2024年5月第1版第1次印刷
印数 1—4 100

ISBN 978-7-309-16652-1/R·2019
定价:68.00元

如有印装质量问题,请向复旦大学出版社有限公司出版部调换。
版权所有 侵权必究